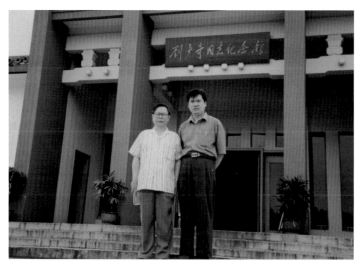

与陈达灿院长合影

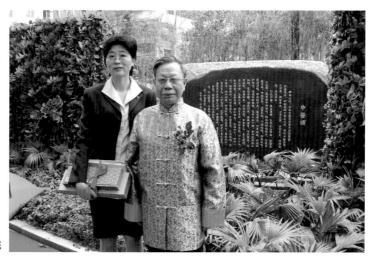

与弟子合影

勤学医源
广采新知

禤老题字

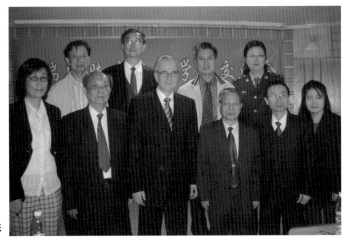

与瑞士专家合影

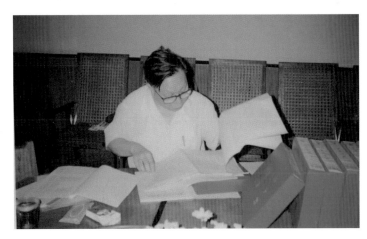

查找资料

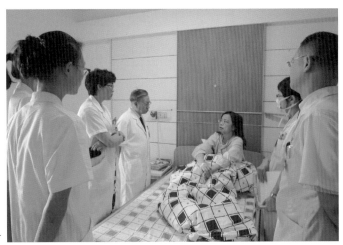

亲自查房

第二届国医大师临床经验实录

国医大师

禤国维

主编 陈达灿　李红毅　欧阳卫权
主审 禤国维

中国健康传媒集团
中国医药科技出版社

内 容 提 要

国医大师禤国维从事中医临床 50 余年，对中医皮科造诣深厚，有"岭南皮肤圣手"的美誉。本书重点介绍其皮肤科学术思想及临床经验，力求反映他在多年临床中，顺应现代社会生活环境变化、岭南地区人体质变迁而形成的具有鲜明岭南特色的补肾法学术思想，以及临床经验、用药特点、学术成果。本书适宜中医皮肤科临床工作者、中医院校学生以及中医爱好者参考和学习。

图书在版编目（CIP）数据

国医大师禤国维 / 陈达灿，李红毅，欧阳卫权主编 .—北京：中国医药科技出版社，2016.3（2025.2重印）

（第二届国医大师临床经验实录）

ISBN 978-7-5067-8038-4

Ⅰ .①国… Ⅱ .①陈… ②李… ③欧… Ⅲ .①中医学 – 临床医学 – 经验 – 中国 – 现代 Ⅳ .① R249.7

中国版本图书馆 CIP 数据核字（2015）第 311146 号

美术编辑 陈君杞

版式设计 郭小平

出版 **中国健康传媒集团** | 中国医药科技出版社

地址 北京市海淀区文慧园北路甲 22 号

邮编 100082

电话 发行：010 – 62227427 邮购：010 – 62236938

网址 www.cmstp.com

规格 710 × 1000mm $\frac{1}{16}$

印张 22

彩插 1

字数 323 千字

版次 2016 年 3 月第 1 版

印次 2025 年 2 月第 4 次印刷

印刷 大厂回族自治县彩虹印刷有限公司

经销 全国各地新华书店

书号 ISBN 978-7-5067-8038-4

定价 **52.00 元**

获取新书信息、投稿、为图书纠错，请扫码联系我们。

《国医大师禤国维》
编 委 会

出版者的话

2009 年 4 月由人力资源和社会保障部、卫生部以及国家中医药管理局联合评选产生了我国首届 30 位"国医大师"。这是中医界的盛事。作为专业出版社，将这些大师的临床经验和成果进行总结出版，是一件非常有意义的事情，也是我们义不容辞的责任和义务。相信对推动中医药事业的继承和发展、弘扬民族医药学和文化，将起到非常积极的作用。

中国医药科技出版社于 2010 年隆重推出一套《国医大师临床经验实录》丛书，收录了 30 位国医大师中的 20 位，全面总结了各位大师的临床经验和学术成果。该丛书一经出版，就得到了读者的高度认可和喜爱。

2014 年 6 月，第二届 30 位"国医大师"名单公示，此次是我国第二次在全国范围内评选国家级中医大师，较之首届"国医大师"评选，此次评选更加注重面向基层和临床一线，并适当放宽了从业年限。入选的大师平均年龄 81 岁，年纪最小的 68 岁，最大的 102 岁，涉及专业更加广泛。

本着传承中医药优秀传统文化和临床经验的一贯理念，我们在第一时间就展开了丛书第二辑（即《第二届国医大师临床经验实录》）的组稿工作。在此过程中，得到了各位大师及其弟子、学术继承人的一致认可和支持。回想我们的组稿历程，内心充满了对各位大师的敬佩之情。

本丛书的编写秉承第一辑的理念：每位国医大师的经验单独成册，突出临床指导性、借鉴性和实用性，力争使阅读者能够学有所获、学有所宗、用能效验。每个分册正文主要包括 7 大部分：学术思想、方药心得、验案撷英、薪火相传、医话随谈、成才之路和年谱。

学术思想部分主要包括大师学术思想的理论渊源、个人临证的特殊认识和总结、擅长病种的医理阐释和治学理念等。

方药心得部分主要包括用药心法、成方心悟、经方传真、自拟方等。集中反映大师的临床用药经验和心得体会。"医生不精于药，难以成良医"，希望读者通过本部分内容学习到大师的临床用药处方思路，触类旁通，举一反三。

验案撷英部分主要收录各位大师擅长的病种案例，每一案例下设验案和按语两部分，围绕案例集中阐述该类病证的证治特点、大师自己的辨证心法和要点、医理阐释和独特认识。内容不求面面俱到，只求突出大师个人特点，简洁精炼，重点突出。

薪火相传部分主要收录大师给学生讲课、各种中医交流会、研修班的讲稿。对讲稿的要求：内容精彩实用，对临床具有指导意义，确切反映其学术思想。

医话随谈部分是不拘体裁的医学随笔，主要探讨中医药学术问题，涉及范围很广，重在抒发己见。

成才之路部分主要包括大师学习中医、应用中医的全部历程，重点突出大师学习中医的方法和体会，旨在使后学沿着前辈走过的路，直步中医的最高殿堂。

年谱则按照时间顺序，记录大师所经历的重大事件。

因各位大师擅长的领域不同，研究的方向各异，各分册的结构会略有不同。

国医大师经验的整理和出版，已成为我社一项重要的出版使命，我们会与时俱进，紧密配合国家发展中医药的方针和政策，尽我们最大的努力做好该丛书的出版工作，为中医药事业的传承和发展出份力，尽份心。相信这套丛书的陆续出版，一定会成为当代中医药学术整理和出版史上的一件盛事。让各位大师的经验心得能够广播于世，使后学者们能够充分学习汲取各位大师的经验精华，把中医药发扬光大，惠及人民，流芳百世，是我们的最大心愿。

中国医药科技出版社

2016 年 1 月

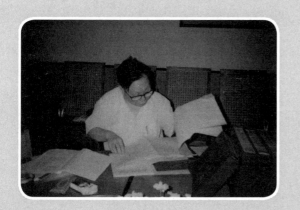

前言

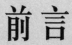

2014年，国家人力资源和社会保障部、卫生计生委和国家中医药管理局联合评选第二届"国医大师"，禤国维教授名列其中。

在50多年的从医生涯中，禤教授一直从事中医、中西医结合外科、皮肤科医疗、教学、科研工作，熟读中医各家学说，在临床实践中注重中医基础理论的应用和中医传统治疗方法的使用。他在中医皮肤病学研究颇有建树，治学严谨，继承先贤理法，吸取现代新知，尊古而不泥于古，长期致力于皮肤病的临床实践，疗效显著，医德高尚，深受患者爱戴。他致力于中医药理论创新研究，创新中医皮肤病学岭南流派，培养中医学界的骨干力量，桃李满天下，献计献策助推中医药事业。入选国医大师，禤国维确属名至实归。

为了使人们更好地了解禤国维教授的学术思想和临床经验，我们编选了本书。书中的学术思想、常见皮肤病辨治经验、方药心得、特色疗法、医家小传、传承与创新等这几章是由禤教授的弟子们总结而成，因此以第三人称论述。医话与文选中讲稿为禤教授自己的原稿，以第一人称论述；诊余漫记部分为禤教授的弟子们总结的，部分为禤教授自己的原稿，故有第一、三人称的论述。本书的重点是禤教授在皮肤科的用药心得、常用方药、药物配伍、经验方临证加减和临床应用，长期临床形成的专病特色疗法，常见、多发、难治性皮肤病的临床经验，讲稿整理，治疗某些病的蹊径妙法，指导学生所发表或撰写的文章等。本书可供中医皮肤科临床工作者，以及中医药院校学生、中医爱好者参考和学习。

编者

2015年11月

目录

常见皮肤病辨治经验 / 71

方药心得　/　221

特色疗法 / 267

传承与创新 / 274

年 谱 / 335

学术思想

第一节　平调阴阳，治病之宗——补肾法

一、阴阳之要，古今脉承

阴阳理论是中国古代哲学的最基本理论，渊源于《周易》。《周易·系辞上》曰："一阴一阳之谓道，继之者善也，成之者性也。"它把世界上的万事万物，皆概括为阴、阳两个范畴。把阴阳的对立统一看成是自然界和社会万物生成发展的基础，阴阳交感而化成万物，天地万物运变的动力和根源在于阴阳的矛盾。中医学参照和汲取了《周易》阴阳对立统一学说，以探讨人体生理活动和病理变化。如《黄帝内经》借用阴阳哲学思想用以认识人体生命，认为人体是阴阳两个方面的对立统一体，人的五脏六腑、气血经脉、生理病理等，都可以用阴阳两个方面来加以认识和说明。同时，认识到人体是一个复杂系统，人体阴阳之间，必须保持相对的动态平衡。把调理阴阳，保持人体内部各器官之间的平衡，作为养生治病的总原则。

《素问·宝命全形论》说："人生有形，不离阴阳。"人体是一个有机整体，内部充满阴阳对立依存的关系，其一切组织结构都呈相互依存的统一体。《素问·金匮真言论》说："夫言人之阴阳，则外为阳，内为阴。言人身之阴阳，则背为阳，腹为阴。言人身之脏腑中阴阳，则脏者为阴，腑则为阳。肝、心、脾、肺、肾五脏皆为阴，胆、胃、大肠、小肠、膀胱、三焦六腑皆为阳。"而在五脏中又可分阴阳。经络内属脏腑，外络肢节，呈对称性的分布于周身，如环无端，运行气血，营养周身各个组织器官，使人体内外

阴阳达到和谐与平衡，使内脏的阴阳能随着自然界四季更替，阴阳消长而相应变化。

同时，《素问·生气通天论》又指出："生之本，本于阴阳。"阴阳是构成人体生命的基本物质，也是人体生命的能量。阴即"阴精"，是人体的物质基础；阳即"阳气"，是使人体物质运动及其发挥生理功能的动力、能量。阴阳是物质和能量的有机统一。"阴在内，阳之守也；阳在外，阴之使也"，阴阳对立互根，消长转化，维持着"阴平阳秘"的动态平衡，就能达到"精神乃治""筋脉和同，骨髓坚固""气血正平，长有天命"的境地。反之，"两者不和，若春无秋，若冬无夏"，即阴阳不和，偏胜偏亏，均能使平衡破坏而引起疾病。

《灵枢·病传》曰："明于阴阳，如惑之解，如醉之醒。"阴阳学说贯穿于整个中医学的思想体系，反映了中医生理、病理的整体观念，可运用在疾病的诊断、辨证及治疗用药上。《景岳全书·阴阳篇》云："凡诊病施治必先审阴阳，乃为医道之纲，阴阳无谬，治焉有差。医道虽繁，而可以一言蔽之者，曰阴阳而已。"故阴阳之要，古今脉承。

二、平调阴阳，治病之宗

禤老强调，"治病必求于本"，即本于阴阳也。在长期的临床实践中，禤老结合《周易》《内经》中的阴阳理论，提出"阴阳之要，古今脉承；平调阴阳，治病之宗"治病准则。平调阴阳的根本目的在于恢复阴平阳秘，消除致病原因，以平为期。

（一）理论明辨阴阳

阴阳学说作为一种思维方法和理论工具与医学相结合，有效地指导着医疗实践。在阴阳学说中"阴阳自和"是其中一个重要内容。"阴平阳秘"是"阴阳自和"的必然结果和最佳状态；"阴阳失调"是"阴阳自和"的水平下降；"阴阳离绝"是阴阳自和的瓦解和破坏。

阴阳自和是中医阴阳学说的一个重要内容，"自和"是阴阳固有的根本属性和规律，它是正常人健康生命活动的内在本质。首先，它表示阴阳之间的基本关系是"和"，即所谓"阴阳和平""阴平阳秘"；相反，"阴阳不和""阴阳离绝"是生命活动进入疾病或死亡过程的内在本质。其次，"和"是在一定条件下，通过阴阳之间的交互作用，自我发生、自我形成、自我保持的趋势和状态，是阴阳的根本性质所在。"阴平阳秘"是阴阳自和的必然结果和最佳状态。

人体处在正常的阴阳平衡状态即"阴平阳秘"时，正气旺盛，精力充沛。虽有气候、环境、情绪的影响，机体的修复能力即阴阳自和的能力正常，能及时地调节人体的阴阳状态，使之始终保持阴平阳秘，并能护卫"阴阳自和"的能力。倘若有外邪入侵，机体会利用阴阳这种"自和"能力驱邪外出，适时调节，而不发病。致病因素影响并超过人的修复能力，或者机体阴阳自和能力失调，就会导致阴阳失衡而致病。

人们在长期的医疗实践中认识到疾病的发生、发展、变化的根本原因是阴阳的偏盛偏衰，即"阴阳失调"，也就是机体内环境恒定的破坏。所以说，任何病证不管它的临床多么错综复杂，也只能归属于阴盛阳衰与阳盛阴衰两大病理变化，因此便形成了"阴证"与"阳证"两纲，正如《素问·阴阳应象大论》指出"善诊者，察色按脉，先别阴阳"。强调了阴阳属性诊断的重要性。从控制论的角度看，把人体常态（阴平阳秘）作为生理目标值，将其症状变量系统的各变量，以目标值为中心从相反的方向加以区分，即可得出"阴证"与"阳证"两大候群系。

阴虚，指机体精、血、津液等物质亏耗，以及阴不制阳，导致阳相对亢盛、功能虚性亢奋的病理状态。病理特点多为阴液不足和滋养、宁静功能减退以及阳气相对偏盛的虚热证。由于阴液不足，不能制约阳气，从而形成阴虚内热、阴虚火旺和阴虚阳亢等多种表现。临床宏观整体表现为五心烦热、骨蒸潮热、面红升火、消瘦、盗汗、咽干口燥、舌红少苔、脉细等征象。患者宏观整体表现出生命物质运动节奏偏快。

阳虚，指机体阳气虚损，功能减退或衰弱，热量不足等病理状态。阳气的温煦功能减弱，生命的活力降低，经络、脏腑等组织器官的某种功能活动也因之减退，血和津液的运动也较为迟缓。临床宏观指标表现出面色苍白、畏寒肢冷、喜静倦卧、小便清长、舌淡、脉迟等虚寒征象。患者宏观整体表现出生命物质运动节奏偏慢。

由生命物质运动稳定平衡态理论可推知：阴虚，由于生命物质活力降低，宁静功能减退，营养供应匮乏导致矛盾转化，致使某些脏器功能亢奋，生命物质反而运动加快，表现出阴虚火旺的快节奏。微观理化指标化检，带规律性的应是一些理化指标可能偏低，而另一些理化指标可能偏高。由于阴虚常引起火旺，因而指标偏高应成主流状态。

故禤老认为，根据西医学平衡理论，人体内存在着许多对立关系，而这些对立关系之间都存在着相互依存相互制约，并在一定条件下相互转化的关系。各层次的对立调节均处于相对的动态平衡之中，以维持机体健康状况，也是人体生理的一种稳态。一旦异常，人体就会产生病理征象，若这种失衡得不到纠正，以致继发多个对立失衡，甚至导致整个机体失衡，正如《内经》所说"阴胜则阳病，阳胜则阴病"。阳以阴为基，无阴则阳无以生，阴以阳为统，无阳则阴无以化。因此，《内经》强调"阴平阳秘，精神乃治""阴阳离决，精神乃绝"。根据阴阳学说的理论指导中医辨证分型论治，既能掌握疾病的内在规律、严重程度和预后，又能选择适当的治疗时机和方法。

（二）立法调和阴阳

既然阴阳的盛衰是疾病产生的根本原固，因此，调整阴阳盛衰，损其有余，补其不足，以期达到"阴平阳秘"，便成为促进机体内环境恒定的基本原则。这正是《素问·至真要大论》所说的"谨察阴阳所在而调之，以平为期"，根据八纲辨证进行分析，是属阴证（寒、虚、里）还属阳证（热、实、表），便可借药性之偏来调整阴阳之偏，以期达到治疗目的。

金元四大家刘完素以火热立论，倡"六气皆从火化，五志过极皆能生火"，用药以寒凉为主；张从正认为"病以邪生，邪去则正安"，主攻邪祛病，以汗、吐、下为主；李东垣提出"内伤脾胃，百病由生"的论点，治疗以补益脾胃为主；朱丹溪倡"相火论"，谓"阳常有余，阴常不足"，治病以滋阴降火为主。四大家实际上是从不同角度疾病发展的不同阶段、不同人群发病所表现证候的特点，进行归纳总结，形成了自己的学说论点，四大家学说貌虽各异，但其治疗的宗旨是相同的——调节阴阳平衡。

（三）方药平衡阴阳

用中药和方剂治疗疾病就是通过阴阳自和的能力调理机体阴阳、正邪等矛盾关系，把"失和"调为"和"，把"偏"调为"平"，从而达到治疗疾病的目的。这是中医治疗学的特色之一。中医治疗时就非常注重双向调节，平调阴阳也就自然成为治疗疾病的总原则。这一总治则要求汤方的配伍是发而不过散，收而不过敛，升而不过亢，降而不过沉，清而不过寒，温而不过燥，补而不过腻，攻而不过破，补阳当于阴中求阳，补阴当于阳中求阴。如桂枝汤有发汗作用，而实际上不是发汗之剂，是和剂，和什么？调和营卫是也。白虎汤、承气汤，为治阳明热盛津伤之剂，泻热即能存阴。小柴胡汤以和解之，全方寒温并用，攻补兼施，有疏利三焦、宣通内外、和畅气机的作用。

而西药与中药和方剂的差别较大，由于西药是一类特定的化学物质，因此，西医的药理学和治疗学表里一致，可认为是一种化学原理；而中药是在中医理论的指导下选择自然药物，通过炮制加工、组方配伍为辨证论治服务，而没有走上纯化学的道路。因此，中药方剂作为中医临床重要的治疗手段，为阴阳自和服务是其重要任务之一。依靠推动机体的阴阳自和机制产生治疗效应，是中药药效学作用的重要方面，而中药的调整作用则更接近于阴阳自和的本质，其在药物应用方面具有极为重要特点和优势。

因此根据以上理论，褚老提出"平调阴阳，治病之宗"的理论。褚老认为临床上在各种疾病辨证分型上，将正虚邪实结合，以正虚为纲，标实为目。正虚主要与肺、脾、肾不足有关，而肾虚乃诸脏之虞的核心，所以补肾法是扶正的关键。补肾的原则，是补其精气之不足。肾阴虚者宜甘润壮水之剂，以补调配阳，使虚火降而阳归于阴，即所谓"壮水之主，以制阳光"；肾阳虚者宜甘温助阳之品，以补阳配阴，使沉阴散而阴归于阳，即所谓"益火之源，以消阴翳"。阴阳两虚者宜阴阳并补。

三、皮肤顽疾，久必及肾

肾为先天之本，《素问·生气通天论》云"阳气者若天与日，失其所则折寿而不彰""阳气者，精则养神，柔则养筋"；又有"阳气者，内化精微养于神，外为津液，以柔于筋"（《素问·吴注》）。而肾阳则是一身阳气之根，如《类经图翼·大宝论》所言"天之大宝，只此一丸红日，人之大宝，只此一息真阳""五脏之阳非肾阳不能生，五脏之阴非肾阴不能滋"，故肾阳若衰，则五脏之阳皆弱；又阴阳互根，久之则五脏之阴亦损，此时人的体质则很差。因此，肾为人身之根本。

肾分为"肾阴"和"肾阳"。

肾阴，又称元阴、真阴，是人体阴液的根本，对全身各脏腑组织起滋养、濡润的作用。肾阴的这种生理作用，如同自然界中的水滋润、灌溉万物一样，故古人又将肾阴称之为"真水"。

肾阳，又称元阳，是人体阳气的根本，对全身各脏腑组织起温煦、推动的作用。肾阳的这种温煦推动作用如同自然界中的火温暖、激化万物一样，故古人又将肾阳称之为"真火"。由于肾阴、肾阳均藏之于肾，故前人有"阴阳之根""水火之宅"之说。

关于肾阴、肾阳的生理意义，古代医家有诸多论述。如明代医家张景岳指出"故命门者，为水火之府，为阴阳之宅，为精气之海，为死生之窦。若命门亏损，则五脏六腑皆失所恃，而阴阳病变无所不至"（《类经附翼》）。后来，他在《景岳全书》中更进一步明确指出"命门为元气之根，为水火之宅，五脏之阴气非此不能滋，五脏之阳气非此不能发"。张氏的这些论断指的虽然是命门的作用，然而现今看来正是十分确切地概括了肾阴、肾阳的生理意义。即肾阴是人体阴液的源泉，五脏六腑都有赖于肾中阴液的濡润、滋养；肾阳是人体阳气的根本，五脏六腑都有赖于肾中阳气的温煦、推动。

由于肾阴、肾阳与其他脏腑的阴阳有着源与流、本与末的关系，所以肾阴、肾阳在人体脏腑阴阳中有十分特殊的地位和意义。例如，肾阴除了有濡润、滋养本脏，与肾阳有着相互资生、相互制约的关系外，还与心、肝、肺等脏之阴有密切的关系。

肾阴、肾阳是人体内水火之源，阴阳之根肾阴、肾阳的病理变化，常影响其他脏腑。正如张景岳所说"水亡其源，则阴虚之病迭出；火衰其本，则阳虚之证迭生"。阴虚、阳虚之病，大都与肾阴、肾阳平衡失调有密切关系。因此，调整肾阴、肾阳，又是治疗阴、阳衰的根本。

肾的阴阳失调，主要表现为肾阴亏损和肾阳不足。肾之热，则属阴虚之变；肾之寒，则属阳虚之变。其总的治疗原则是培其不足、不可伐其有余，这是因为肾多虚证。其阴虚者，忌辛燥苦寒，宜甘润滋水之剂，以补阴配阳，使虚火降而阳归于阴，即王冰所说"壮水之主，以制阳光"；其阳虚者，忌凉润辛散，宜甘温壮阳之品，以补阳配阴，使沉阴散而阳气复，即王冰所说"益火之源，以消阴翳"。若阴病及阳或阳病及阴，以致阴阳双亏者，则应阴阳双补。关于调整肾阴、肾阳，明代医家薛立斋首倡用八味丸（即金匮肾气丸）温补肾阳，用钱乙六味丸（即六味地黄丸）滋补肾阴。张景岳十分推崇薛己用八味丸补火、用六味丸滋水的方法，认为是独得其妙，并且结合临床经验，在六味丸、八味丸的基础上，去丹皮、泽泻，创左归饮（丸）、右归饮（丸），以增强滋补元阴、元阳之力。嗣后六、八味和左、右归的广泛应用，使中医学调整肾阴、肾阳的理论和实践有很大提高，并且取得了很好的临床效果。

直至现今，六、八味和左、右归仍不失为调整肾阴肾阳的首选方剂。

肾主藏精，主生长、发育与生殖，与人的内分泌功能密切相关。而肾又藏元阴元阳为明阳水火之宅，肾/命门水火对机体各脏腑有重要的调节作用。张景岳认为命门之火谓元气，命门之水谓元精。五脏之本，本在命门。命门之水火即十二脏之化源，五脏之阴气非此不能滋，五脏之阳气非此不能发。五脏乃至全身之阴阳受控于肾/命门之阴阳。强调了肾之阴阳是机体各脏阴阳的根本，在生理和病理上与其他脏腑相互为用，相互影响。肾阴虚、肾阳虚是肾虚病变所表现两种不同的病理过程，是机体阴阳平衡失调重要原因之一。有资料显示肾虚与丘脑－垂体－性腺轴功能活动失调密切相关，肾虚越重，性激素变化越显著，补肾中药可调节性激素环境的紊乱，表明肾虚证形成与性激素水平的变化密切相关。不少学者从免疫学角度证实了肾虚患者免疫功能低下，亦有不少学者研究证明肾虚患者下丘脑－垂体－肾上腺皮质—胸腺轴功能紊乱，下丘脑－垂体－性腺－胸腺轴功能异常。为此蔡定芳、沈自尹二人提出肾－神经－内分泌免疫网络学说。

在中医"肾"实质的研究显示肾虚与丘脑－垂体－性腺轴功能失调密切相关，中医"肾"在各脏腑中有特殊地位，在维持机体阴阳平衡或参与疾病的发病机制过程中起重要作用。

褚老认为，肾在内，皮肤在外，在生理上，一方面肾阴肾阳通过脏腑经络供给皮肤营养和能量，使皮肤温暖、柔润而富有光泽，发挥其生理功能；另一方面，皮肤良好的卫外功能，既能保证肾阴肾阳的能量不致外泄，又可阻止外邪侵入而使肾阴肾阳较好地发挥其生理功能。在病理上，一方面因肾阴肾阳的虚衰而使皮肤失去其生理功能，不仅变得冰凉、萎缩、硬化、干燥、色素沉着等，而且其司开阖的功能也丧失，使外邪长驱直入。现代研究认为，中医"肾"与人体内分泌及免疫功能有关，其功能的异常必然导致皮肤功能的失常；而一些久治不愈的皮肤病也常导致中医"肾"的病变；补肾中药可抑菌抗癌，解毒消炎，抗缺氧，促进集体解毒排毒，清除自由基，提高免疫力，调节下丘脑－垂体－肾上腺皮质轴的功能水平，这些对于皮肤病的治疗都是很有作用的。

褚老认为治疗疾病，维持正常生理活动，就要"谨察阴阳之所在而调之，以平为期"。这种调节原理可以看作是控制论的负反馈调节，阴阳学说正是控制调节人体黑箱平衡的方法，可运用在诊断、辨证及治疗用药上。肾中精气是机体生命活动的源泉，故《类经附翼·求正录》曰："五脏之阴气，非此不能滋，五脏之阳气，非此不发。"肾主藏精，只宜固守，不宜耗泄，故其病症多为虚证。中医的"肾"与神经、内分泌、丘脑、垂体、肾上腺功能均有密切关系。现代药理研究证实，益肾药可抑菌抗癌，解热消炎，抗缺氧，促进机体解毒排毒，消除自由基，在调节免疫功能方面有重要作用，可抑制T淋巴细胞对免疫球蛋白的调节作用，提高机体免疫力，可调节下丘脑－垂体－肾上腺皮质轴的功能水平，使DNA、RNA合成率恢复正常。中医之调理乃"以平调之"，不会出现新的、更严重的紊乱。如肾阳虚可表现为肾上腺皮质轴功能紊乱，可在不同靶腺轴（甲状腺、性腺）环节呈现不同程度的隐潜性变化。采用温补肾阳法治疗后，靶腺功能可明显恢复。中医优势在于调整阴阳而不破坏人体正常平衡，具有双向调节作用，故只要辨证用药得当，就不会出现温阳而伤阴，补阴则损阳的现象。对于一些结缔组织疾病、免疫性疾病，由于不适当滥用肾上腺皮质激素及免疫抑制剂，患者可能出现免疫功能、代谢功能及自主神经功能的变化和紊乱，从中医辨证分析来看，多属阴阳失调，采用补益肺、脾、肾，调和阴阳的治疗方法多可奏效。

在具体治疗上，禤老强调"辨证"二字。皮肤病证型复杂，顽固难治者不外乎虚、瘀、湿、痰；而许多皮肤病，尤其是一些难治性、顽固性皮肤病与肾的关系非常密切。肾虚又分肾阳肾衰和肾阴虚亏，都会导致许多皮肤病变。如硬皮病、皮肌炎、习惯性冻疮、白癜风、皮肤色素沉着、雷诺病等，多属肾阳虚衰，表现为畏寒怕冷、四肢不温、面色苍白、精神疲乏、大便溏薄、小便清长、白汗，或者阳痿滑精、舌淡胖而润、苔白滑、脉沉弱无力等，治疗上应当采用温肾壮阳；而白塞病、痤疮、黄褐斑、脱发等，多属肾阴虚亏，常有头晕耳鸣、五心烦热、形体消瘦、面色潮红、遗精盗汗、便秘尿黄、舌质红、苔少或剥或裂等症状，治疗上宜滋阴补肾；还有红斑狼疮、慢性荨麻疹等皮肤病，则可能属于肾阳虚衰，也可能属于肾阴虚亏，辨证施治就更为重要。运用补肾法，往往使很多皮肤顽疾，得以痊愈。

因此，补肾法作为中医治疗大法，对治疗皮肤病是具有普遍意义的。对于一些皮肤病，即使肾虚只是疾病的次要矛盾，在不影响总体治疗的前提下适当补肾，也常有益于缩短病程，加速疾病的痊愈。

禤老针对皮肤顽疾提出补肾法这一独特的学术思想，除上述理论渊源之外，其形成还跟长期所处环境有密切关系。禤老出生于广东省佛山市三水区，自幼生活于广州,受岭南中医文化熏陶,学业于广州中医学院,受岭南医家影响甚深,且长期工作于广东省中医院,病人大部分为岭南地区人群。岭南地区气候炎热,冬暖夏长,常年湿热氤氲,久蕴易生痰火,灼伤阴液。又兼饮食不节,偏食膏粱厚味、辛温燥热之品,易致胃肠积热,积热盛也会耗伤阴液,所以历来岭南人群容易阴虚火旺而出现"上火"症状,比如口舌生疮、目赤肿痛等常见火热病症。当今社会生活节奏快,尤其是现代岭南人群,由于工作生活紧张,生存压力过重,作息规律紊乱,忧思过度。情志失调,郁久化火,暗耗阴精。古人云"阳气者,烦劳则张"。过劳的生活工作状态往往导致阳气亢张而不敛,阳气虚亢则煎灼阴液而阴精伤,阴虚则不能藏火而火更旺。情志失调则肝气不舒,郁而化火,兼生风燥,耗竭津液,肾水枯不能养木,木失所养则风火更甚,形成恶性循环;而当今社会信息技术发达,声色犬马,情欲泛滥,又使人不知持满,过度房劳亦直接损伤肾精。诸多因素导致处于现代社会的岭南人群肾阴不足状况更为突出。因地制宜,针对这一类人群因肾阴虚导致的疾病,尤其是疑难皮肤疾病,治疗上禤老主张从先天肾元着手,尤其以滋阴补肾为主。

四、阴中求阳,阳中求阴

禤老治学严谨,临床经验丰富,在长期的临床实践中,根据《内经》的阴阳理论,提出"阴阳之要、古今脉承,平调阴阳、治病之宗"的皮肤科疑难疾病治疗思想。禤老发现,许多皮肤病,尤其是一些难治性、顽固性皮肤病,与肾阴、肾阳的亏虚关系密切,恰当运用补肾法,往往使沉疴得愈。禤老谓补肾法,重点在平调肾中阴阳。而平调之要,又在于"阴中求阳,阳中求阴"。

(一)"阴中求阳,阳中求阴"的内涵

禤老十分推崇张景岳的补肾理论,他强调,补肾之要,在于平调肾中阴阳;而平调之要,在善于"阴中求阳,阳中求阴"。"阴中求阳,阳中求阴"乃明代医家张景岳提出,用来治疗阴阳虚损证候的著名理论。开创了中医补法的新理论,在临床上具有较大的指导意义。

张景岳深研阴阳理论,认为"阴阳之理,原自互根,彼此相须,缺一不可。无阳则阴无以生,无阴则阳无以化"。基于阴阳一体,阴阳互根的原理,对于阴阳虚损病证的治疗,张氏提出了"善补阳者,必于阴中求阳,则阳得

阴助而生化无穷；善补阴者，必于阳中求阴，阴得阳升而泉源不竭"的"阴阳互济"的法则。探源溯流，"阴阳互济"法则实源于《内经》"阳病治阴，阴病治阳""从阴引阳，从阳引阴"的理论，《素问·至真要大论篇》曰："诸寒之而热者取之阴，热之而寒者取之阳，所谓求其属也。"王冰释之曰："益火之源，以消阴翳；壮水之主，以制阳光，故曰求其属也。"张景岳对此进行了更深一步的阐发："诸寒之而热者，谓以苦寒治热而热反增，非火之有余，乃真阴之不足也。阴不足则阳有余而为热，故当取之阴。谓不宜治火，只补阴以配阳，故阴气复而热自退；热之而寒者，谓之辛热治寒而寒反甚，非寒之有余，乃真阳之不足也。阳不足则阴有余而为寒，故当取之于阳。但补水中之火，则阳气复而寒自消也。然求其所谓益与壮者，温养阳气，填补真阴也。"由此可见，阴阳互济法则，就是对阴阳互根原理的具体运用。所以张景岳"阴中求阳，阳中求阴"的理论，直接根源于《内经》思想。

禤老强调，人的生命有赖于精气的存在，而精气表现为阴阳，阴阳是互根的。《内经》曰："阴平阳秘，是为平人。"正常健康之人，阴阳处于平衡状态。当邪气侵犯人体，即使只是损伤人体的阳气，但由于阴阳互根，阳气亏损不能化生阴液，必进而损伤人体之阴精；即使只是损伤人体的阴精，但随着阴精的亏虚，不能化生阳气，也必进一步损及阳气，而致阳气不足，最终结局均是导致阴阳两虚。如《景岳全书·杂证谟·虚损》云："人赖以生者，惟此精气，而病为虚损者，亦惟此精气。气虚者即阳虚也，精虚者即阴虚也"，又"或先伤其气，气伤必及于精；或先伤其精，精伤必及于气。及至日久，则必致阴阳两败，精气俱伤。"因此在治疗时，就必须根据阴阳损伤之主次，因阴虚而损及阳者，则补阴而化阳；因阳虚而损及阴者，则补阳而生阴。从而提出了阳虚补之以阴，阴虚补之以阳的"阴中求阳，阳中求阴"的治疗法则。如其《类经·疾病类》云："其有气因精而虚者，自当补精以化气；精因气而虚者，自当补气以生精。又如阳失阴而离者，非补阴何以收散亡之气？火失水而败者，非补火何以苏随寂之阴；此又阴阳相济之妙用也。故善补阳者，必于阴中求阳，则阳得阴助而生化无穷；善补阴者，必于阳中求阴，则阴得阳升而泉源不竭。"可见其理论实质是针对阴阳偏衰所致的阴损及阳、阳损及阴的阴阳两虚证而设的，是阴阳并治的方法。

（二）"阴中求阳，阳中求阴"与补肾法

张景岳以这种"阴中求阳，阳中求阴"阴阳互济理论，创制了一系列补

肾名方。如左归丸、左归饮、右归丸、右归饮其配伍组成均寓阳中求阴。阴中求阳之意。左归丸、左归饮是张景岳补肾阴的代表方。凡精血亏损，津液不足均可用之。命门之中水火互兼，火不亢，水不寒，才有温润之性，因此补益真阴不可用苦寒，以免损命火，伤阳气，故曰："虚火者，真阴之亏，真阴不足，又岂苦劣难堪之物所能补？矧沉寒之性，绝无生意，非惟不能补阴，抑且善败阴火。"因而，景岳治疗肾阴虚的基本原则，主育真阴，轻用泻火。左归丸以熟地、山药大补肾中真阴，加入性降而滑的牛膝，咸寒入阴，滋阴清火的龟板，更配以鹿角胶、菟丝子、山茱萸、枸杞等甘温助阳之品，不独补阴而损阳。助肾阳，固气而增生化之力。左归饮，亦是以熟地、山药、山茱萸、枸杞等甘温滋补，大补真阴，滋阴以恋阳。从其左归类组方配伍之中，体现了张景岳补肾阴法是在育阴基础上，涵养阳气，取阳气升发之性。使阴精得阳升而泉源不竭，进而达到"阳中求阴"。张景岳对肾阴虚者，不是单纯补阴，而是育阴以涵阳，阳中求阴。同样之理，对于肾阳虚者，不可单纯地温阳补阳。以防温燥之药劫伤真阴，而应在培阴的基础上补阳，景岳依"阴为阳之基"之理，创补肾阳之名方右归丸、右归饮，右归饮以益肾填精，涵养真阴的熟地为君，配以山药、山茱萸、枸杞等甘温滋补，培补肾中真阴。在此基础上。又以附子、肉桂温阳化气，构成了培阴生阳的主体。一是使附子、肉桂补其阳而不损阴，二是阳气得阴精之助而生化无穷，以达"阴中求阳""精中生气"之功。从景岳的左归、右归立法组方的意义中，可以悟出，由于阴阳存在着相资相根的密切关系，因而对肾阴、肾阳虚者，补阳不忘培阴，于阴中求阳；滋阴不忘扶阳，于阳中求阴，可谓深得"阴阳互济"之妙。

（三）"阴中求阳，阳中求阴"的临床运用

根据张景岳提出"阴中求阳，阳中求阴"理论，在临床治疗中，阴虚者接受补阴药并发挥作用要靠阳气的生化，故治疗用药上以补阴为基础辅以补阳之品，及时帮助阴精的生化，同时阴精的生化既补充了机体能量，又帮助了阳气的恢复，从而实现阴阳动态平衡的重建。同样阳虚者在一般情况下如不是阳脱之象，均应在补阳药中加以补阴药，其目的在于补阳而不伤阴，从阴中补阴，使阳气得补阴之品而生化无穷。由此可见，"阴中求阳，阳中求阴"的目的在于通过补阳药的气化和补阳的生化功能，对机体阴阳调节起协同作用，以维持阴阳动态平衡。褚老强调，深刻理解张景岳关于"阴中求阳，阳中求阴"的理论观点，有助于指导临床医疗实践。

将"阴中求阳，阳中求阴"理论用于皮肤科疑难疾病的治疗，运用得当，常收满意的效果。禤老认为，肾虚是许多疑难皮肤病久治不愈的重要因素，补肾法是中医皮肤病的治疗大法之一，在疑难皮肤病的治疗中，补肾法运用尤为重要。运用张景岳"阴中求阳，阳中求阴"理论平调肾阴肾阳，收效甚佳。但禤老的"阴中求阳，阳中求阴"之法又有别于张景岳，其要在于禤老很少使用过于温燥的附、桂、椒、姜温阳药，用药力求甘淡平和、轻灵活泼。禤老认为上述药虽然短期内有很好的温阳、壮阳之功，但长期往往有劫阴之弊，不利于"阳生阴长"的动态平衡。所谓"王道无近功"，正是禤老临证用药经验之谈。

五、补肾八法，贵在活法

禤老推崇补肾法，但临床远非局限于补肾一法，而是一法中寓多法，法中有法，圆机活法。其补肾法学术思想，可总结为"补肾八法"：温阳补肾法、滋阴补肾法、养血补肾法、补肾凉血法、补肾解毒法、补肾祛风法、补肾活血法、补肾祛湿法。

1. 温阳补肾法（补肾阳）

肾中真阳亏乏，不能温煦五脏，灌溉四旁，表现为畏寒怕冷、四肢不温、面色苍白、精神疲乏、大便溏薄、小便清长、自汗，或者阳痿滑精、舌淡胖而润、苔白滑、脉沉弱无力等。常见于硬皮病、SLE、习惯性冻疮、雷诺病、寒冷性荨麻疹等皮肤病。辨证属肾阳虚衰，治疗宜温阳补肾。常选用桂附理中汤、阳和汤、八味丸化裁。如禤老治疗硬皮病之基础方，组成有当归、熟地、白芥子、鸡血藤、丹参、甘草、鹿角胶（烊化）、积雪草、薄盖灵芝等。本方即从阳和汤中化裁而出，临床治疗系统性硬皮病有较好的疗效。

2. 滋阴补肾法（补肾阴）

若素体阴虚，年老肾阴不足；或调摄不当、房劳过度，肾阴暗耗；或病久及肾，肝肾亏耗，出现形体消瘦、面色潮红、头晕耳鸣、五心烦热、腰膝酸软、遗精盗汗、舌质红、苔少或剥或裂等症。常见于SLE、皮肌炎、红皮病等病后期。辨证属肾阴亏虚，治疗宜滋阴补肾。常用六味地黄汤、知柏地黄汤等化裁。禤老在滋阴补肾法中，常又分两法论治，一是滋水涵木，肝肾同治；一是滋阴降火，心肾同调。前者因肾阴亏耗，不能涵养肝木，导致头晕耳鸣、目赤胁痛、肢体震颤等症，常用滋水清肝饮，或柴芍地黄汤；后者或因肾水亏乏，不能上济心火，而心火独亢；或心火独亢，不能下交于肾，使肾水不温。均可导致心肾阴阳水火失去既济协调的关系，形成心肾不交证。出现如心悸失眠、腰膝酸软、潮热盗汗、头晕梦遗等症。常用交泰丸、黄连阿胶汤、天王补心丹等化裁。

禤老临床中擅长滋阴补肾一法，最喜用六味地黄汤。该方以熟地、山萸肉补肝肾之阴，山药补金生水，茯苓、泽泻泻湿使补而不腻，丹皮行瘀使补而不滞，组方井然有序，虽寥寥数味，但其临床疗效已被人们千百年来千万次验证。禤老常以此方为基础加减，创制很多新方，临床疗效显著。

3. 养血补肾法

"人年四十，而阴气自半"，阴血不足，不能上荣于面，则面生黧黑䵟斑；精血同源，日久肾阴暗耗，肾主发，则毛发不荣，甚或脱发；或肝肾不足，又兼外感风邪，郁于肌肤，气血失和，脉络瘀阻，酿生白斑。常见于黄褐斑、斑秃、慢性荨麻疹、白癜风等皮肤病。治宜养血补肾，常用归芍地黄汤化裁。禤老习以六味地黄汤基础上加当归、芍药、丹参、黄精、菟丝子等。

4. 补肾凉血法

本证多见于各种严重热性病后期，血热未尽，而肾阴已耗伤，如红皮病、SLE、皮肌炎等；又见于现代社会生活中人生活习惯不良，嗜食辛辣厚味，素体多火；又兼不善调摄，或熬夜工作，或房劳过度，肾阴暗耗，出现既见血分有热，又见肾阴亏耗之格局，如痤疮、脂溢性皮炎、脂溢性脱发等。这两种情况，禤老皆用滋阴补肾，清热凉血之法调治，常用六味地黄汤、二至丸（女贞子、墨旱莲、桑椹子）加赤芍、生地、紫草、丹参等化裁。对于痤疮，采用补肾凉血之法，乃独具慧眼之创获。

5. 补肾解毒法

各种热毒性皮肤病后期，热毒尚未驱尽，而肾阴亏虚已现，如皮肤红肿焮痛，或起脓疱，或发热未退，或见低热缠绵，五心烦热，口干咽燥、舌红少苔，脉细数等。常见于SLE、皮肌炎、脓疱型银屑病、红皮病、重症药疹中后期等。法宜清热解毒使驱邪务尽；又滋阴补肾以匡扶正气。禤老常用六味地黄汤加蒲公英、蛇舌草、鱼腥草、半枝莲、石上柏、蚤休等。

6. 补肾祛风法

见于素体肝肾虚弱，或亡精失血，伤及肝肾，致肝肾不足，风邪易乘虚侵入，郁于肌肤，变生风疹蓓瘤，或白斑、黑斑、瘙痒等。常见于慢性荨麻疹、白癜风、脂溢性皮炎、黄褐斑等皮肤病。法宜滋阴补肾、祛风疏表。常用六味地黄汤加白蒺藜、蔓荆子、白芷、浮萍、防风等。

7. 补肾活血法

禤老强调，很多顽固性皮肤病，日久不愈，与肾阴、肾阳的亏虚关系密切。肾为先天之本，主藏精，"五脏之阴气非此不能滋，五脏之阳气非此不能发"，故肾虚五脏皆虚，气血阴阳失和，日久脉络瘀滞，腠理肌肤失养，则或见红斑瘀暗、鳞屑枯燥，或见皮肤变硬、萎缩，或局部疼痛、固定不移等血瘀内阻见症。常见于银屑病、皮肤淀粉样变、毛发红糠疹、SLE、硬皮病、皮肤血管炎等顽固性皮肤病。法宜滋阴补肾、活血化瘀，常用六味地黄汤加鸡血藤、丹参、赤芍、桃仁、莪术、益母草等。

8. 补肾祛湿法

禤老久居岭南之地，岭南气候炎热，有夏无冬，每多湿热为患。又兼现代社会人们工作生活环境发生了很大变化，平素工作紧张，作息欠规律，长期熬夜者比比皆是。《内经》云："阳气者，烦劳则张。"烦劳过度，相火易于浮亢，日久灼伤肾阴，每见肾阴亏耗于下，湿热熏蒸于中，相火浮亢于上之格局。表现为常口干咽燥、易口咽溃疡疼痛、五心烦热、腰酸膝软、失眠多梦；脘痞不适、大便干结或黏滞、舌苔淡黄而厚；或皮肤起疹，瘙痒流滋而黏；或头面油腻、面生痤疮、头发稀疏样脱落等症。常见于脂溢性皮炎、脂溢性脱发、痤疮、慢性湿疹等皮肤病。禤老常谓此证属肾阴不足，相火过旺，又兼湿热蕴阻，治宜既滋阴补肾，清热除湿。使肾阴得滋、相火得降，湿热得祛，方为正治。常选用六味地黄汤加土茯苓、茵陈、蒲公英、布渣叶、崩大碗、豨莶草等。

禤老强调，虽曰补肾八法，然八法并非各自孤立，而必须视证情变化，妙在综合运用，方能圆机活法、得心应手。如禤老治疗红斑狼疮的基础方［生地，熟地，蕤仁肉，丹皮，茯苓，怀山药，益母草，甘草，青蒿（后下），鱼腥草等］。方中既以六味地黄汤滋阴补肾，又以鱼腥草、青蒿清热解毒，同时又配以益母草活血化瘀；又如治疗皮肌炎的基础方（生地，熟地，蕤仁肉，丹皮，茯苓，泽泻，怀山药，太子参，甘草，蛇舌草，丹参等）方中既以六味地黄汤滋阴补肾，又配以蛇舌草清热解毒，丹参活血凉血，太子参益气养阴，共奏滋阴补肾、活血凉血之功。又如治疗斑秃的基础方（松针，蒲公英，熟地，丹皮，茯苓，山萸肉，泽泻，怀山药，白蒺藜，牡蛎，甘草，菟丝子等）。方中既以六味地黄汤滋阴补肾，又配以菟丝子温阳补肾，以阳配阴；同时，配合松针健脾、祛风、燥湿、生毛发，白蒺藜平肝熄风，蒲公英清头皮郁热、并能生毛发。又如治疗黄褐斑的基础方（柴胡，防风，沙参，冬瓜仁，泽泻，怀山药，山萸肉，丹皮，茯苓，熟地，田七末，甘草，珍珠母等）。方中既以六味地黄汤滋阴补肾，又配以柴胡、防风、珍珠母疏肝、潜肝，沙参、冬瓜仁养阴润肺，田七活血祛斑，使肝肾同调，肺肾兼补，活血祛斑。

综合上述，褚老在临床上重视补肾法应用，尤其重视滋补肾阴。褚老认为，人体阴阳平衡是相对而言的，所谓的"阴平阳秘"指的是相火必须潜藏于肾水之中，相火的重要性在温养，而不能过亢，亢则为害，故必须潜于水底。而人体肾阴的作用在于滋润、封藏，封藏者，即封藏相火，使之温养人体而不亢害。故平人先天水火应以水多于火为顺，水多于火则能封藏相火于肾水之中。由于现代社会人的工作生活方式发生很大变化，虚耗肾水的因素太多，所以褚老认为，现代人群少患相火之不旺，多患肾水之不足。肾水不足则皮毛缺于滋养，容易导致发枯毛折，相火上越则头面受煎熬，可致血热瘀滞，疮毒滋生，甚则热毒入里，缠绵难去。治疗此类皮肤疾病，从平调阴阳上来讲，当注重滋补肾阴，辅以潜阳。

平调阴阳的根本目的在于恢复阴平阳秘，消除致病原因，应以平为期。虽说人体水多于火为顺，但是滋补肾阴也是有度的，如果肾水足以封藏相火，则不应继续补水。水能灭火，水盛则火衰，且过度滋补肾阴会导致痰湿泛滥，制造病理产物。

因此在治疗一些由肾阳虚导致的皮肤疾病时，如寒湿凝滞的硬皮病，在应用温阳药物时，也应注意度的把握，应该控制温阳力度于起效的范围内。过度温阳则耗伤阴液，滋生痰热，反生弊端。"君火以明，相火以位"，故相火之用不在多，而在于安于龙位。

总之，褚老常用补肾法的目的在于使人体恢复阴平阳秘的状态，即肾水足以封藏相火，而相火又能温养肾水的状态，体现了阴阳和谐的思想。

同时，褚老在应用补肾法治疗皮肤疾病时，最喜用并且最善用千古补肾名方六味地黄汤。禤老的不少经验方，都是以此方为基础，根据证情进行适当加减，从而形成一系列补肾群方，可谓蔚然大观。禤老指出，该方以熟地、山萸肉补肝肾之阴，山药补金生水，茯苓、泽泻泻湿使补而不腻，丹皮行瘀使补而不滞，组方井然有序，虽寥寥数味，但其临床疗效已被人们千百年来千万次验证，只要运用得当，收效可期。此外，禤老用六味地黄汤时，易山萸肉而以蕤仁肉，则又是一大创获。蕤仁肉其性味甘、微寒，入肝经，有清肝热、养肝阴、明目的功效。禤老独具慧眼，指出蕤仁肉功效与山萸肉类似，亦能补肝肾，但其性微寒，其味甘，作用平和，口感甚佳。因山萸肉其味过酸，许多患者不能忍受其酸，而以蕤仁肉代之则无此弊。禤老时时为病家着想的情怀，每于细微处见之。

第二节　解毒法

禤国维教授对中医古医籍和历代名医家的学术思想、临床经验有较深的认识，在临床实践中很注重中医基础理论的应用和中医传统治疗方法的使用，但尊古而不泥之于古，他认为对前人的认识，当兼收并蓄，并在前人认识的基础上有所发挥。从禤国维教授解毒法思想的形成过程，可见一斑。

一、厚德博学，继承发扬

为了寻求皮肤"解毒"良方，禤老曾潜心查阅了大量文献。一次偶然的机会，他发现日本尚药局村上图基等人所撰的《续名家方选》记载有从革解毒汤，据云为"治疥疮始终之要方……凡疥疮，不用他方，不加他药，奏效之奇剂也"。其组成药物包括金银花、土茯苓各6g，川芎3g，莪术、黄连各2.1g，甘草0.6g。禤老分析"金曰从革"，从革乃肺主皮毛之义，从革解毒汤即皮肤解毒汤也。经过临床试用和观察，确知本方对多种皮肤病有效，尤其对湿疹、慢性荨麻疹、寻常型银屑病等难治性皮肤病疗效显著。随着运用本方治疗的病例积累越来越多，禤老认识到此组方仍需进一步完善，以尽量涵盖难治性皮肤病存在的各种各样的"毒邪"蕴结的问题。如寻常型银屑病、湿疹、荨麻疹等难治性皮肤病常与血热毒结、寒湿毒结、鱼虾毒、食积毒、酒毒、药毒、风毒等密切相关，需要在组方中加以考虑。因此，有必要优化从革解毒汤的处方，使其更广泛适用于难治性皮肤病的治疗。在反复实践中，褟老取从革解毒汤之义，经加减变化，组成新方并命名为皮肤解毒汤，更贴近临床实用。皮肤解毒汤由乌梅、莪术、紫草、土茯苓、苏叶、防风、徐长卿、甘草组成。验之于临床，疗效甚著。一次偶然的发现，便使细心的褟老继承了从革解毒汤的临床治验，且在后来的临床工作中将其发扬光大，逐渐形成了褟老的解毒法思想。

二、解毒驱邪，以和为贵

中医认识病因，往往一分为二，从内外因着手，所谓的内因致病即指情志内伤、禀赋不耐等因素，外因即指六淫侵袭、虫毒所伤、跌扑损伤、饮食不节等。褟老强调"中医治病，以和为贵"，解毒驱邪则是褟老总结出的针对外因的和法。所论及之毒，不仅指外来之风、火、暑、湿、燥、寒，亦包括内在治痰、湿、瘀等病理产物，在各种原因的促成下，这些病理产物往往纠结一起，缠绵难解，日久则成毒矣。这在皮肤科尤其常见。因为皮肤属表，易受六淫侵袭，特别是风、湿、热邪，临床上许多皮肤疾病都是以风湿热邪郁结成毒为表现的。如常见的荨麻疹、湿疹、银屑病等等，凡遇此类疾病以实证表现为主的，褟老常常从风湿热毒邪的角度考虑。这是由于外邪、病理产物导致人体阴阳失衡，必须得祛除病邪，然后根据何处不足而调之，方能恢复机体阴阳平衡的状态。如此解毒驱邪的理念应运而生。针对六淫致病，千百年来固有千法千方，但褟老经过多年临床实践，总结出的以皮肤解毒汤治疗毒性皮肤病的思想却是他在这一方面突出的学术结晶。处方至简，仅乌梅、莪术、紫草、土茯苓四味，但可执简驭繁，临证加减，则变化无穷。如治疗湿疹的基本方（乌梅、莪术、红条紫草、土茯苓、丹皮、徐长卿、防风、苏叶、鱼腥草、甘草、生地、白鲜皮、珍珠母等），治疗荨麻疹的基本方（乌梅、莪术、红条紫草、土茯苓、丹皮、徐长卿、鱼腥草、甘草、生地、白鲜皮、五味子、银柴胡）、治疗寻常型银屑病的基本方（乌梅、莪术、红条紫草、土茯苓、石上柏、蛇舌草、丹皮、生地、水牛角、赤芍、泽兰、九节茶、甘草）等等，验之临床，获效良多。

解毒驱邪法亦集中体现了褟老燮理阴阳的思想，其最终目的仍是使邪去而阴阳自和，此法虽属攻伐之举，但只有肃清残敌，方能换来和谐之天地。"阴平阳秘，精神乃治，解毒驱邪，以和为期"。

三、重视外治解毒，提高疗效

中医外治法是中医学宝贵遗产的一部分，它和内治法一样，具有很丰富的内容。禤老在临床实践中十分重视中医外治法的应用，也强调内外合治，许多疑难皮肤病经过其综合治疗都取得满意疗效。禤老在中医传统治疗方法的基础上创立的"截根疗法"，亦是其重视外治解毒法的体现。具体操作是：根据辨证选取相关背部穴位（上起第七颈椎平面，下至第五腰椎平面，侧至腋后线范围），或找明显压痛点或者针头大、略带光泽的丘疹，常规消毒后用三棱针挑破表皮，继而刺入皮下，挑出白色纤维样物，挑断 5～10 根即可。本法有调理气血、解毒散凝、消肿散结之功效，用于治疗顽固性的肛门外阴瘙痒症、慢性湿疹、慢性荨麻疹、神经性皮炎等疾病，有较好的疗效。

湿疹后期因病情迁延，湿热留恋，湿阻成瘀，或血热郁结成瘀，致风湿热瘀并重，更甚者，风热伤阴化燥，瘀阻经络，酿成瘀毒，禤老在使用皮肤解毒汤治疗慢性湿疹的同时，亦常采用划痕疗法，即采用手术刀片在皮损肥厚部位，划破表皮，使局部气血流通，宣泄各种毒邪，达到活血祛瘀、解毒止痒之功，内外相合，常取得满意疗效。

禤老经过长期临床实践后深刻地认识到，外治法是提高中医皮肤病临床疗效的重要方法，应当在皮肤病的治疗中占有着重要的地位，外用药物对缩短疗程、提高疗效亦起着重要作用。外治法也属于禤老解毒法治疗皮肤疾病的一种方法，亦是禤老解毒法学术思想的延伸，适当应用，也可以取得较好的临床疗效。

医话与文选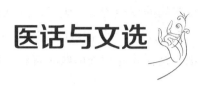

第一节　讲　稿

一、浅谈提高中医辨证论治水平几个问题

辨证论治是中医认识疾病和治疗疾病的基本原则，是中医学对疾病的一种特殊的研究和处理方法，也是中医学的基本特点之一。

证，是机体在疾病发展过程中的某一阶段的病理概括，由于它包括了病变的部位、原因、性质，以及邪正关系，反映出疾病发展过程中某一阶段的病理变化的本质。因而它比症状更全面、更深刻、更正确地揭示了疾病的本质。所谓辨证，就是将四诊（望、闻、问、切）所收集的资料、症状和体征，通过分析、综合，辨清疾病的原因、性质、部位以及邪正之间的关系，概括判断为某种性质的证。论治，又称施治，则是根据辨证的结果，确定相应的治则、治法的治疗方案。辨证是决定治疗的前提和依据，论治是治疗疾病的手段和方法。通过辨证论治的效果，可以检验辨证论治的正确与否。辨证论治的过程，就是认识疾病和解决疾病的过程。辨证和论治，是诊治疾病过程中相互联系不可分割的两个方面，是理论和实践相结合的体现，是理法方药在临床上的具体运用。是指导中医临床工作的基本原则。

如何提高辨证论治的水平，提高临床疗效。这是一个非常深奥的题目。本人只是将个人在多年临床中发现的几个应注意的问题提出来，给大家商榷。

1. 辨证的准确性问题

中医辨证有许多的方法，如八纲辨证、脏腑辨证、六淫辨证、卫气营血辨证、六经辨证、皮肤病的皮损辨证、眼科病的五轮辨证等等，不管用何种方法，最终点在于一个"证"，因此在辨证的过程中，收集四诊资料一定要完备，询问一定要仔细。这样才能全面的收集资料，辨清疾病的性质，以期达到准确。

2. "但见一症便是，不必悉俱"的认识

"但见一症便是，不必悉俱"，出自《伤寒论》小柴胡汤证，它不仅仅是对小柴胡证而言，在中医学，它适用于所有的病证。因为诊断一个具体的病证，让这个病证所能具备的症状全部都出现，这是不可能的。在一个具体的病人身上，症状不仅"不必悉具"，而更主要的是不可能"悉具"，"悉具"只是理论上的因果推论，是理想化的追求，因此，是根本不存在的；是告诫在诊断病证时，不要寻求脉症的"悉具"。而且，同一个病证，在不同的人身上，在不同的发病时间，在不同的发病阶段，表现是不同的，中医临床有时要舍症从脉，有时又要舍脉从症，还有真寒假热证、真热假寒证、真实假虚证、真虚假实证等复杂情况，说明辨证具有非常强的灵活性。因此，所"但见"之"一症"，突出辨证的重点，以辨特征症用方。这需要辨证者达到一定的辨证熟练程度后才能灵活应用。

3. 因人制宜的认识

由于人的体质有其共同的一面，而使不同的疾病或不同时间出现的疾病具有类似的外在特点。所谓体质就是人群及人群中的个体在遗传的基础上，在环境的影响下，在其生长、发育和衰老过程中形成的代谢、功能和结构上相对稳定的特殊状态。《医宗金鉴·伤寒心法要诀·伤寒门》说："六经为病尽伤寒，气同病具岂期然，推其形藏原非一，因从类化故多端。"人体的体质又有其不同的一面，如脏腑特性不同。同是受寒后患感冒，有人表现为畏寒、微发热、头痛、骨节酸痛、鼻塞流清涕、舌苔薄白、脉浮紧；有人表现为发热为主、咽喉肿痛、尿赤便秘、苔薄白、脉浮数等。这就是相同致病因子作用于不同类型的体质可以出现不同的证候。

再者妇女、小孩、男人治疗用药不同，如产妇、妇女以血为用。产后疾病的治疗用药，应根据亡血伤津、瘀血内阻、多虚多瘀的特点，本着"勿拘

于产后，亦勿忘于产后"的原则，以中医辨证论治进行选方用药治疗，照顾气血。产后病多因气阴耗伤、阴血亏损、故用药上多偏重益气养阴补血，酌情适当配伍理气活血化瘀之品，兼以养阴敛汗。但还应结合产妇的体质、病在气分或血分、是虚是实而辨证用药。行气勿过耗散；消导应兼扶脾，寒证不宜过于温燥，热证不宜过于寒凉。应因人因证、灵活掌握。女性的月经周期中，依据其不同状态。故在调整月经节律时，经前期宜益肾固冲，行经期宜活血调经，经后期宜滋阴补肾，经间期宜补肾益气。再如小儿是稚阴稚阳之体，脏腑娇嫩，又寒温不知自调，因而与成人相比，更易受"六淫"邪气所伤，也较易受疫疠之邪。故处方宜轻巧灵活，不可重浊呆滞，应寒不伤阳、热不伤阴、补不碍滞、泻不伤正，不得妄同攻伐。

4. 因时制宜的认识

由于四时气候的不同，而使相同的病具有不同的特征。中医学非常重视季节气候对疾病发生和治疗的关系，并将运气学说作为防治疾病的参考。《素问·气交变大论》中说："岁木太过，风气流行，脾土受邪，民病飧泄，食减体重，烦冤肠鸣，腹支满，甚则忽忽善怒，眩冒巅疾，犯胁痛而吐甚。""岁土不及，燥乃大行，民病中清，胁痛，少腹痛，肠鸣溏泄，病寒热，咳而鼽。"一年的气候变化有明显的季节性和一定的规律性。季节不同，主气不同，不仅引起疾病的病因常不同，如春季多风邪、多有春温等时行疾病为患，而且相同的疾病季节不同，病情特点也各异。春夏两季，阳气活动旺盛，气候温热，机体腠理开泄，消耗阳气亦多。另外自然界在阳气的蒸腾作用下，空中湿度增大，湿为阴邪，作用于人体易伤阳气；加之乘凉饮冷，更易损阳，致使阳气耗损。此时要因其"阳气内虚而养阳"；秋冬季节气候寒冷，阴气当令，肌表致密，阳气不易外泄而致阳气偏盛，阴气偏衰。且自然界中阳气收藏，抑制地面水分的蒸腾，空中燥气重，燥为阳邪，作用于人体最易伤阴液。加之，秋冬喜食辛辣温热之品，多恣食膏粱厚味，致生内热，每易耗阴助阳，故此时要因其"阴气内虚而养阴"。这就是所谓"内虚而养"。同时春夏阳易盛极，风热之邪易侵犯人体而出现实热证，根据"热者寒之"的原则用寒凉药以祛热邪；秋冬阴易盛极风寒之邪易侵犯人体而出现实寒证，根据"寒者热之"的原则用温热药以祛寒邪，这就是所谓"以制为养"。

阴气渐衰，故补阳药治阳虚病证，散寒药治寒邪阴盛之证，要求在清晨、上午服用；午后入夜时阴气渐生而盛，阳气渐衰，故滋阴药治阴虚证，潜阳药治阳亢证，宜入夜时服用。

5. 因地制宜的认识

由于地域、水质、生活习惯不同，而使相同的疾病具有的不同的表现特点。《素问·异法方宜论》对东西南北中不同地域的地理环境、人们的生活习惯及发病特点做了较详细的论述。同样都是脾胃病，岭南地区与西北地区就有不同的特点，岭南地区气候温热、空气潮湿，多有湿热之邪为患，且其人多贪凉饮冷，嗜食鱼鲜、内脏及鸡犬龟蛇等食物，因此以脾胃湿热常见，主要表现为脘腹胀痛，胸闷纳呆，头重肢倦，恶心呕吐，大便不爽，小便黄赤，汗出不扬，舌苔黄腻，脉滑数等。另外，湿热容易伤阴，故常兼有胃阴不足，出现口燥咽干、大便干结、舌红少津、脉细数等症。西北地区处于北方高原地带，海拔高，气候寒冷。在冬春季节以寒邪客胃证和脾胃虚寒证最多，表现为：胃痛暴作，恶寒喜暖，脘腹得温则痛减，遇寒则痛增，口和不渴，喜热饮，苔薄白，脉弦紧。或胃痛隐隐，喜温喜按，空腹痛甚，得食痛减，泛吐清水，纳呆乏力，甚则手足不温，大便溏薄，舌淡苔白，脉虚弱或迟缓。而夏秋之季，降雨量少，地下水位低，地表及空气干燥，加上西北人多食辛辣刺激食品，容易损伤脾胃之阴津，因此多见脾胃阴虚证。空间上，地有四方，东南之地，气候温热，人多贪凉饮冷，寒邪生于内，治疗时应以温热之药，温其中寒，阳气不会外泄而固守于内；西北之地，气候寒凉，人多热食，热食郁于内，人多病外寒内热，治疗时应以寒药泄热于内，同时还要进行温水浴，开其腠理，以散其外寒。

岭南地区所处的地理位置纬度较低，大部分在北回归线以南，全年日照时间长，气温高，每年约有数个月平均气温高于22℃，又濒临南海，雨量多，年平均绝对湿度大，相对湿度为70%～95%，构成一个湿热的总的气候特点。而北方寒冷时间长，气候寒冽，春夏秋三季均短，年平均气温为6.1℃～7.8℃，而岭南年平均气温为15℃，东北地区一年中有2/3的时间在15℃以下，如人体不能适应外界寒冷气候变化，则六气中的寒气变化为寒邪，构成一个寒而干燥的气候特点。又南方地势潮湿，人体腠理不密，多自汗症，汗多易伤阴，阴伤则阳越易动，汗易泄，故治疗以沙参、麦冬、桑叶、浮小麦、白芍、生龙骨、生牡蛎、糯稻根、五味子、乌梅等养阴敛津以清浮热，每易取效。北方水土干燥，人体腠理致密，较少自汗症，即使有，也多卫气虚，卫阳不固或内热所致，而这种自汗往往不是伤阴，而是伤阳伤气，故黄芪建中汤、桂枝汤、当归六黄汤、参附龙牡汤使用相对要多。

总之，提高辨证论治水平，除辨证准确外，应根据不同的人、体质，不同的时间、季节以及不同的地理位置选方用药。

（整理：李红毅）

二、临证见解

中医学是一门系统的科学，对于中医学应重视其理论研究，并用以指导临床实践，几千年中医学的发展史也是一部继承和发展的历史，社会在不断地进步，事物在不断地发展，我们对事物的认识应随之不断地提高。本人从事中医、中西医结合皮肤性病临床、教学、科研工作40多年，临证中也有一些体会，在此略谈数点，与同道商讨。

1. 继承发展传统医学，尊古而不泥之于古

临证实践应熟读中医各家学说，对中医古医籍和历代名医家的学术思想、临床经验应有一定的认识，对中医基础理论要熟悉，在实践中应注重中医基础理论的应用和中医传统治疗方法的使用，但尊古而不可泥之于古，对一些疾病病因病机的认识，不能长期停留在前人认识上，而应在前人认识的基础上结合当代的因素有所发挥和发展。

如痤疮是多发于青少年面部的常见皮肤病，中医传统认为该病是由于肺胃血热上熏头面所致，《外科正宗》曰："粉刺属肺……总皆血热郁滞不散所致。"《医宗金鉴》曰："此证由肺经血热而成。"目前国内主要应用清肺热、泻胃火、凉血解毒的中药进行治疗。我们经长期的医疗实践发现，患者除青少年多见外，10～50岁，甚至50多岁亦屡见。工作紧张，睡眠不足，生活不规律，饮食不节，则病情加剧，妇女月经不调亦多发此病。痤疮病人除了有肺胃血热和肠胃积热的一面外，还有素体肾阴不足、相火过旺的一面。许多是肾阴不足，冲任失调，相火妄动所致。采用滋阴泻火、清肺凉血的中药治疗后可受到较好疗效。我们通过相关课题的研究取得了大量的临床和实验资料，充分证实了此认识。西医学研究已知痤疮是一种毛囊、皮脂腺的慢性炎症。发病与性腺、内分泌功能失调，皮脂分泌过多，毛囊内微生物感染和全血黏度增高等因素有关。滋肾中药可以调节人体的内分泌功能，减少皮脂分泌；清热解毒、凉血活血的中药有抑菌消炎和改善血液黏度的作用。又如中医对脂溢性皮肤病多限于从风、湿、热、血虚辨治，我们据临床观察发现

此类病的发生与内分泌紊乱密切相关，要控制皮脂分泌过多，必须调整内环境，调整内分泌。本病以肾阴虚证多见，皮脂当属中医"精"的范畴，属肾所藏。肾阴不足，相火过旺，虚火上扰，迫精外溢肌肤、皮毛，则皮脂分泌增多，热蕴肌肤、皮毛则生痤疮、脱屑。热郁化风则皮肤瘙痒、脱发。根据这个病因病机，我们采用滋肾阴、清湿热的原则以加味二至丸平补肝肾、益阴血、安五脏、清湿热治疗脂溢性皮肤病取得了较好疗效。

2. 阴阳之要，古今脉承，平调阴阳，是治病之宗

《灵枢经·病传》曰："明于阴阳，如惑之解，如醉之醒。"《景岳全书·阴阳篇》亦云："凡诊病施治必先审阴阳，医道虽繁而可以一言蔽之者曰：阴阳而已。"阴阳两字，浸润了数千年中医整个思想体系，支配了中医生理、病理的整体观念，也指出了诊断、处方的一定规律。阴和阳，在中医里并不是单纯的抽象名词，是一种深入浅出的分类方法，由博返约的一种归纳法则，从大处来讲，用它说明一切物质运动过程中自始至终包含矛盾。从小处来讲，它又代表一件具体事物中矛盾的双方。西医学平衡理论认为，人体内存在着许多对偶关系，这些对偶之间，以及许多对偶之间都存在着相互依存、相互制约、并在一定条件下相互转化的对立统一的关系。各层次的对偶调节均处于相对的动态平衡之中，以维持机体健康状态，这也是人体生理的一种稳态，一旦异常，人体就会产生病理征象。若这种失衡得不到纠正，以致继发多个对偶失衡，产生连锁反应，就会导致整个机体失衡而危及生命，《内经》的"阴平阳秘，精神乃治""阴阳离决，精神乃绝"，与之应是一致的，阴阳之要是古今脉承。《内经》所说"阴胜则阳病，阳胜则阴病"，其实即指致病因素，使机体产生一系列非特异性神经内分泌反应，使分解代谢失常，合成代谢障碍，就会出现"阳亢阴弱"的病理和相应的临床表现，如果出现的是合成代谢亢进，副交感神经兴奋性增强，交感神经兴奋性降低，分解代谢障碍就会出现"阴盛阳衰"的局面。有许多学者欲从 CAMP-CGMP 的角度揭示阴阳学说的本质及内容。这虽然提示中医药工作者可从分子水平来研究阴阳学说的实质，是中医研究的深化，但并不能代表阴阳学说的基础，我们也不可停步于此。中医的阴阳从整体上把握应是一个庞大的母系统，而能够反映其某些特性的是很多子系统，通过对子系统缜密、科学的研究，是我们认识母系统的必由之路。我们可利用现代科学技术对阴阳学说加以深入研究，诸如细胞工程及生物学技术，包括单克隆抗体技术、核酸分子杂交技术及生物膜、芯片技术等

都可以应用之。中医不是用阴阳来兜圈子的，而是根据阴阳的理论来解决某些临床上的问题，治疗疾病，维持正常生理活动，就要"谨察阴阳所在而调之，以平为期"，这种调节原理可以看作是控制论的负反馈调节。阴阳学说正是控制调节人体黑箱平衡的方法，可运用在诊断、辨证及治疗用药上。可以说平调阴阳，是治病之宗。

3. 补肾法是疑难病治疗大法

中医学认为"肾为脏腑之本，十二脉之根，呼吸之本，三焦之源"，肾中精气是机体生命活动的源泉，是各脏腑功能活动的动力所在，调节的中心。肾元盛则寿延，肾元衰则寿夭。肾主藏精，只宜固守，不宜耗泄，故其病证多为虚证。在各种疾病辨证分型上，应把正虚邪实结合起来，以正虚为纲，标实为目。正虚主要与肺、脾、肾不足有关，而肾虚乃诸脏之虚的核心，所以补肾法是扶正的关键。中医的"肾"与神经、内分泌、丘脑、垂体、肾上腺功能均有密切关系。我们应在临床实践中重视补肾法的应用，补肾法是治疗疑难病的重要方法，许多疾病，尤其是一些难治性、顽固性病与肾的关系更加密切，大多为肾阴虚或肾阳虚，如能恰当运用补肾法，往往可使沉疴得愈。从西医学角度分析，益肾药可抑菌抗癌，解热消炎、抗缺氧，促进机体解毒排毒，消除自由基；在调节免疫功能方面有重要作用，可抑制 T 淋巴细胞对免疫球蛋白的调节作用，提高机体免疫力，可调节下丘脑 – 垂体 – 肾上腺皮质轴的功能水平，使 DNA、RNA 合成率恢复正常。中医之调理乃"以平调之"，不会出现新的、更严重的紊乱，如肾阳虚可表现为肾上腺皮质轴功能紊乱，在不同靶原轴（甲状腺、性腺）环节呈现不同程度的隐潜性变化，采用温补肾阳法治疗后，靶腺功能可明显恢复。

中医优势在于调整阴阳的中药不破坏人体正常平衡，具有双向调节作用，故只要辨证用药得当，就不会出现温阳而害阴、补阴则损阳之现象，即避免出现西药要么增强、要么抑制，难以两全的尴尬。许多结缔组织疾病、免疫性疾病患者，由于不适当滥用肾上腺皮质激素及免疫抑制剂，出现免疫功能、代谢功能及自主神经功能的变化和紊乱，从中医辨证分析，多属阴阳失调，采用补肾，调和阴阳的治疗方法疗效明显。

4. 外治法是提高中医临床疗效的重要方法

中医外治法是中医学宝贵遗产的一部分，和内治法一样，具有很丰富的内容。强调内外合治，许多疑难病经综合治疗可取得满意疗效。本人在中医传统治疗方法的基础上创立的"截根疗法"用于治疗顽固性的肛门、外阴瘙痒症神经性皮炎就有很好的疗效。应用体针、耳针、头针、梅花针、电针、激光针、割治、挑治、穴位注射、中药离子导入、药物吹烘疗法、中药蒸气法等等可以极大地提高中医疗效，也丰富了治疗方法。外治法根据其治疗操作的方式及配合药物的情况可概括为药物外治法、针灸疗法和其他疗法三大类。药物外治法大致可归纳为薄贴法、围敷法、敷贴法、熏洗法、掺药法、吹烘法、热烫法、烟熏法、湿敷法、摩擦法、擦洗法、浸渍法、涂擦法、蒸汽法、点涂法、移毒法等18法；针灸疗法大致可归纳为体针疗法、针刺疗法、割治疗法、梅花针疗法、三棱针疗法、穴位埋线疗法、放血疗法、艾灸疗法、拔罐疗法、磁穴疗法、发泡疗法等15法；其他疗法大致可归纳为滚刺疗法、划痕疗法、开刀法等3种。从治疗效果来看，互有短长，应互相补充。很值得我们去发掘和发展提高。许多疾病单用外治法就可取效，如有些痛证，若诊断明确，适于针灸治疗，止痛的效果往往立竿见影。疥疮、圆癣、鸡眼等一般施以外治法就能治愈。对一些难治病，如果在内治的同时配合外治法，则疗效更加满意。如蛇串疮、有头疽（痈）等内治必须结合外治才能获得满意的疗效。外治法是提高中医临床疗效的重要方法。在中医治疗中有着重要的地位，外用药物对缩短疗程、提高疗效起着重要作用。

5. 中西结合，致力中医现代化

中西医结合，不是简单的中药加西药。应重视中医辨证与西医辨病相结合，中医辨证与西医的病理、药理相结合论治，先用西医学手段和方法明确是什么疾病，然后按中医辨证分型论治，如此，既能掌握疾病的内在规律、严重程度和预后，又能选择适当的治疗时机和方法，两者结合，更为完善。以慢性荨麻疹为例，西医认为过敏是本病的主要问题，但变应原往往难以找到，抗过敏、加强免疫抑制是治疗的重要环节，而中医采取辨证论治的整体观是提高疗效的关键，在治疗中选用符合辨证需要又有抗过敏作用的药物来组方，常常取得明显的疗效。我们通过长期的临床实践及对现代药理的研究，总结归纳出某些中药在辨证精当，大法既明之前提下适当配伍运用，组成药对。消其不良反应、专取所长，又相互作用而产生特殊的疗效，如麻黄与牡蛎治风寒型慢性荨麻疹，麻黄辛温，具有疏散风寒、宣肺之效，又可疏风止痒，散邪透疹。牡蛎咸寒，质地重坠，具有重镇安神、平肝潜阳、收敛固涩、制酸止痛之功用。二药伍用共奏散风解表，敛阴止痒之效，牡蛎之敛又可防麻黄宣透太过。现代药理研究显示：麻黄具有抗过敏作用，其水提物和醇提物可抑制嗜酸性粒细胞及肥大细胞释放组胺等过敏介质。牡蛎为高钙物质，其水煎剂中含 Ca^{2+}，而 Ca^{2+} 有抗过敏止痒的作用。二药同用具有协同效应。又如紫苏与防风治肠胃型急性荨麻疹。紫苏辛温偏燥，具有疏风、发表散寒、行气宽中、解鱼蟹毒之功，能改善胃肠道功能。防风辛、温、甘，不燥偏润，本品浮而升，为祛风圣药，具有祛风解表止痒之功效。二药相配增强发散功效，对食鱼蟹后引发过敏症者，此可视为中鱼蟹毒的一种表现，用紫苏可解鱼蟹之毒。现代药理研究表明：紫苏的热水提取物对大鼠肥大细胞、组胺释放有中度抑制作用。防风煎剂给小鼠灌胃，可提高腹腔巨噬细胞的吞噬功能。二药相配可增强免疫功能及抗过敏作用。

中西医各有所长，我们不应排斥西医学，应中西结合，不断总结提高，学习和吸取现代科学和西医学的新知识、新技术，开拓创新，并以此丰富和发展中医的理论和治疗方法，形成学术思路。我们在中药复方或单体治疗变态反应性疾病、自身免疫性疾病、性传播疾病，中药对激素的减撤及临床疗效的评价、生存质量的研究方面承担了一系列各级科研课题。在 SLE 证的系列临床研究中，充分运用现代循证医学/流行病学和多元统计的方法和技术进行了 SLE 证的规范化、标准化研究。中医"证"的产生归根是由于个体的差异，现代基因组学认为不同的个体具有不同的 DNA 序列，这种 DNA 序列的多态性决定了个体的差异，这与中医的证是不谋而合。我们从基因组学/现代生物信息学的角度出发，通过全基因芯片扫描、基因测序，来寻找证候基因的定位，研究基因所表达的蛋白质的功能，完善证的研究。我们发现了大量有价值的研究成果。这些研究也直接丰富和开拓了我们对如何发挥中医临床优势的思路。

随着现代经济的迅猛发展，环保设施未能及时跟上，化肥、农药、动植物生长素的大量运用，出现了空气、水源环境等的污染；人们工作、生活节奏的加快；新的致病微生物的出现等等，都使许多疾病传统的病因病机更加复杂或发生新的变化，中医学也要与时俱进，不断发展，走现代化之路。如20 世纪 80 年代以来，性病在我国死灰复燃，广东地区性病的发病率在全国一直处于前列，我们不断总结，逐步摸索出补肾为主，小量解毒法来治疗难治性病，取得了很好的疗效，并先后承担了广东省和国家卫生部用中医药治疗性病的研究课题。我们依据岭南的地域、气候特点，时代经济的发展和自然环境的变化，建立了特点鲜明的脱发、痤疮、性病、SLE专科，深受患者的欢迎。我们应积极研究和探索传统中医学的优势所在，致力于在疾病的整体或某个环节，某个侧面充分发挥中医的优势，提高中医的临床疗效，使中医与西医学交相辉映，不断发展创新。

三、团结、发展、人才——省中医院的成功之路

金秋，是收获的季节。金秋里，天朗气清，丹桂飘香；金秋里，红柿满枝，稻浪流金。在金秋收获的季节里，广东省中医院也即将迎来七十周年的盛典。

悠悠七十载，弹指一挥间。七十年里，广东省中医院却已经历了无数风雨沧桑……

忆往昔，岁月峥嵘。从1933年由一批以传承与振兴中医药为己任的粤港中医药界有识之士，在广州市大德路创建的"广东中医院"开始，广东省中医院从无到有，从小到大，历经改制、更名、发展、壮大，渐渐成为现在一所名闻遐迩的现代化的大型综合性中医院。

看今朝，旧貌新颜。走进今天的广东省中医院，不再是旧时狭小的院楼。而今，她已成为拥有二沙、芳村、珠海三个分院，天河、下塘、罗冲围三个分门诊和一个药材加工厂的集医疗、科研、教学、康复、保健和预防为一体的现代化大型综合性中医院，而且随着即将在广州大学城建设一座拥有八百张病床的现代化医院，她的规模还将得到空前的扩大。院貌也已焕然一新。雄姿屹立的门诊住院综合大楼，优美宁静的庭院式二沙分院，新颖别致的芳村分院，珠海分院也修葺一新，现代而气派。我置身其间，真是赞叹不已，感慨万千。

而更令我欣慰的，是省中医院近年来在医疗临床、科研、教学、综合服务能力等方面取得的巨大成绩。

我欣慰地看到，历经七十年的发展，广东省中医院实力越来越强。如今，年门诊量超过290万人次，是全国年门诊服务患者人数最多的医院之一。精湛的医疗水平吸引着省内、国内以及世界各地一大批患者，成为"全国百佳医院""全国示范中医院"。

我欣慰地看到，历经七十年的艰辛，广东省中医院科研能力不断创新高。

我们主持了国家科技攻关项目、国家自然科学基金项目多项，我们建立了"国家新药（中药）临床试验研究中心"等多个国家级中心、实验室、重点学科、重点专科，我们获得了数十个各级科技成果奖项，获得科研经费达数千万。

我欣慰地看到，历经七十年的奋斗，广东省中医院的医疗已走出国门，与海外著名医疗中心进行了广泛的合作与交流。让世界了解中医，让中医走向世界。

我更欣慰地看到，在今年春末抗击"非典"的战斗中，广东省中医院人以高超精湛的医疗技术、舍生忘死的救护精神、有条不紊的协作水平、前赴后继的搏斗精神打赢了那场没有硝烟的战争。在这里，涌现了叶欣这样奋不顾身的优秀共产党员、南丁格尔奖章获得者；在这里，创造了运用中西医结合治疗"非典"重症病人治愈率达到92%的非凡成就；在这里，中医药治疗SARS得到了国内外专家和世界卫生组织专家组的肯定和好评，香港医管局指名邀请我院专家赴港协助抗击"非典"，雄辩地证明了中医药在维护人类健康中不可替代的重要作用。

我欣慰地看到，还有更多更多令人激动的巨变……

自1984年进入医院领导层以来，我亲身经历与体验了医院建设与发展中的巨变。追今抚昔，感慨良多；目睹巨变，亦令我深思。

当今的医疗市场中，随着社会医院改革的逐步深化，医保覆盖范围的扩大，各种不同性质医疗机构的应运而生，其他医院力量的不断扩充，医疗市场变得风起云涌，竞争日益激烈。而省中医院能在急剧汹涌的竞争浪潮中独领风骚，不仅在医疗市场中求得了生存，而且在竞争中不断地发展、壮大了。这些巨变的背后，依靠了什么？

我想，这巨变的背后，有很多因素，而关键因素，是团结，团结的力量；是发展，发展的远谋；是人才，人才的支撑。

团结，一是领导班子的团结，一是领导与职工的团结，一是职工与职工之间的团结。三者缺一不可。

领导班子团结，才能凝聚成一个坚强的核心，犹如原子的原子核。有了这个核心，就能带动全院的协调运转。这些年来，我们正是这样做了。医院领导集体在第一把手的正确领导下，团结一致，齐心协力，思想统一，目标明确，发展思路清晰，行动步调一致，使医院管理水平跨上一个新台阶。在吕玉波院长带领下对医院管理模式进行了大胆尝试和探索的《"双线六制"——

现代中医院管理模式的探索》获得国家科技进步二等奖。

领导与职工团结。领导干部必须摆正自己和群众的位置。医院领导意识到，在我们心目中，领导要事事带头，起到榜样的作用。医院组织结构，应该是倒三角形的，职工在上，医院领导在下，领导为职工服务。有了这个意识，在实际工作中，才能始终把职工的利益放在前面，处处为职工的利益着想。只有这样，才能得到全院职工的拥护，才能在医院重大决策时得到职工的全力支持，才能最终调动全院职工的积极性，为医院的发展多做贡献，做好贡献。在抗击 SARS 的战斗中，医院职工之所以能前赴后继，主动请缨争去感染区第一线，不正是这种全院上下团结一心的真实写照吗？

职工与职工的团结。医院领导随时嘘问职工的寒暖，关注职工间的矛盾，进行调节和疏导，尽可能地使大多数职工团结一致，才能使医院整体的效能远远大于单个职工发挥效能的简单相加。

"团结就是力量"，这正是省中医院不断发展壮大的坚强基石！

医院要求得生存，做大、做强是必需的；医院要求得发展，人才是必需的。

"发展才是硬道理"。一个国家，只有发展，才能摆脱落后挨打的局面；只有发展，才能实现国富民丰的强大。一个医院，只有发展，才能提高医疗水平；只有发展，才能更好地服务病人；只有发展，才能在竞争激烈的医疗市场中立于不败之地。

医院要发展，人才是关键。

"科学技术是第一生产力"，而推动科学技术发展的，是人才。当今世界的竞争，归根到底，是科学技术的竞争。而科学技术的竞争，归根到底是人才的竞争。

同样，推动医院发展的，是人才；医院的竞争，归根到底就是人才的竞争。在医疗市场竞争日益激烈的今天，我们应该清楚地意识到：医院发展形如逆水行舟，不进则退。我们必须要开拓创新，与时俱进，不断提高医院的竞争力和适应力。这其中，人才是关键。

我们深知，医院要做大做强，才能具有在激烈竞争的医疗市场下抗御风险的能力。人才，即是其强有力的支撑。没有众多真才实学的人才有力支撑，没有整体医疗水平的有力保证，医院的强大和发展就很难以为继，医院的抵御风险能力也无从说起。

所以，这些年来，医院不断地寻找机会进行发展。我们建成了二沙分院，我们接管了珠海分院,我们又接受委托经营了芳村分院。通过这种低成本的规模扩张,我们整合文化、服务、物流和资金,整合技术、科研、教学的力量,以求进一步做大做强,打造医疗机构的"航母巨舰"。

所以,这些年来,医院坚持不懈地进行了系列"人才战略"。如我们提出要把医院办成"现代名医的摇篮"。我们花大力气开展继续教育,推行"名医工程";我们特邀了全国著名的 15 位名老中医来院授徒;我们先后实行了主任导师制,制定青年拔尖人才管理条例,让他们在科研经费、津贴、深造、住房等方面享受特殊待遇,让其施展才华;同时,我们也创造一切机会为广大医务人员提供了更多的成长成才的机会和施展才华的舞台,一大批中青年骨干脱颖而出。"人才战略"的实施,使很多海归人才和国内中西医著名专家都愿来我院寻求发展,施展才智。人才的加盟,也使我院在中西医结合方面的实力大大提高,并迅速处在了全国的前列。

团结的力量,发展的远谋,人才的支撑,正是这三者坚强的结合,铺就了广东省中医院辉煌成功的路。今天的省中医院,已经成为一所名闻遐迩的中医院,成为"南粤杏林第一家"中医院,成为在老百姓心目中口碑相颂的名医院。

逝者如斯,不舍昼夜,时代在发展,在变化。作为人类健康庇护站的医院,同样需要发展,需要变化,以更好地为患者服务,为人类健康服务。省中医院也并未因此停滞不前,省中医院人有自己更高的目标:建设全国一流的、现代化的、综合性的中医院!

路漫漫其修远,吾将上下而求索。省中医院明天的路,定是更美好……

四、关于"引火归原"治法浅谈

肾为先天之本,内藏元阴、元阳,系水火之源,阴阳之根。肾虚是许多疑难病久治不愈的重要因素。补肾法是中医的治疗大法之一。"引火归原"是补肾法治法之一,其"火"是指真阳、元阳(也指肾中真火),"原"是指阳气所在之处,所指应是肾宅。"引火归原"一词最早见于《景岳全书》"阴根于阳,阳根于阴,凡病者有不可正治者,当从阳以引阴,从阴以引阳,各求其属而衰之",又"引火归原,纳气归肾,从阴引阳也"。

临床常见有两种情况:

医话与文选

1. 真阴虚而真阳不敛

肾阴虚极不能敛阳，阴阳将欲离决之状态，此时真阳不能内守真阴之中，上越外浮，多见于一些危重患者，可表现为呼之不应，面部浮红如妆，躁动不安，膝冷足寒，尺脉微弱，重按似有似无。此时应以滋阴敛阳、引火归原之法以治之。

【验案举例】

案 唐某某，男，83岁。

2005年春节前会诊病例，患者患糖尿病肾病合并肺部感染、褥疮感染。当时家人考虑能否过完春节，以便准备后事，邀中医会诊。余根据以上情况，用滋阴敛阳、引火归原之法治之，处以附桂八味汤加味。处方：

熟附子10g（先煎）	肉桂3g（焗服）	五味子10g
山茱萸10g	茯苓15g	怀山药15g	丹皮15g
泽泻15g	甘草5g

另炖高丽参10g，送服安宫牛黄丸1丸。

第二天病者家属来电话曰：服药半天后躁动减少，呼之稍能应答，说明有所好转。嘱仍按上方处理。第三天再诊病者面部转苍白，已无躁动，应答灵活，肢冷足寒亦好转，尺脉仍微弱，但重按已明显。嘱仍继续用上方处理。经半月治疗，患者全身情况好转。

正如赵养葵在《医贯》中指出"肾中非独水也，命门之火并焉，火可以水折，唯水中之火，不可以水折。故必择其同气招引归宅，则火始不上浮而下降也。惟八味丸桂附与相火同气，直入肾中。据其窟宅而招之，同气相求，相火安得不引之归原"。

2. 肾水不足，虚火上炎

肾为水脏，肾阴不足，水不济火，真阳无根，虚火上炎。可表现为口舌生疮，牙龈肿痛、松动，但有头晕耳鸣，舌质嫩红，脉细尺弱。此时应以滋阴壮水，引火归原法治之。

【验案举例】

案 黄某某，女，43岁。

初诊：2003年7月

口腔反复出现溃疡已3年余，经中西医多方治疗仍反复发作，严重每月发作2～3次，间歇1～2天，患者异常痛苦，就诊时精神疲倦，并有上述表现，余考虑为肾水不足，虚火上炎，以知柏地黄汤加肉桂，以滋阴壮水，引火归原。

处方：

熟地15g（先煎）山茱萸10g 　　　茯苓15g 　　　怀山药15g

丹皮15g 　　　泽泻15g 　　　知母15g 　　　黄柏15g

肉桂3g（焗服） 甘草5g

服药7剂后复诊，溃疡大部分愈合，进食无疼痛，再处上方10剂以巩固疗效。2年后因患斑秃复诊，告之口腔溃疡再未发生，并以此方介绍给两位同事亦治愈其口腔溃疡。

正如《医学心悟》中指出"肾气虚寒，逼其无根失守之火，浮游于上，当用辛热杂于壮水药中导之下行。所谓导龙入海，引火归原"。

五、以"和"思辨提高中医临床疗效的思考

中医的生命力在于其临床疗效，如何才能提高其临床疗效呢？应该从其临床思维入手，而临床思维的开发可以从辨证论治的深入研究切入，从治法中切入，也可以从药物的运用切入。中医的"和法"是中医治疗方法之一，它的思辨逻辑有着悠久的发展演变历程，在临床各科中得到了广泛的应用。结合岭南皮肤病学术流派多年的研究和实践，"和"思辨在许多疾病治中占有重要地位，灵活应用能有效提高临床疗效。

1."和"思辨的历史源流

最初，"和"并非是以"和法"这一具体的治疗方法出现，而是作为一种思维原则。早在《道德经》中"道生一，一生二，二生三，三生万物。万物负阴而抱阳，冲气以为和"指出，阴阳合和的动态平衡才能衍生万物。接着，《内经》中出现大量关于和的概念，如《素问·生气通天论》中"阴平阳秘，精神乃治"，《素问·至真要大论》中"寒者热之，热者寒之，微者逆之，甚者从之""温者清之，清者温之，散者收之，抑者散之，燥者润之，急者缓之"，均多次提到"和"的概念，为"和法"的确立提供了重要参考，奠定了基础。此后，张仲景在《伤寒论》中巧妙地结合寒热、攻补等，提出小柴胡汤、半夏泻心汤、桂枝汤、黄连汤等，用于和解少阳、调和脏腑、调和营卫、调和

寒热，开创了和法的临床应用。

后来，金元的众多医家都对"和法"进行了内涵的补充和临床实践的丰富。

直至清代程钟龄根据八纲辨证，在《医学心悟》中论述："伤寒在表者可汗，在里者可下，其在半表半里，惟有和之一法焉，仲景用小柴胡汤加减是已""有清而和者，有温而和者，有消而和者，有补而和者，有燥而和者，有润而和者，有兼表而和者，有兼攻而和者，和之义则一，而和之法变化无穷焉……世人漫曰和解，而不能尽其和之法，将有增气助邪，而益其争，坚其病者，和云乎哉。"使和法成为治疗八法中重要的一法，在理论上确立了和法在中医治法学上的重要地位。

故《内经》是"和法"产生的根源，《伤寒论》开创了"和法"的临床应用，《医学心悟》确立了"和法"，后世医家不断丰富了"和法"的内涵和拓展了它的应用。

2."和"思辨的临床应用

疾病的病因病机往往也是纷繁复杂，存在寒热夹杂、气血不调或者正邪交争等多种情况，"和法"的本质就是主张纠正人体气血、阴阳、寒热、虚实的偏颇，使之恢复动态平衡。现代系统论理论也认为：整体性、关联性、等级结构性、动态平衡性等是所有系统的共同基本特征，人体内存在着许多对立关系，而这些对立关系之间都存在着相互依存相互制约，并在一定条件下相互转化的关系。各层次的对立调节均处于相对的动态平衡之中，以维持机体健康状况，也是人体生理的一种稳态。一旦异常，人体就会产生病理征象，若这种失衡得不到纠正，以致继发多个对立失衡，甚至导致整个机体失衡。"和"的思辨正是试图恢复机体的系统动态平衡，保持生理的理想状态。中医"和"的思辨与西医学的系统论有着异曲同工之妙，可以相互借鉴、交相辉映。

（1）调和肾中阴阳

纵使疾病证型复杂，顽固难治者多为虚、瘀、湿、痰，而许多疾病，尤其是一些难治性、顽固性疾病与肾的关系非常密切。肾虚又分肾阳肾衰和肾阴虚亏，都会导致许多病变。如硬皮病、皮肌炎、冻疮、白癜风、皮肤色素沉着、雷诺病等，多属肾阳虚衰，表现为畏寒怕冷、四肢不温、面色苍白、精神疲乏、大便溏薄、小便清长、自汗，或者阳痿滑精、舌淡胖而润、苔白滑、脉沉弱无力等，治疗上应当采用温肾壮阳；而白塞综合征、痤疮、黄褐斑、脱发等，多属肾阴虚亏，常有头晕耳鸣、五心烦热、形体消瘦、面色潮红、遗精盗汗、便秘尿黄、舌质红、苔少或剥或裂等症状，治疗上宜滋阴补肾；还有红斑狼疮、慢性荨麻疹等，则可能属于肾阳虚衰，也可能属于肾阴虚亏，辨证施治就更为重要。肾中阴阳不和是疑难病的根本原因，调和肾中阴阳，往往使很多疾病，得以痊愈。

在调和肾中阴阳中，尤其推崇"阴中求阳，阳中求阴""平调阴阳，治病之宗"的阴阳互济、以平为期理念。根据张景岳提出"阴中求阳，阳中求阴"理论，在临床治疗中，阴虚者接受补阴药并发挥作用要靠阳气的生化，故治疗用药上以补阴为基础辅以补阳之品，及时帮助阴精的生化，同时阴精的生化既补充了机体能量，又帮助了阳气的恢复，从而实现阴阳动态平衡的重建。同样阳虚者在一般情况下如不是阳脱之象，均应在补阳药中加以补阴药，其目的在于补阳而不伤阴，从阴中补阳，使阳气得补阴之品而生化无穷。由此可见，"阴中求阳，阳中求阴"的目的在于通过补阳药的气化和补阳的生化功能，对机体阴阳调节起协同作用，以维持阴阳动态平衡。

（2）调和正邪

大多数疾病都是由于外邪侵袭加之正气内虚所致，故调和正邪是疾病诊治的首要任务。但在不同疾病的不同时期，正邪所占主导地位有所区别，要求我们在临床中药根据不同疾病所处的阶段进行适当的调和正邪，以达到祛邪扶正的目的。但，祛邪与扶正是矛盾的双方，两者的相互斗争贯穿了整个病程，过早的扶正会导致滞邪，祛邪的过度会伤正，只有正确调和祛邪与扶正两者的关系，才能达到祛邪不伤正，扶正不留邪，调和双方的力量对比，能使疾病向痊愈方向转化。

一般认为，风、寒、暑、湿、燥、火等六淫是疾病最常见的致病因素，这些邪气侵及人体后，若不能及时化解，与阳热体质相合，极易化火，蕴而成毒；若邪气伏于体内不发，感春夏温热之气，则伏毒自内而出，表里皆热，熏蒸体肤，而成疾患；如若内伤七情，更易五志化火，宣泄不得，蕴毒生热，发为疾患。故疑难疾病的发病和迁延常与"毒邪"蕴结有密切的关系。在疑难疾病的病因病机中，常常由于病情反复不愈，与诸六淫之邪胶着难解，日久均可化毒，壅遏不解，内伤脏腑，阻碍气血，耗伤津液。病程越久，蕴毒越深，"毒"邪致病之机越需要重视，临床常用解毒法治疗。

例如：系统性红斑狼疮病情多变、病机复杂，但虚虚实实之中，肾阴亏虚而瘀毒内蕴是贯穿病程之主线，本病最常见的临床征象：颜面红斑，身热起伏，脱发，面赤潮红，腰膝酸痛，劳则加重，头目眩晕，女子月经不调，经色紫暗，或经来腹痛，甚则闭经，反复口舌生疮，肌肤瘀点、瘀斑，舌质暗红或有瘀点，苔黄，脉细数等症状。补肾阴，解瘀毒，标本兼治乃切合病机之良策。故，在系统性红斑狼疮的辨证论治中，要注意患者毒邪与正虚的力量对比，调和正邪。

（3）调和水火

肾为水火之源、阴阳之根，肾阴不足则水不济火、真阳无根、虚火上炎。阴虚火旺是众多皮肤顽疾的病因，如临床常见阿弗他溃疡患者，往往表现为口舌生疮，牙龈肿痛、松动，但有头晕耳鸣，舌质嫩红，脉细尺弱。此时应以滋阴壮水、引火归原法治之，以调和水火。

"引火归原"是调和水火最常用的治法。郑钦安在《医理真传》中指出："真气命根也，火种也，藏于肾中，沉潜为顺，上浮为逆。""阳气若伤，群阴即起，阴气过盛，即能逼出元阳，元阳上奔，即随人身之脏腑经络虚处便发。"《医学心悟》中指出："肾气虚寒，逼其无根失守之火，冶游于上，当用辛热杂于壮水药中导之下行。所谓导龙入海，引火归原。"引火归原法即用温阳、潜阳之药以引无根浮越之火重归肾宅，使水火相抱、阴平阳秘的治法。运用本法，水火不济是基础，运用此法时是在滋阴壮水的基础上常用之知柏、龙牡以滋阴潜阳，用牛膝引火下行，视病情需要少佐桂附，使水火相济。

在临床常用引火归原、调和水火的方法治疗阿弗他溃疡，多辨证为肾水不足、虚火上炎，以滋阴壮水、引火归原为法，以知柏地黄汤加肉桂辨证处方，常用熟地、盐山茱萸、茯苓、怀山药、丹皮、泽泻、知母、黄柏、牛膝、肉桂、甘草等，到较好疗效。

（4）调和方药

用中药和方剂治疗疾病就是通过阴阳自和的能力调理机体阴阳、正邪等矛盾关系，把"失和"调为"和"，把"偏"调为"平"，从而达到治疗疾病的目的。这是中医治疗学的特色之一。中医治疗时就非常注重双向调节，平调阴阳也就自然成为治疗疾病的总原则。这一总治则要求汤方的配伍是发而不过散，收而不过敛，升而不过亢，降而不过沉，清而不过寒，温而不过燥，补而不过腻，攻而不过破，补阳当于阴中求阳，补阴当于阳中求阴。如桂枝汤有发汗作用，而实际上不是发汗之剂，是和剂，和什么？调和营卫是也。

白虎汤、承气汤，为治阳明热盛津伤之剂，泻热即能存阴。小柴胡汤以和解之，全方寒温并用，攻补兼施，有疏利三焦、宣通内外、和畅气机的作用。

中药方剂作为中医临床重要的治疗手段，为阴阳自和服务是其重要任务之一。依靠推动机体的阴阳自和机制产生治疗效应，是中药药效学作用的重要方面，而中药的调整作用则更接近于阴阳自和的本质，其在药物应用方面具有极为重要特点和优势。在遣方用药方面，既要重视整副方药内的调和，又要注意药味和剂量的选择，以免纠偏太过。

以"和"的思维指导药物的选择，可据四气五味、升降浮沉等。对于肝肾亏虚型脂溢性脱发的治疗可分三个阶段：急性发展期用加味二至丸平补肝肾、养血生发，方中松针、女贞子、旱莲草、桑椹子、菟丝子补肝肾、填精血、养发生发；生地、丹参凉血活血；土茯苓、布渣叶清热利湿去脂；蒲公英促生发；生甘草清热调和诸药，使精血之源充足，毛发得以濡养，故脂祛而发生；稳定期则可加首乌以固肾乌须，加薄盖灵芝以扶正固本；三则可用北芪补气升阳以促发生，初用15g，后可逐渐加量。疗程中，若有大便稀，可去有润肠之效的首乌。整方中以"和"为贵，平补肝肾。

另有中医对白癜风的治疗，其疾病之宗在于阴阳失衡，因此可选用黑白配对的方药进行治疗，其用药有：菟丝子、白蒺藜、旱莲草、白芍、玄参、白芷、浮萍、生牡蛎、乌豆衣、补骨脂、白术、丹皮，整方中黑白配对、阴阳调和，共奏祛风疏风除湿、理血和血、调补肝肾之功效。

此外，在临床中也常用"和"的思辨指导药对的应用，如麻黄与生牡蛎。常言道"冬用麻黄，夏用香薷"，可能很多人会疑惑广州一年夏季最长，炎炎酷暑，为何反用辛温发散之峻剂？其实，麻黄虽然温散，但其疏风止痒效果很好，同时伍入生牡蛎，防其辛散太过。麻黄辛温，具有疏散风寒、宣肺之效，又可疏风止痒，散邪透疹。牡蛎咸寒，质地重坠，具有重镇安神、平肝潜阳、收敛固涩、制酸止痒之功用。二药伍用共奏散风解表、敛阴止痒之效，牡蛎之敛又可防麻黄宣透太过。此二味药一散一敛，一温一寒，相反相成，以"和"为贵。

综上所述，"和"的思辨在疾病治疗中具有广泛的应用。我认为以"和"的思辨指导临床辨证论治，主要从调和肾中阴阳、调和正邪关系、调和水火关系及调和方药方面入手，旨在有效提高临床疗效。

3. 病案举隅

案1　2005年春节会诊病例

唐某某，男，83岁。

病情简介：患者患糖尿病肾病合并肺部感染、褥疮感染。初诊时见面部浮红如妆，躁动不安，膝冷足寒，尺脉微弱，重按似有似无。当时家人考虑能否过完春节，以便准备后事，邀中医会诊。

余根据以上情况，用滋阴敛阳、引火归原之法治之，处以附桂八味汤加味。

中药处方：

熟附子10g（先煎）	肉桂3g（焗服）	五味子10g	山茱萸10g
茯苓15g	怀山药15g	丹皮15g	泽泻15g
甘草5g			

另炖高丽参10g，送服安宫牛黄丸1丸。

第二天病者家属来电话曰：服药半天后躁动减少，呼之稍能应答，说明有所好转。嘱仍按上方处理。

第三天再诊病者面部转苍白，已无躁动，应答灵活，膝冷足寒亦好转，尺脉仍微弱，但重按已明显。嘱仍继续用上方处理。

经半月治疗，患者全身情况好转。

按：本症属肾阴虚极不能敛阳，阴阳将欲离决之状态，此时真阳不能内守真阴之中，上越外浮，多见于一些危重患者，此时应以滋阴敛阳、引火归原之法以治之。方以附桂八味汤加味。附子对于元阳将绝，或浮越脱陷者能救其急，肉桂对于杂症中的寒甚阳浮之症也能屡建奇勋，二者相须为用，有"猛将加以旗鼓"之功效，能入肾命之间同气相求，引火归宅。山茱萸以补肝肾，涩精气；五味子以生津敛汗滋肾之效；山药健脾气，固肾精；茯苓健脾益肾；泽泻、丹皮将相火而制虚阳浮动；甘草以调和诸药。

案2

陈某某，女，37岁。

初诊：2007年8月20日

主诉：全身反复起红斑水疱1年余。

病情简介：1年前无明显诱因于躯干、四肢起红斑、水疱，容易破溃，患者曾至当地医院就诊，行皮肤病理活检术结果提示符合天疱疮改变，诊断为"天疱疮"，给予口服强的松30mg、一日1次后，皮疹得到控制。其后激素逐步减量，减至 10mg 时皮疹均反复发作。患者为求综合治疗，于 2007 年 8 月转诊至我院。纳眠可，二便调，舌红，苔黄，脉弦数。

专科检查：躯干、四肢散在多个绿豆至黄豆大小的水疱，尼氏征阳性，破后留有糜烂面，口腔可见散在的少许水疱。

中医诊断：火赤疮。

西医诊断：天疱疮。

治则治法：滋阴泻火。

处方：六味地黄汤加减。

中药处方：

蕤仁肉 15g	熟地 15g	丹皮 15g	山药 15g
茯苓 15g	益母草 15g	生地 15g	青蒿 5g（后下）
甘草 5g	薄盖灵芝 15g	首乌 15g	鸡血藤 15 g

同时，以强的松 10mg 口服，并配合滋阴狼疮胶囊口服以滋阴补肾。

规律治疗 3 月后，患者全身皮疹基本消退，予减强的松至 5mg，继续于原方基础上辨证加减。

2009 年 11 月，患者全身未见新发红斑、水疱，全身未见明显不适，予停用强的松，继续以上方为基础，辨证加减，并配合滋阴狼疮胶囊口服。

2012 年 1 月患者停药，其后全身未见新发皮疹，无明显不适。2015 年 5 月患者因月经不调复诊，追问病史，患者表示停药后天疱疮未曾复发，自觉全身状况良好。

按：本病属中医"火赤疮"范畴，本病多急性起病，慢性经过，病程较长。多与素体肾阴不足，阴虚内热，外感风热、湿热之邪有关。故治疗本病除了祛邪之外，要注意补养肾阴，才能使机体恢复正常免疫状态，达到阴平阳秘。使用六味地黄汤为基础方，随证加减。用茯苓、山药、蕤仁肉以补脾肾；丹皮、生地清心凉血泻火；青蒿清虚火；熟地、鸡血藤、益母草以养血活血散瘀；首乌以养血滋阴；薄盖灵芝补虚，调和阴阳；甘草调和诸药。此外，处方中蕤仁肉、薄盖灵芝等药性微温之品，使补阴中兼能补阳，阳中求阴，阴得阳升而泉源不竭。

第二节　诊余漫记

一、谈小儿皮肤病特点及用药原则

小儿皮肤较成人菲薄。真皮结缔组织相对不成熟，因此外观平滑、细嫩，纹理细腻，但韧性不如成人，轻微的外伤即可造成损伤。按千克体重计算较成人大，因而散热快，耗热多，同时吸收面大，因此药物外用应防止吸收过量中毒或产生其他不良反应。小儿血管丰富，受轻度物理刺激可引起损伤出血。同时寒冷季节注意保暖。

中医认为小儿是"纯阳之体""稚阴稚阳"之体，其"脏腑娇嫩，形气未充"，各方面均未成熟，宋·钱乙《小儿药证直诀》云"小儿五脏六腑，成而未全"，吴鞠通《温病条辩》中指出"小儿稚阳未充，稚阴未长"。故所致疾病的特点为：卫表不固、脾常不足、易于变化，易于康复。

褚老本着小儿的生理和病理的特点，在治疗小儿皮肤病时重视小儿脾胃，由于皮肤致病病因与风、湿、热、虫、毒有关，故在健脾的基础上祛风、清热、利湿、解毒，效果显著。常用方剂：四君子汤、参苓白术散、保和丸等。

小儿自出生到成人，始终处于不断的生长发育过程中，年龄越小，生长发育越快。小儿无论是形体、生理方面，还是在病因、病理等其他方面，都与成人有着显著的不同，因此，不能简单地将小儿看成是成人的缩影。皮肤病患儿既可有周身症状，又可有皮疹表现，因此，小儿皮肤病有与成人不同的许多独特之处。

1. 生理特点

小儿年龄越小，生长发育越快。由于新陈代谢旺盛。所需的营养物质、热量和液体相对较成人为高。小儿脏腑娇嫩，各方面均不成熟，无论在物质基础方面，还是功能活动方面均属幼稚不足。

（1）脏腑娇嫩，形气未充。小儿易受风寒、风热外邪侵袭，使用攻伐之品用量宜少，禁忌多。《素问·上古天真论》说："女子七岁肾气盛，齿更发长，二七而天癸至，任通脉，太冲脉盛，月事以时下，故有子……丈夫八岁肾气实，齿更发长，二八肾气盛，天癸至，精气溢泻，阴阳和，故能有子。"其肺、脾、肾三脏皆成而未全，全而未壮，乃"稚阳未充，稚阴未长"，即指小儿无论在形体、生理功能方面，均处于相对不足的状态，需随年龄趋向完善和成熟。

（2）生机蓬勃，发育迅速，小儿机体，无论是形态结构，还是生理功能，都在不断地、迅速地发育成长。

2. 小儿的病因特点

（1）先天因素：父母的基因缺陷可导致小儿先天畸形、生理缺陷或代谢异常等。妇女受孕，不注意养胎护胎，也可以导致小儿出现先天性疾病。

（2）外感因素：由于小儿为稚阴稚阳之体，脏腑娇嫩，又寒温不知自调，因而与成人相比，更易受"六淫"邪气所伤，也较易受疫疠之邪。

（3）乳食因素：小儿"脾常不足"，且乳食不知自节，又有家长喂养不当，易为乳食所伤。如《幼科发挥·小儿正诀指南赋》所说"胃肠脆薄兮，饮食易伤"。

（4）情志因素：小儿患病的情志因素与成人有一定的区别，小儿心神怯弱，最常见的情志所伤是惊恐。

（5）意外因素：小儿年少无知，不晓利害，容易受到意外伤害。

（6）环境因素：环境中食物污染和残留农药，激素含量超标，放射性物质损伤，都是当前普遍关心的致病因素。

（7）医源因素：包括治疗，护理不当及院内感染等，有增多趋势。

小儿皮肤病诊断，亦用望、闻、问、切四种不同的诊察手段进行诊断和辨证，因婴儿不会说话，较大儿童虽已会说话，但往往哭闹不安，多数也不能正确叙述自己的病情，所以古称儿科为"哑科"。历代医家对小儿诊法，既主张四诊齐参，又特别重视"望诊"。

中医认识病因，主要是根据各种疾病的证候表现，通过分析、综合，推断其发病原因。这种分析证候寻求病因的方法，称为"辨证求因"；根据不同的病因，拟出不同的治疗方法，称为"审因论治"。因而，正确审明病因，对临床辨证和治疗有着重要的意义。由于中医是通过辨证来判断病因，因此，中医所称的"病因"的概念，既指致病因素，也可以是指病理改变。所以，根据皮肤病临床的特点其常见的病因可归纳为六淫侵袭、虫毒所伤、饮食不节、血瘀痰饮、情志内伤、禀性不耐、血虚风燥、肝肾不足等。

辨证论治是中医学基本特点之一，是中医学指导临床诊治疾病的基本法则。辨证，就是把望、闻、问、切四诊所搜集到疾病的各种表现材料，根据它们的内在联系，进行综合分析，是中医认识疾病的方法，也是治疗疾病的前提和依据，论治就是根据辨证的结果，确定相应的治疗法则，论治是治疗疾病的手段和方法，也是对辨证是否正确的验证。儿童皮肤病的诊治同样也是遵循此法则，中医的辨证方法有多种，但根据皮肤病的特点，可归纳为八纲辨证、脏腑辨证、六淫辨证、卫气营血辨证、皮损辨证等。八纲辨证、脏腑辨证、六淫辨证及卫气营血辨证同皮肤病的辨证，皮损辨证等，只是显示的疾病不同。在此就不再赘述。

褟老指出，小儿皮肤病的用药有以下原则：

（1）治疗要及时，正确和审慎。要掌握有利时机，及时采取有效措施，力求及时控制病情发展变化。

（2）小儿皮肤病可分内治与外治疗法两个方面，小儿服药相对困难，应采用外治疗法。

（3）方药力求精简：处方宜轻巧灵活，不可重浊呆滞，应寒不伤阳，热不伤阴，补不碍滞，泻不伤正，不得妄同攻伐。

（4）注意顾护脾胃：应十分重视小儿脾胃的特点，处处顾及脾胃之气，切勿使之损伤。褟老往往选用轻灵平淡之中药，如山药、扁豆、芡实、白术、太子参等健脾药，结合岭南湿热的气候特点，往往加用布渣叶、火炭母、佩兰、焦山楂、炒神曲等清热利湿、消食导滞之品，使补而不滞，清利而不伤正。

（5）小儿寒、热、虚、实易变，医生要有高度的责任心，疾病的发生、发展与患病的时间、地点及患儿的体质密切相关，治疗时因时、因地、因人而异。一般解表时忌发汗太多，清热时不宜用大黄等大寒药，以免伤及脾胃，一待病情好转即应减量，停药或调换其他药。

（6）重视先证而治：小儿发病容易，传变迅速，虚实寒热的变化较成人为快，故应见微知著，先证而治。挫病势于萌芽之时，挽病机于欲成未成之际。

（7）不可乱投补益：补益之剂对体质虚弱的小儿有增强机体功能，促进生长发育，但需注意，虽补剂也不可乱用。

（8）掌握用药剂量：小儿用药剂量常随年龄大小、个体差异、病情轻重、方剂组合、药味多少、医师经验而异。具体可采用下列比例用药：新生儿用成人量的 1/6，乳婴儿用成人量的 1/3，幼儿用成人量的 1/2，学龄儿童用成人量的 2/3 或接近成人量。

（9）小儿服中药应浓煎，频服，以免引起呕吐。喂药时需耐心，细心，忌捏鼻强灌，以免药液呛入气管，造成不良后果。

（10）小儿服用中成药一定要在医生的指导下服用，在成人的监护下使用。

二、谈老人皮肤病特点及用药原则

老年皮肤病的致病因素和病变机制非常复杂，除了六淫、毒邪、虫、疫疠、饮食、外伤、体质、七情、血虚风燥、肝肾不足、瘀血、痰饮等常见病因外，还有因年龄因素带来的特异性，因此发病也具有老年的特点。

《内经》有云"人年老而血气虚，脉不通，正邪相攻，乱而相引""邪之所凑，其气必虚"。体现老年人发病以其年龄带来的生理特点为基础，老年人随着年龄的老化，体质也逐渐衰老，但体内的阴阳仍应是相对平衡、相互协调的，只不过这种平衡和协调与常人相比，已处于较低的水平。正因为如此，老年人对外界的适应能力不强，自身平衡的稳定性亦较低，如果某些致病因素作用于人体，就会使这种阴阳低度平衡的稳定性遭到破坏，从而发生阴阳失调，导致疾病的发生。所以，老年皮肤病的发病是由于年迈导致脏腑亏损，气血津精多有不足，腠理不密，适应能力、抗病能力低下，机体易受邪发病，易出现阴阳失调、营卫气血不和，脏腑功能失和，经络阻塞，最终引起皮肤的病理改变，发生老年皮肤病。

褚老认为，老年皮肤病的发病和致病因素与其机体的衰老密不可分，衰老作为老年皮肤病的一个发病因素，主要反映在两个方面：一是因衰而病，人体衰老是随着年龄推移不断显现的，精血不断衰耗，脏腑生理功能逐渐减弱，继之气虚神败，五脏皆虚，此因衰而病，这类病常为老年人特发的皮肤疾病。其二，因衰受邪而病，在衰老的过程中，由于气血逐渐虚损，脏腑阴阳气血平衡能力下降，对外界适应能力降低，很容易招致外邪的侵袭，若有外邪侵袭，则使阴阳失调，也会导致皮肤疾病的发生。

老年皮肤病的自觉症状主要包括瘙痒、疼痛、灼热、麻木及蚁走感等，体征主要表现为皮肤损害，包括斑疹、丘疹、斑块、水疱、大疱、脓疱、风团、结节、囊肿、鳞屑、糜烂、浸渍、溃疡、痂、抓痕、皲裂、瘢痕、萎缩、苔藓样变。自觉症状和体征的轻重与皮肤病性质、严重程度以及患者自身的感受能力有关。褚老指出，老年人因正气不足，抗邪能力差，患病后可能会缺乏典型症状和体征，即使病情很重，往往表现也较轻，例如疼痛也是老年皮肤病的常见症状，老年人痛阈提高，从而往往缺乏疼痛的症状或疼痛很轻微，这些对老年皮肤病的早期诊断和及时正确治疗带来了困难，故临床应引起重视。

老年人因为其生理特点，脏腑亏损，气血津精多有不足，抗病能力低下，因此机体正气对于致病邪气的斗争难以出现较明显的反应，故患病多以虚为主，最常见的虚证有气阴两虚、阴阳两虚、脾肾两虚等，临床出现一系列虚弱不足的证候，具有虚证的性质，然而虽然以虚证为多见，但是由于疾病过程中的因果转化关系，可以因虚致实而常常出现实证，导致疾病的正虚邪实、本虚标实、正衰邪恋等虚实夹杂的错综复杂的病理变化。人到老年，常易发生"真气虚而邪气实"的病理改变，诸如气虚导致血瘀，脾虚酿生湿聚等；再者，老年人本虚，适应能力低下，一旦外邪入侵，也易直接形成正虚邪实、本虚标实之虚实夹杂证。因此，临床上应以此作为用药原则。

几种疾病同时存于一体的情况在老年人较普遍，一方面是因为老年病人常患有其他慢性病，即宿疾，宿疾未愈，而复添新病，或新病而引动宿疾，致使一病未愈而另一病又生；另一方面，脏腑之间互相影响，一脏患病常波及他脏，而致诸病丛生。所以，老年患皮肤病不仅不易痊愈，而且各病之间亦互相影响，从而使病势缠绵不已，甚者势至沉疴。因此，对老年人多疾并存、病势缠绵的发病特点，临床上应十分重视。

在临床辨证方面，中医对皮肤病的认识是从整体观念出发的，皮肤病虽病在皮肤外表，但与整个机体关系密切。所以，老年皮肤病的中医辨证应将整体辨证与局部辨证以及老年人的生理病理特点有机地结合起来，才能全面准确辨证，正确指导临床治疗。

褚老指出，老年皮肤病的中医治疗原则，应遵循以下几个方面：

（1）中医治疗老年皮肤病原则"审症求因，辨证施治"。

（2）老年皮肤病的治疗要将整体治疗和局部治疗有机结合起来，根据致病因素、病人体质、全身症状及皮损表现等方面进行综合分析。所谓"有诸内必形诸外"，虽然皮肤病表现在体表，却往往是脏腑疾病的表现，反之皮肤局部病变，也可导致内脏病变发生，故治疗老年皮肤病应该"治外必本诸内"，注重局部与整体相结合，共同辨证施治。

（3）"不治已病治未病，不治已乱治未乱"，即未病先防，既病防变。老年人的生理特点决定了老年皮肤病的防治应以扶正固本为主导，要以"扶正气，慎攻伐，顾脾胃，忌燥腻，参气象，审体质"等为基本治则。一旦发病要争取时间，及时治疗，防止传变，谨守病机，各司其属。

老年皮肤病的中医临床用药，也要做到以下几个方面：

（1）老年皮肤病用药时必须做到诊断明确、用药准确、配方宜平和、剂量适宜，小量图缓，否则易造成疾病恶化，加之老年人易发生药物不良反应、药物蓄积，用药稍有不当，极易损害脏腑功能，并可促使病情剧变，因此，老年人用药，不仅要及时、正确，还必须谨慎。

（2）老年皮肤病用药的另一个特点中病即止，效不更方。由于老年人的生理特点，用药时多以补益药为主，必须根据老年人个体特点与疾病的轻重区别对待，特别是大苦、大寒、大辛、大热和不得已而用之的有毒、攻伐之品，应用时必须中病即止，且不要轻易更方。

（3）皮肤病一个重要的用药特点就是外用药的使用。要根据不同疾病或不同病期的临床症状和皮损特点，采用不同的剂型、药物的浓度以及用药时间和次数，才能收得良效。如急性炎症性皮损仅有红斑、丘疹、水疱，而无糜烂、渗液者，应选洗剂、粉剂外用；亚急性炎症性皮疹渗出甚少者，选用糊剂或油剂；若皮损有干燥脱屑甚至小片轻度增厚者，以选用乳剂；慢性炎症性皮损，表现为浸润肥厚、苔藓样变者，应选用软膏、硬膏、乳剂及酊剂等等。

（4）老年皮肤病在使用外用药时要严格掌握药物的适应证、不良反应及禁忌证，若出现局部刺激、皮肤过敏、中毒反应等，应立即停用并给予相应的处理。

三、谈妇女皮肤病特点及用药原则

女性皮肤的生理病理与脏腑、经络之间的关系密不可分。妇女有经、孕、产、乳的生理特点，其每一个环节都离不开机体阴血的充足。如果阴血不足，必然会导致生理异常，造成种种病症，故中医有"妇女以血为本"的理论。而血来源于脏腑，其中尤以肾、肝、脾（胃）的作用最重要。因此中医妇女皮肤病的病因病机主要与肾、肝、脾、冲脉、任脉相关。

肾为先天之本，主藏精气，肾中精气的盛衰，主宰着人体的生长发育及生殖功能的变化。《素问》:"女子七岁,肾气盛,齿更发长,二七而天癸至,任脉通,太冲脉盛,月事以时下,故有子。"由此可见,生殖功能成熟的过程中,必须以肾气的充盈为先决条件,且为女性月经的正常来潮和孕育提供必要的物质基础。肾为水火之脏,内寓真阴真阳,真阴通过涵养肝木,上济心火和金水相生等,对各脏腑组织起着滋润、濡养的作用。真阳对各脏腑组织起着温煦、生化的作用。若体内阴阳双方由于致病因素或疾病中病理变化的影响,可导致其阴阳失调,肾阳亏虚不能温煦血脉,则导致阴寒凝结,或寒凝经脉,发生雷诺症、血栓闭塞性脉管炎、寒冷性过敏等疾患。另外肾的精气亏损,可致头发失养、皮毛枯槁、脱发及虚损性皮肤病。

肝为藏血之脏,司血海,主疏泄,具有贮藏、调节血液的作用,肝气畅达则血脉流通,月经如常。若情志不遂易怒,郁闷不舒,致肝气郁滞失于疏泄,则影响肝的藏血功能,导致月经的失常,引起某些与月经关系密切的皮肤病在经期加重及经后减轻,如痤疮、月经疹等。肝失疏泄,气血运化失职,凝滞肌肤,易发生神经性皮炎及皮肤瘙痒症等,气不行则血不通,不通则痛,可产生结节及疼痛性皮肤病。肝疏泄太过可引起肝血亏损,可发生虚损性皮肤病及肢体麻木不仁、爪甲不荣、头发干枯、脱发等。

脾为后天之本,有生血统血的作用,脾主运化,为生血之源,血脉充盈则下注冲任而为经水。"妇人经水与乳,俱由脾胃所生"指出了脾胃在产生月经过程中的重要作用。若由先天脾胃不足或后天思虑过度,饮食不节均可导致脾胃损伤,如脾不统血可发生崩漏、皮肤紫癜;脾虚气血生化乏源,则可导致经少、皮肤失养干燥及鳞屑性损害;脾主运化水湿,脾运障碍必成湿浊阻滞,则发生带下病、皮肤渗出、糜烂、滋水、水疱等病理变化;若湿邪蕴久化热,炼精成痰,则可形成皮肤结节、疣、肿瘤等。

冲脉的"冲"具有冲要的意思,是全身气血运行的要冲。人身先天之元气与后天之水谷精气皆会于冲脉,对女性生理的发育和生殖功能的完善起重要作用,故《素问》云:"太冲脉盛,月事以时下。"任脉与冲脉一起行使调理月经与孕育的功能。"冲任皆奇经脉也……冲任流通,经血渐盈,应时以下。"若冲任不调可导致月事紊乱和月经前后痤疮增多加重;冲任不调,可致血虚生风、风邪阻于肌肤致月经来潮前出现风团,经后消失,呈周期性发作。

禤老指出,妇女皮肤病的病因病机也相当复杂,除上述以外,还与肺卫气虚,卫外功能障碍,而易感受六淫邪气(风、寒、暑、湿、燥、火不正之气）侵袭、虫毒所伤及禀赋不耐等皆有关。

临床治疗用药时必须注意要结合妇女皮肤病的临床特征进行辨证，以确定治疗法则。应注意以下几个方面：

（1）"妇女以血为本"，故临床多见血虚肌肤失养所致皮肤病，用药时注意不宜过用温燥之品，以防耗血动血。同时，注意适证选用甘润之品以养血滋阴。如禤老常喜用丹参、地黄、黄精、白芍等。

（2）妇女月经周期而下，与肝气疏泄正常与否密切相关。临床中多见妇女肝气郁滞，气机失畅，月经紊乱，经前后起风团，或生痤疮者，或久则生黄褐斑者，皆应注意调理其肝；肝体阴而用阳，肝藏血，肝血充盈与否，与脾的正常化生有很大关系。故调肝同时必须调脾，肝脾同调，阴血充足，气机流畅，则月事定期而潮，皮肤疾患亦因此而愈。

（3）肾藏精气，肾气充盈月事方潮，故补肾滋肾法在妇女皮肤病治疗中占有十分重要的地位，特别是青春期的女子，肾气未充，补肾滋肾就更为重要。

（4）爱美之心，人皆有之，妇女尤甚。故对于妇女皮肤病，特别是面部的皮肤病，如面部痤疮、脂溢性皮炎、扁平疣、黄褐斑等，治疗用药时要注意不能用过于刺激、易留印痕、色素沉着或容易引起过敏的药物。对于可能引起刺激或过敏的治疗方法或药物，必须在使用之前详细向病人解释，求得病人的同意后方可使用。万一出现刺激或过敏，应立即停止使用，进行对症处理。

四、谈性病后前列腺炎的治疗

性传播性尿道炎后慢性前列腺炎是指淋球菌、沙眼衣原体、解脲支原体尿道炎治愈后而出现的前列腺炎的症状。近些年来，由于性传播疾病后导致的前列腺炎越来越多，引起医疗界的广泛重视，随着对慢性前列腺炎的病原学研究的逐步深入，已基本确定了革兰阴性杆菌、沙眼衣原体、解脲脲原体、人乳头瘤病毒、单纯疱疹病毒2型、人类巨细胞病毒以及淋球菌与慢性前列腺炎有密切的关系。导致慢性前列腺炎的原因可能与下列因素有关：①不少患者讳疾忌医，治疗不及时、不彻底或不合理，使性传播疾病未能很好控制从而急性转为慢性。②一些如淋病合并其他病原体感染时，淋病治愈后又忽视其他病原体的治疗，使机体长期带菌，导致前列腺炎。③患病初期均存在滥用抗生，从而使机体免疫力低下，造成一些条件致病菌（如表皮葡萄球菌、大肠埃希菌等）变成了耐药优势菌。④因泌尿生殖道感染时，黏膜受损，或经常接触具有致病力的其他病原体时，即可导致疾病的发生、发展。

慢性前列腺炎属中医学淋浊范畴，多由过食肥甘辛辣之品，或嗜烟酒，久居湿地等导致湿热下注，或纵欲过度，房事无节导致肾气亏损，湿热下注，壅遏气机，日久则致血瘀，出现本虚标实之证。基本上可分为湿热型、气滞血瘀型、湿热血瘀型、肾虚型、混合型。褟老认为，性病后前列腺炎则是由于房事不洁，感染特殊的秽浊之气，酿成湿热，湿热毒邪结聚，侵犯下焦。久病或药毒损阴耗气以致脾肾亏虚，肾虚寒冷、肾气不固。故治疗首当益肾，辅以活血法治疗。每用六味地黄丸与滋肾通关丸加味治疗。滋肾通关丸出自《兰室秘藏·小便淋闭门》由知母、黄柏、肉桂三药组成。前列腺炎多由肾中阴阳俱虚，膀胱气化不利，湿热蕴结，闭塞其流，气血郁滞所致，故以黄柏以清热除湿，知母滋肾水而充阴，然"无阳则阴无以生，无阴则阳无以化"，只顾滋阴，不知助阳，则阴终不能生，故辅以肉桂反佐助阳，俾阴得阳化，则膀胱气化出焉，而小便通利。褟老在临床上常以这两方合用调补肾中之阴阳，加清热利湿之品以消其郁滞，如鱼腥草、白花舌蛇草、车前草、赤芍等。诸药合用，共奏补肾之阴阳而益肾气，除湿热瘀血而小便通利，待湿热瘀血得祛，阻滞消除，肾气充沛，气化正常。

五、谈《理瀹骈文》

褟老强调，治疗皮肤病，必须学会两条腿走路，一条腿是内治；一条腿是外治。他十分推崇清代吴师机所著的外治学专著《理瀹骈文》。该书是作者在精心研究前人外治经验，亲验万人实践，积累了丰富的临床经验的基础上，历时 20 余载，对外治法进行了系统的整理和理论探索，几易其稿而完成的。它总结了不少治疗学上的新成就，载方 1500 余首，各种疾病外治方 80 余种，此书标志中医外治疗法理论体系的建立，是一部划时代的医学著作。褟老谈到，学习该书，必须注意领会以下几点。

1. 外治法有其理论渊源

吴氏之外治思想看似独创，实则仍渊源于《内经》。他在书中说"《灵》《素》而下，如《伤寒论》《金匮要略》以及诸大家所著不可不读，喻嘉言、柯韵伯、王晋三诸君所阐发，俱有精思，亦不可不细绎"，对中医理论典籍的阅览理解达到"通彻之后"方能"诸书皆无形而有用，操纵变化自我"，明"虽在外，无殊治在内也"之理，在施外治之法时才可以"补内治之不及"而"与内治并行"，达到治疗的目的。

2. 外治法的机制

"外治之理，即内治之理"是吴氏在《略言》中提出的观点，并在书中多次提到这一机制。如"内外治殊途同归之旨，乃道之大原也"，外治与内治一样均是以中医基本理论为指导，在临床运用上，医理与药性在方法上有不同。

3. 三焦分治

须仔细领会吴氏的"三焦分治法"。吴氏集数十年的经验，提出"三焦分治法"。头至胸为上焦，胸至脐为中焦，脐至足为下焦，三焦之病各有对应之法。

治上焦之法：以药研细末，搐鼻取嚏发散为第一捷法。连嚏数十次，则腠理自松，即解肌也。

治中焦之法：以药研细末，炒香，布包缚脐上为第一捷法。此法不论何病，无论何方皆可照用。

治下焦之法：以药研细末或炒，或随症而制，布包坐于身下，为第一捷法。

三焦治法灵活应用，根据实际情况，上焦之症可以下治，下焦之症可以上治。三焦分治，对于我们现今临床用药，有非常实用的指导意义。

4. 用药特点

吴氏提出外用药须用厚重者，方能有效，"运用药物组方，就中去平淡无力味，易于他方厚味之品"，常用生猛峻烈类，如川乌，草乌、生附子、生南星等，这些药物药性峻猛，外用时能刺激穴位，有利于激励经气；辛辣温热类，如干姜、花椒、生姜等，这些药物可以直接刺激穴位，增加皮肤渗透力，以助药物渗入体内；芳香走窜类，如丁香、白芷、川芎等，这些药物含挥发油，易透入机体。活血化瘀类，如红花、桃仁、大黄等，这些药物有加速药物渗透转运以及畅通经气作用。我们在现今使用这些药物的时候，要注意对皮肤的刺激性，以及过敏反应。

书中记载许多皮肤科外治法和方剂组成如贴法、涂法、敷法、灸法、熏法、糁法、掺法、洗法、滴法、点法、纳法、填法、箍法等，每一个治法均有方有法。很值得现代中医继承与进一步的探索。

六、谈中药现代化

当今世界医学观念日益更新，医学思潮趋向回归自然、归真返璞，人们基于对化学药品毒副作用的认识和保健养生之求，纷纷青睐于天然药物、天然保健品和传统药物、传统疗法。历经数千年实践的中药因此显现出广阔的市场前景。专家指出，中医药走向世界的大门随着中国"入世"将更加畅通，但同时，传统中药现代化的要求也更加迫切。从中国近年出口中药的结构看，作为原材料或简单加工品出口的中药材始终占到 65% 以上，而作为成品的中成药出口却连年下降。与此同时，却有十多个国家的近四十个品种的天然药物已在中国成功注册，中国每年进口的"洋中药"数量大幅度上升。此一现象表明，中药知识产权正面临严重威胁，中药现代化水平的低下已成为中药进入国际市场的主要制约因素。

根据新的发展形势和需求及中国中药现代化发展的任务，我国已确定了新世纪中药现代化的发展战略：以创新为核心，加速中药现代化进程；以标准为重点，提高中药产品质量；面向市场，积极推进中药产业发展；加强中药资源及生态环境保护，保障中药产业可持续发展；优势集成，共同推进中药现代化发展；中医中药相互促进，协同发展。

褚老虽年届高龄，仍十分关注我国的中药现代化发展。在中药现代化方面，褚老有自己的观点，他说，中药必须现代化，中药现代化就是改革改良或者去除传统中药存在的弊端。比如说"安全和稳定"，药材的药物成分含量会因产地、气候、环境的不同而差别很大，那么按照传统的配药方法配出药来，药效就不确切、不稳定。而通过 GAP（中药材生产管理规范）管理，从药材种植的源头抓起，严格控制农药残留和重金属含量，规范种植和筛选手段，提高药材含药成分的均衡性，再经过对药材的科学检测和提炼，最后制成的成品中药才服用安全，疗效稳定。但是，中药现代化必须结合中医理论，在继承中药传统生产技术的基础上，保留传统生产特色和优势，运用和借鉴现代先进的科学技术，研究创新，逐步实现现代化，而不能完全套用西方的标准。中药现代化应采用现代先进的科学技术相对"精确"产品的主要成分。一味中药可能含有几十种甚至几百种成分，确实不容易搞清楚，但这并不意味着不应该搞清楚，起码要把起主要作用的成分搞明白。"精确"与"模糊"

也并不矛盾，"精确"针对的是产品的微观表现，而"模糊"针对的是宏观的治疗方案和效果，中药产品表面和西药类似，但医理却是遵循中医中药理论的天人合一、整体辩证的精髓，应该说两者是并行不悖的。同时，中药现代化必须建立中医自己的疗效评价体系。中药的效果不能用西药的评价标准，中药是中医用来治病的武器，中药的疗效来自于中医的临床，因此必须有我们自己的中医的疗效评价体系，中药的效果才可以体现。

他谈到，中药国际化应该作为中药现代化的一个标志，但它还不仅是一个标志的问题。中药之所以要搞现代化，很重要的一个目的也是为了走出国门，占领世界医药市场。中药现代化走出国门，必须让中国的文化和中医的理论为外国人接受，中药理论的基础是中国传统的文化理念和哲学思想，讲究"君、臣、佐、使"，多味药之间又有相须、相使、相乘、相恶之制，它们相辅相成。而且，我国历代仅"半夏"（一种中药材）所累积的炮制方法就有70多种。不同的炮制工艺，使药效成分"升降沉浮"，变幻无穷。对这些，外国人不懂，也不相信，甚至把中医药视为巫术。所以，中药要想真正实现国际化，首先要外国人接受中国文化，接受我们的中医中药理论。这需要我们加大中医药的外宣力度，加强与西方的医药文化交流。我们的中医药教育要走出国门，要把我们的中医药人才输送出去，把国外的学子引进来，等等。国家、企业、个人共同努力构建起现代化的中医药文化传播体系。

总之，中药现代化就是要把一个传统药业赋予现代内涵。在继承和发扬中医药传统特长的基础上，使现代医疗保健观、现代科学技术和现代管理方法与中药的优势结合起来，使现代中药能为世界人们所接受。

第三节　代表性学术论文

一、补肾法在皮肤科的应用

补肾法是中医的治疗大法之一。肾虚不仅是内科疾病的病因，也是许多皮肤病，尤其是疑难皮肤病久治不愈的重要因素。

（一）肾与皮肤

"肾为脏腑之本，十二经脉之根，呼吸之本，三焦之源"。肾在内，皮肤在外，生理条件下，肾之阴阳通过脏腑经络供给皮肤营养和能量，使皮肤发挥正常的生理功能，病理条件下，肾之阴阳虚衰可影响皮肤的司开阖功能，使其易遭病邪入侵，另外，肾之阴阳虚衰，则人体正气难以激发，痼疾难除，病久缠绵。

肾为先天之本，内藏元阴、元阳，系水火之源，阴阳之根，肾虚是许多皮肤顽症反复发作、缠绵难愈的重要因素。《张聿青医案》云："肺合皮毛，毫有空窍，风邪每易乘入，必将封固密，风邪不能侵犯。谁为之封，谁为之固哉？肾是也。"另一方面，皮肤病久病不愈亦影响到肾，称为"久病及肾"。现代研究人为，中医肾与人体的内分泌及免疫功能有关，其功能的异常必然导致皮肤功能的异常，如硬皮病、系统性红斑狼疮等。许多皮肤病，尤其是难治性的免疫性皮肤病常表现为中医肾虚证，恰当运用补肾法，往往是沉疴得愈。

（二）温阳补肾

肾阳又称"元阳""真阳""真火""命门之火"。张介宾曰："天之大宝，只此一丸红日，人之大宝，只此一息真阳。"肾阳虚则皮肤功能受到严重影响，可导致许多皮肤病变，如硬皮病、红斑狼疮、皮肌炎、白癜风、雷诺病等。治当温肾壮阳。宜用甘温助阳之品，以补阳配阴，使沉阴散而阴归于阳，即谓"益火之源，以消阴翳"。方用金匮肾气丸加减。

（三）滋补肾阴

肾阴又称"元阴""真阴""肾水""真水"，对机体有滋养、润泽作用。肾阴虚者宜甘润滋水之剂，以补阴配阳，使虚火降而阳归于阴，即谓"壮水之主，以制阳光"；用药上，他注重滋补甘平之药，同时佐以降火之品。常以"六味地黄丸"或"知柏地黄丸"加减。

岭南之地皮肤顽症临床往往以阴虚内热证多见，形成阴虚内热的原因有三：一是当今社会生活节奏快，精神压力大，忧思过度，郁久化火，暗耗阴精；二是膏粱厚味，食之过度，生湿生热，恣用寒凉泻药，耗伤阴液，损及真阴；三是岭南之乡，地处湿热，久蕴易生痰火，灼伤阴液。病久，肾阴虚为本，湿、火、痰、瘀为标，而以阴虚内热证为其基本证型。治以滋补肾阴。

（四）阴阳并补

阴阳两虚者且阴阳并补。同时应注意观察肾阴肾阳的相互消长关系，设法维持其动态平衡是取效的关键。

（五）补肾法的现代研究基础

中医的"肾"与神经、内分泌、丘脑、垂体、肾上腺功能均有密切关系。我们在临床实践中十分重视补肾法的应用，补肾法是治疗疑难病的重要方法，许多疾病，尤其是一些难治性、顽固性病与肾的关系更加密切，大多为肾阴虚或肾阳虚，如能恰当运用补肾法，往往可使很多疑难病治疗获得满意的疗效。从西医学角度分析，益肾药可抑菌抗癌，解毒消炎、抗缺氧，促进机体解毒排毒，消除自由基。在调节免疫功能方面有重要作用，可抑制 T 淋巴细胞对免疫球蛋白的调节作用，提高机体免疫力，可调节下丘脑－垂体－肾上腺皮质轴的功能水平，使 DNA、RNA 合成率恢复正常。中医之调理乃"以平调之"，不会出现新的、更严重的紊乱，如肾阳虚可表现为肾上腺皮质轴功能紊乱，可在不同靶原轴（甲状腺、性腺）环节呈现不同程度的隐潜性变化，采用温补肾阳法治疗后，靶腺功能可明显恢复。中医优势在于调整阴阳的中药不破坏人体正常平衡，具有双向调节作用，故只要辨证用药得当，就不会出现温阳而害阴、补阴则损阳之现象，即避免出现要么增强，要么抑制，难以两全的尴尬。许多 SLE 等结缔组织疾病、免疫性疾病患者，由于不适当滥用肾上腺皮质激素及免疫抑制剂，出现免疫功能、代谢功能及自主神经功能的变化和紊乱，从中医辨证分析，多属阴阳失调，采用补肾、调和阴阳的治疗方法取得疗效。

（六）病案举例

案 1 系统性红斑狼疮

赵某，女，34 岁。

患者出现面部红斑 1 年就诊，伴低热，关节酸痛，五心烦热，头昏乏力，经查狼疮细胞、抗核抗体、抗 dsDNA、C_3、C_4、CH_{50}、抗 ENA 多肽抗体等，确诊为系统性红斑狼疮，曾服激素（30mg/ 日）效果不佳。

检查：面部蝶形红斑，颜色不鲜艳，甲周未见红斑，形体消瘦，舌红，苔薄黄，脉细数。

诊断为系统性红斑狼疮，证属阴虚内热型，治以滋阴降火，方用六味地黄丸加减，组成：山萸肉 12g、生地黄 15g、熟地黄 15g、丹皮 15g、怀山药 15g、茯苓 15g、泽泻 15g、鱼腥草 20g、益母草 20g、牛蒡子 20g、墨旱莲

20g。水煎服，日 1 剂，服用 30 余天，面部红斑消退，关节疼痛缓解，低热消失，在上方的基础上减去生地黄、丹皮，加生北芪 25g、鸡血藤 15g、激素逐渐减量，维持 7.5mg/ 日，又服用 20 余天，查实验室指标：狼疮细胞、抗 ds-DNA、C_3、C_4、CH_{50}、抗 ENA 多肽抗体阴转，抗 ANA 滴度下降，病情稳定。减去激素，再服上方以巩固疗效。

按："肾为先天之本"，一身阴阳之根，肾虚不足，百病由生。我们认为系统性红斑狼疮的发生与先天禀赋不足及肾阴亏虚有明显的关系。素体禀赋不足，肾阴亏耗，阴阳失调，气血失和是本病的发病基础。真阴本亏，肝肾阴虚，则虚热内生，日久则相火妄动，津液暗耗，肌肤失养，内脏受损，阴损及阳，而致脾肾两虚。日光曝晒外受热毒是诱发本病的重要因素。感染、外伤、寒冷、精神创伤、药物等是诱发或加重本病的因素。故本病属于本虚标实之证，急性期以热毒炽盛证多见，缓解期以阴虚内热证、脾肾阳虚证多见。此案证为阴虚内热型，多见于系统性红斑狼疮缓解期，以中药滋阴降火治疗为主，激素逐渐撤去，以减少长期使用激素所导致的各种并发症。临床获良效。

案2　重症痤疮

王某，女，28 岁。

面部丘疹、脓性丘疹、囊肿 10 余年。曾在多家医院诊治，诊为"重症痤疮"，用维 A 酸、多西环素、红霉素、甲硝唑等药时见效，但未痊愈，后服数十剂清热解毒中药，仍未见明显改善。近日因工作加班，皮疹加重，再用上药效不显，月经平素不规律，量少，伴口干、大便干。

检查：面部豆大丘疹、脓疱疹、囊肿，少量凹陷性疤痕，胸背部亦见大量丘疹，舌红，苔薄，脉细。

诊断：痤疮。证属阴虚瘀结。治疗滋阴清热，兼化瘀结。药用女贞子 15g、墨旱莲 15g、生地 20g、丹参 20g、知母 15g、黄柏 15g、浙贝母 10g、桃仁 10g、玄参 15g、侧柏叶 15g、蔓荆子 15g、甘草 10g、蒲公英 15g、蛇舌草 15g，水煎服，日 1 剂，外用三黄洗剂每晚外搽 1 次。服药 14 天后，面部脓性丘疹基本消失，囊肿缩小，大便正常。月经量仍少，上方减蛇舌草、蒲公英，加益母草 20g，郁金 15g，继服 14 剂。面部皮疹较前明显好转，月经改善，面部丘疹基本消失，遗留个别囊肿，上方加夏枯草 15g、牡蛎 30g(先煎)，继服 20 剂而愈。

按：经过数十年的临证经验，我们认为肾阴不足、相火过旺、冲任失调是痤疮新的发病机制。指导临床治疗，效如桴鼓。传统认为，痤疮的发生是有由于肺胃热盛引起，因此痤疮亦称"肺风粉刺"，此案女性痤疮患者患病10余年，先用清热解毒药治疗效不显，后观其舌脉，辨证阴虚内热兼有瘀滞，故采用滋阴壮水、清热降火兼以化瘀散结之法，临床取得了较好的疗效。

案3 慢性荨麻疹

张某，女，46岁。

全身反复起风团、瘙痒1年余，伴腰膝酸软，潮热盗汗，动则气喘，经中西医多方治疗仍反复发作。面、颈、胸背见多处风团，呈淡红带白色。舌淡，苔少，脉细。

诊为：慢性荨麻疹，证属肺肾不足，治宜补肾敛肺。方用六味地黄丸加减：熟地黄、山萸肉、山药、茯苓、丹皮、泽泻、何首乌、乌梅、白蒺藜各15g，五味子10g，甘草9g，水煎服，每日1剂。共服一个半月而愈。1年后随访，未见复发。

按：慢性荨麻疹通常多从祛风活血着手。本例病人属肺肾不足，因肾为肺气之根，肺主皮毛，肺肾不足则卫气不能温分肉，且肾水亏虚，不能涵木，内外之风同气相求，故风团出没难除。采用六味地黄丸滋补肾阴，助卫气而涵水木，五味子、乌梅敛肺，白蒺藜祛外风而平肝，肺肾功能正常则卫气功能恢复，疾病自愈。

案4 硬皮病

刘某，女，46岁，干部。

面部、四肢皮肤发硬绷紧伴关节痛1年余。患者于1年前，双手手指出现红斑、肿胀，继而发硬，数月后萎缩，关节痛，不能握拳，并渐扩展至前臂、上臂及面部。经外院病理检查，符合硬皮病诊断。用激素治疗一段时间，病情略有好转，但因出现严重胃痛等不良反应停用激素后，病情又反复，乃来求诊。

检查：面部、手指、前臂、上臂及小腿皮肤萎缩，呈蜡黄色，皮纹消失，皮肤与皮下组织粘连，呈板状。手只能半屈曲，雷诺症阳性。面色白而无华，神疲乏力。舌淡，苔白，脉细弱尺脉尤甚。

证属肾阳亏虚，法当温阳补肾。方用金匮肾气丸加减：附子10g，肉桂3g、鹿角霜10g，熟地黄20g，山萸肉12g，山药15g，当归15g，阿胶6g，丹皮 10g，茯苓 10g，泽泻 10g。水煎服。服药 1 月后，面色稍红润，精神好转。3 月后，雷诺症转为阴性，萎缩及硬化的皮肤开始恢复弹性，能握拳，关节痛亦好转。半年后症状及体征大部分消除。随访 1 年，未见复发。

按：硬皮病属中医"痹证"范畴。《素问·痹论》谓："痹在于骨则重，在于脉则血凝而不流，在于筋则屈不伸，在于肉则不仁，在于皮则寒。"其病机为肾阳虚衰、寒凝血脉。选用金匮肾气丸温补肾阳，阳复则疾病则愈。另外在补阳的同时不忘补阴。方中附子、肉桂等温阳，熟地黄、山萸肉、山药等补阴使阴阳和合，微微生火，疾病稳步向愈。疗效较为巩固。否则，一味温阳。疗效不持久。

案 5 皮肌炎

黄某，男，72 岁。

患者半年前开始出现全身无力，面、颈、胸背暗红斑，夜尿 7～8 次。组织病理示：表皮基底细胞液化变性，真皮浅层血管扩张充血，血管周围淋巴细胞浸润。肌束肿胀，横纹消失，肌束间散在淋巴细胞浸润。肌电图呈肌源性改变。确诊为皮肌炎，某医院以激素为主治疗。

检查：体温：38℃，面、面、颈、胸背、上臂对称性暗红斑及丘疹，肿胀有压痛，上臂无力上举，蹲下不能站起。肌酸磷酸激酶 275，谷草转氨酶 52，尿肌酸 672。舌淡，苔白腻，脉沉细。

辨证属脾肾阳虚，治宜温补肾阳，健脾通滞。方用金匮肾气丸加减：附子 10g，肉桂 5g，熟地黄 20g，山萸肉 12g，山药 15g，丹皮 10g，茯苓 10g，泽泻 10g，秦艽、枳实、徐长卿 12g，甘草 10g。水煎服，每日 1 剂。泼尼松减为 30mg/ 日。服药 10 剂，夜尿减为 4～5 次，仍守此方，稍事加减，泼尼松逐渐减为停用。半年后症状及体征大部分消除。肌酸磷酸激酶、谷草转氨酶、尿肌酸等转为正常。以后患者坚持每月服药 7 剂，追踪 5 年，未见复发。

按：皮肌炎与《诸病源候论·虚劳风痿痹不随候》所述"夫风寒湿三气合为痹，病在于阴，其人苦筋骨痿枯，身体疼痛，此为痿痹之病"相似，辨证亦属肾阳不足，选用金匮肾气丸温补肾阳，阳复则疾病则愈。

（七）小结

肾为五脏之本，肾虚则五脏皆虚。补肾法是扶正的主要手段，也是调动和激发人体正气的中心环节，犹如"阳光一出，阴霾四散"。对于某些皮肤病，即使肾虚不是疾病主要病因，在不影响总体治疗的前提下适当补肾，有利于缩短病程，加速疾病的痊愈。

（禤国维）

二、平调阴阳，治病之宗

《灵枢·病传》曰："明于阴阳，如惑之解，如醉之醒。"阴阳学说贯穿于中医学的思想体系，反映了中医生理、病理的整体观念，可运用在疾病的诊断、辨证及治疗用药上。《景岳全书·阴阳篇》云："凡诊病施治必先审阴阳，乃为医道之纲，阴阳无谬，治焉有差。医道虽繁而可以一言蔽之者，曰阴阳而已。"阴阳不和，偏胜偏亏，均能使平衡破坏而引起疾病。治病须遵循"必求其本"的原则。"本"即阴阳，在中医学里阴阳并不是单纯的抽象名词，而是一种深入浅出的分类方法，由博返约的归纳法则。

（一）病证结合，阴平阳秘

西医学平衡理论认为，人体内存在着许多对立关系，而这些对立关系之间都存在着相互依存，相互制约，并在一定条件下相互转化的关系。各层次的对立调节均处于相对的动态平衡之中，以维持机体健康状况，也是人体生理的一种稳态。一旦异常，人体就会产生病理征象，若这种失衡得不到纠正，以致继发多个对立失衡，甚至导致整个机体失衡，正如《内经》所"阴胜则阳病，阳胜则阴病"。阳以阴为基，无阴则阳无以生，阴以阳为统，无阳则阴无以化。因此，《内经》强调"阴平阳秘，精神乃治"、"阴阳离决，精神乃绝"。根据阴阳学说的理论指导中医辨证分型论治，既能掌握疾病的内在规律、严重程度和预后，又能选择适当的治疗时机和方法。临床上在各种疾病辨证分型上，将正虚邪实结合，以正虚为纲，标实为目。正虚主要与肺、脾、肾不足有关，而肾虚乃诸脏之虚的核心，所以补肾法是扶正的关键。补肾的原则，是培其精气之不足。肾阴虚者宜甘润壮水之剂，以补阴配阳，使虚火降而阳归于阴，即所谓"壮水之主，以制阳光"；肾阳虚者宜甘温助阳之品，以补阳配阴，使沉阴散而阴归于阳，即所谓"益火之源，以消阴翳"；阴阳两虚者宜阴阳并补。

（二）谨察阴阳，以平调之

治疗疾病，维持正常生理活动，就要"谨察阴阳之所在而调之，以平为期"。这种调节原理可以看作是控制论的负反馈调节，阴阳学说正是控制调节人体黑箱平衡的方法，可运用在诊断、辨证及治疗用药上。肾中精气是机体生命活动的源泉，故《类经附翼·求正录》曰"五脏之阴气，非此不能滋，五脏之阳气，非此不能发"。肾主藏精，只宜固守，不宜耗泄，故其病症多为虚证。中医的"肾"与神经、内分泌、丘脑、垂体、肾上腺功能均有密切关系。现代药理研究证实，益肾药可抑菌抗癌，解热消炎，抗缺氧，促进机体解毒排毒，消除自由基，在调节免疫功能方面有重要作用，可抑制 T 淋巴细胞对免疫球蛋白的调节作用，提高机体免疫力，可调节下丘脑－垂体肾上腺皮质轴的功能水平，使 DNA、RNA 合成率恢复正常。中医之调理乃"以平调之"，不会出现新的、更严重的紊乱。如肾阳虚可表现为肾上腺皮质轴功能紊乱，可在不同靶腺轴（甲状腺、性腺）环节呈现不同程度的隐潜性变化。采用温补肾阳法治疗后，靶腺功能可明显恢复。中医优势在于调整阴阳而不破坏人体正常平衡，具有双向调节作用，故只要辨证用药得当，就不会出现温阳而伤阴，补阴则损阳的现象。对于一些结缔组织疾病、免疫性疾病，由于不适当滥用肾上腺皮质激素及免疫抑制剂，患者可能出现免疫功能、代谢功能及自主神经功能的变化和紊乱，从中医辨证分析来看，多属阴阳失调，采用补益肺、脾、肾，调和阴阳的治疗方法多可奏效。

（三）病案举例

案 1　非淋菌性尿道炎合并前列腺炎

高某，男，36 岁。

初诊：1998 年 12 月 17 日

主诉：尿道口不适，时有清稀分泌物 3 月。患者于半年前曾有冶游史，1 周后即出现尿道口红肿、溢脓等症状，遂至个体门诊以"淋病"诊治，肌注"淋必治"后症状缓解。但 3 月前出现尿道口不适，且晨起或久不小便后常有稀薄分泌物黏糊尿道口，小便黄赤时有烧灼感，尿线变细，曾服用阿奇霉素等药物，效不显。诊见：小腹不适，会阴部坠胀，腰膝酸软，不思饮食，易疲劳，时有夜间盗汗，遗精，舌尖红、苔薄，脉细弦数。实验室检查：淋球菌培养（－），衣原体抗原检测（－）；解脲支原体（＋），人型支原体（－）。尿常规检查未见异常。前列腺液检查：白细胞（＋＋），卵磷脂小体（＋＋），无念珠菌、滴虫。

西医诊断：①非淋菌性尿道炎，②前列腺炎。中医诊断：淋证。证属肝肾阴虚，湿热毒邪内蕴。治以补益肝肾，清热解毒利湿。处方：崩大碗 35g，蒲公英 30g，熟地黄、生薏苡仁、山药各 20g，山茱萸、牡丹皮、泽泻、茯苓、黄柏、炙甘草各 12g。

二诊：治疗 1 周后自觉尿道口已无不适，小便较前通畅，会阴部胀坠感等也大为减轻，去泽泻、蒲公英，加益母草 12g，丹参 30g，白芍 15g，续服 10 天药后自觉症状基本缓解，无明显不适，嘱其继续服用本院制剂"尿路清"以巩固疗效。复查：解脲支原体（－），前列腺液常规检查正常。

按：非淋菌性尿道炎发病率高，病原菌复杂，虽有多种抗生素治疗，但因本病易反复发作和耐药菌株增多等原因，效果仍未满意。根据"急则治其标，缓则治其本"的原则，在本病急性发作期之后，即使症状缓解，而尿沉渣检查仍有少量红、白细胞时，不应立即停止治疗，也不应单纯以清热解毒、利湿通淋、滋阴清热等法治之，而应转入治本阶段，通过调整机体内部抗病能力，祛邪外出，达到治疗的目的。治疗方法以补肾为主，佐以少量解毒之品，以巩固疗效，减少复发。这是一个不可缺少的阶段，往往易被临床医生忽视。

案 2 痤疮

邵某，男，27 岁。

初诊：1996 年 5 月 7 日

主诉：面部及背部"疖肿"2 年余。皮疹无瘙痒，但难以消退，可于其中挤出白色豆腐渣样分泌物，前医拟诊为"囊肿性痤疮"，予米诺环素、四环素等治疗，皮疹无好转。诊见：胸闷，纳呆，口干，二便尚调。检查：面部及胸背部皮肤油腻，散在多个豌豆大丘疹、脓疱、结节，部分脓头有波动感，可于其中挤出白色豆腐渣样分泌物，皮损间杂有白头粉刺、黑头粉刺等损害，愈后留有凹陷性疤痕，舌淡、苔白腻，脉弦滑。

西医诊断：痤疮。中医诊断：粉刺。治以滋阴降火，解毒活血。处方：白花蛇舌草 30g，女贞子、墨旱莲、紫草、生地黄、鱼腥草各 20g，黄柏、侧柏叶、紫花地丁、野菊花各 15g，皂角刺 8g。囊肿结节损害处予四黄散外敷。服上方 10 剂后，皮损已部分消退，囊肿、结节缩小变平，皮肤油性分泌物减少，上方减皂角刺、紫花地丁、野菊花，加玄参 20g，续服上方 14 剂，皮损已大部分消退，仍存几处囊肿。续用上方 14 剂，囊肿处已基本变平，以本院制剂消痤灵口服液调理月余而愈。

按：中医学认为，痤疮是由于肺胃血热上熏头面所致，《外科正宗》曰：

"粉刺属肺，皆血热郁滞不散所致。"但临床所见痤疮患者不但有肺胃血热的表现，而且还有肾阴不足、冲任失调或相火妄动的症状，治以滋肾育阴、清热解毒、凉血活血，可取得较满意的疗效。并常用女贞子、墨旱莲、山茱萸、丹参、鱼腥草、蒲公英等组成的消痤灵口服液内服，效果更佳。

（禤国维）

三、试谈皮肤病中医治疗的特色和优势

皮肤病是指发生于人体皮肤、黏膜及皮肤附属器的疾病。皮肤病的种类很多，目前已认识的约有 2000 多种。皮肤病是人体全身性疾病在皮肤上的表现，许多全身性疾病可反映在皮肤上，而皮肤上的局部刺激也可引起全身疾病。皮肤病的治疗方法分内治与外治两大类，在临床应用时，必须根据患者的体质情况以及不同的致病因素和皮损形态，拟定相应的内治与外治法则。皮肤病的中医治疗最能体现中医学的特色和优势，笔者临证数十载，深有体会，简述如下。

（一）中医整体调节辨治

中医学的精髓是整体观念和辨证论治，整体调节是中医学的精髓的具体体现。皮肤位于体表，是人体最大的组织器官，具有许多重要的生理功能。众所周知，皮肤病之罹患，无外乎三个方面：其一，整体疾病的外在表现（即表现于皮肤的症状和体征），如白血病、糖尿病性皮病、各种内脏癌瘤的皮肤转移等；其二，主要由外因引起皮肤病，如烧伤、蚊虫叮咬、疥疮等；其三，内外因合病，如接触性皮丘疹性荨麻疹、增生性瘢痕等。很显然，除为数不多的强致病性外因导致的皮肤病以外，绝大多数皮肤病均主要系整体病变引起，或与整体功能非正常有关。况且，强致病性外因导致的皮肤病的转归，亦与整体功能密切相关。陈实功在《外科正宗》自序中曰："内之症或不及外，外之症则必根于其内也。此而不得其方，肤俞之疾亦膏肓之莫救矣。"所言中肯。皮肤病的局部与整体应该辨证地认识，局部是整体的局部，整体是局部的总和。这是对皮肤病局部与整体关系的最基本的认识，也是进行正确诊断与治疗必备的思路与前提。

（1）四诊与辨证：皮肤科医生诊病时先看皮损而整体调节疗法则应先注意患者整体状况，如面色、形体、精神、言语、情绪等，对其属实，属虚等的大致情况心中有数，并询问饮食、睡眠、月经、二便、有无其他疾病等，

再看皮损与查舌按脉，局部与整体结合辨证，得出诊断和完善正确的辨证结论。

（2）皮损辨证：观察皮肤的色泽形态要与机体的整体状态联系，"审因论治"，有效指导治疗。

斑疹：红斑压之褪色的多属血热；压之不褪色除血热外，尚夹血瘀，红斑稀疏为热轻，密集者为热重，红而带紫为热毒炽盛。红斑常见于丹毒、药毒等皮肤病。白斑是皮肤的色素消退斑，多由气血凝滞或血虚风邪所致，最常见者为白癜风。

丘疹：多为血热、风热所致。常见于湿疮接触性皮炎、牛皮癣等。

风团：白色的为风寒所致，红色的为风热所致。常见于瘾疹。

结节：多由气血凝滞所致，常见于结节性红斑等病。

疱疹：多属湿热或热毒所致，常见于湿疮、接触性皮炎、虫咬皮炎等。

脓疱：疱内含有脓液，其色呈浑浊或微黄色，周围常有红晕，疱破后形成糜烂，滋出脓液，结脓痂。多由湿热或热毒炽盛所致，常见于脓疱疮等。

鳞屑：急性病后见之，多为余热未清；慢性病后见之，多由血虚生风、生燥、皮肤失养所致。

糜烂：多属湿热所致。

痂：脓痂为热毒未清；血痂为血热伤络，血溢所致；滋痂为湿热所致。

抓痕：皮肤瘙痒或内热所致。

皲裂：多由血虚、风燥所致。

苔藓样变：多由血虚风燥所致。

疤痕：是局部气血凝滞不散，或因气血不足。

色素沉着：多由肝火、肾虚引起因气血不和所致。

（3）论治：皮肤病虽病在皮毛，却与整体密切相关，其复杂程度绝不亚于内科病症，疑难顽症更是如此。临床常见的湿疹、荨麻疹、银屑病等，病程越长，证候越错综复杂。处理原则是在明确皮损与整体的内在联系的基础上，从因论治，标本兼顾，补泻得当，既治愈疾病，又增强体质。理论上，局部与整体辨证的不符，都应该有内在联系，但临床上基本的表现十分复杂，限于中医传统的诊疗手段，有些疾病在短时间内要明确其前因后果，确有一定困难，但在治疗时应以某种方法为主，兼顾其他。如皮损为湿热，而整体为阴虚，应以祛湿清热为主，适当养阴，不可苦寒渗利太过。此外，不少皮肤病患者同时患有内科、妇科等疾病，而这些疾病有时与皮肤病病机相同或相近，略知一二味针对性药，即可大获全功，患者则免除了"一个病人，多个处方，无所适从"的烦恼。

（二）平调阴阳，治病之宗

阴阳学说贯穿着中医学的思想体系，反映了中医生理、病理的整体观念，可运用在疾病的诊断、辨证及治疗用药上。阴阳不和，偏胜偏亏，均能使平衡破坏而引起疾病。治疗皮肤病，维持皮肤的正常生理活动，也要"谨察阴阳之所在而调之，以平为期"。

《灵枢·病传》曰："明于阴阳，如惑之解，如醉之醒。"《景岳全书·阴阳篇》云："凡诊病施治必先审阴阳，乃为医道之纲领，阴阳无谬，治焉有差。医道虽繁而可以一言蔽之者，曰阴阳而已。"阴阳不和，偏胜偏亏，均能使平衡破坏而引起疾病。治病必遵循"必求于本"的原则。"本"即阴阳，在中医学理论认为，人体内存在着很多对立关系，而这些对立关系之间都存在着相互依存、相互制约，并在一定条件下相互转化的关系。各层次的对立调节均处于相对的动态平衡之中，以维持机体健康状况，也是人体生理的一种稳态。一旦异常，人体就会产生病理征象，若这种失衡得不到纠正，以致即发多个对立失衡，甚至导致整个机体失衡，正如《内经》所说"阴胜则阳病，阳胜则阴病"。阳以阴为基，无阴则阳无以为生，阴以阳为统，无阳则阴无以化。因此，《内经》强调"阴平阳秘，精神乃治""阴阳离决，精神乃绝"。根据阴阳学说的理论指导皮肤病的中医辨证分型论治，既能掌握皮肤病的内在规律、严重程度和预后，又能选择适当的治疗时机和方法。临床上在皮肤病的辨证分型上，将正虚邪实结合，以正虚为纲，标实为目。

（三）补肾法

中医学认为，肾为脏腑之本，十二脉之根，呼吸之本，三焦之源，是各脏腑功能活动的动力所在，肾元盛则寿延，肾元衰则寿夭。因而补肾法是治疗疑难皮肤病的重要方法，许多皮肤病，尤其是一些难治性、顽固性皮肤病与肾的关系更加密切，大多为肾阴虚或肾阳虚，如能恰当运用补肾之法，往往可使沉疴得愈。肾阳虚者可分为肾阳不足和阳虚水泛两种类型。肾阳不足主要表现为形寒肢冷，腰膝酸软，精神不振，男子阳痿，女子宫冷不孕，舌淡苔白，脉沉细，在红斑狼疮、硬皮病、皮肌炎等疾病中可见到这些表现。

肾虚水泛的临床见症主要为腰酸肢冷，畏寒，水肿，按之没指，腰以下肿甚，腹胀满，尿少，舌质淡胖，苔白，脉沉细，在肾上腺皮质功能不全、结缔组织病中可见之。肾阴虚又称肾水不足，多由伤精、失血、耗液，主要表现为头晕目眩，耳鸣，腰膝酸软，消瘦，健忘，少寐，女子经少或闭经，男子遗精，口咽发干，五心烦热或午后潮热，舌红少苔，脉细数，除结缔组织病外，还可见于某些色素沉着性疾患如黄褐斑、黑变病，某些脂溢性皮肤病如痤疮、脂溢性皮炎、脂溢性脱发等。此外尚有肾精不足一证，其与肾阴虚的不同主要在于肾精亏虚，没有虚热的征象，而表现为生殖功能减退，小儿发育不良，成人过早衰老等，在皮肤科毛发疾患中，如斑秃、普秃以及脂溢性脱发等疾病中可见到此类证候。皮肤病的证候表现常常复杂多变，单纯阴虚阳虚的比较少见。例如患者已有肾阴肾阳之虚，却又受风、寒、湿、热之邪的侵害，或同时具有肝、脾、气、血等病理变化，即所谓兼证，运用补肾法时，要注意这些兼证的治疗。运用补肾法时应注意观察肾阴肾阳的相互消长关系，设法维持其动态平衡是治疗取效的关键。

（四）皮肤科的特色疗法

1. 截根疗法

（1）适应证：肛门瘙痒症、外阴瘙痒症、慢性湿疹、慢性荨麻疹等。

（2）选穴：可根据辨证选用有关穴位，一般以背部穴位为主，阴囊及女阴瘙痒症取肾俞、关元、长强穴；肛门瘙痒症取长强、大肠俞、腰俞、承山穴等；或在上起第七颈棘突，在下至第五腰椎，两侧至腋后线的范围内，找明显压痛点或找针头大，略带光泽的丘疹2个作挑治点，亦可靠近皮损部位任选2～3个点作挑刺点。

（3）操作方法：取卧位，充分暴露挑刺部位，常规消毒，用三棱针把针刺部位表皮纵行挑破0.3～0.5cm，然后自表皮下刺入，挑出白色纤维样物，并把其挑断，一般挑断5～10根即可，消毒后，用消毒纱布覆盖，胶布固定，每周1次，3次为1疗程。或常规消毒后，以0.5%～1%普鲁卡因0.5ml，于挑治部位注射一皮丘，然后用手术刀横切开皮丘表约0.5cm，深度以微出血，划破表皮为度，用持针器夹弯肤缝合针，刺入表皮下，挑起白色纤维样物，适当上牵拉数次后把其拉断，一般拉断5～10根即可。消毒后，用消毒纱布覆盖，胶布固定，每周1次，3次为1疗程。

2. 划痕疗法

（1）适应证：局限性神经性皮炎，原发性皮肤淀粉样变，慢性湿疹。

（2）操作常规：先按常规消毒患处，然后术者以一手术刀片尖端于皮疹的外缘作点状划痕一周，刀痕长约 0.5cm，每刀相隔 0.3cm，然后再在皮损范围内，沿皮纹方向划满刀痕，每条刀痕纵横相隔为 0.3cm，刀痕深度以划破真皮浅层有血清渗出，或少量血液渗出即可，拭干血迹后，外撒枯矾粉，消毒纱布覆盖，胶布固定，5～7日次，7～10次为1疗程，拭干血迹后，也可贴伤湿止痛膏。

3. 中药吹烘疗法

（1）适应证：指掌角皮症，皲裂型手足癣，慢性湿疹，疤痕疙瘩，皮肤淀粉样变等。

（2）操作规范：首先根据病情选用不同的制剂，如慢性湿疹用10%金粟兰酊纱布；带状疱疹用人地金牛酊纱布；指掌角化症，皲裂型手足癣、皮肤淀粉样变用10%～25%硫磺膏湿疹用青黛膏；疤痕疙瘩用黑布膏等。操作时，把药膏涂于患处，或将药液浸透之纱布敷于患处，然后用电吹风筒的热风吹于其上，或用神灯照烘，每次10～20分钟，在吹烘时，如药已干，可再加药，3天治疗1次。

4. 梅花针疗法

（1）适应证：斑秃，脂溢性脱发，神经性皮炎，原发性皮肤淀粉样变，慢性湿疹，痒疹，银屑病，瘙痒症。

（2）选穴：多为阿是穴（病变处），或循经取穴，或寻找病变处或附近或经络循行部位的结节、索块等为治疗点。

（3）选好治疗部位后，按常规消毒，用弹刺法，以手腕弹力上下叩打，每次5～10分钟，每日1次。

5. 穴位注射法

（1）适应证：寻常痤疮，斑秃，脂溢性脱发，黄褐斑，白癜风，皮肤瘙痒症，慢性荨麻疹，神经性皮炎，银屑病，湿疹等。

（2）操作方法：选取穴位后，用7号注射器吸入药液（每穴0.5～2ml为宜），皮肤按常规消毒，对准穴位快速刺入皮下，然后缓慢进行达适当深度，作小幅度提插，至"得气"时(觉明显胀痛，酸麻感)，回抽无血后将药液注入，注入速度可根据病情治疗的需要，实证注入宜速、虚证注入宜缓。隔2日1次，5或10次为1疗程。

6.中药面敷

（1）适应证：寻常痤疮、黄褐斑、雀斑、面部继发性色素沉着。

（2）操作常规：先将中药面膜粉（如"增白散""痤疮散"等）用热开水（水温在80℃～100℃间）调成糊状，并加入适量蜂蜜，鸡蛋清。患者面部皮肤清洁后，将药糊均匀涂上成膜，再加盖石膏膜约30分钟后，待石膏膜冷却后，除去石膏膜，再待中药面膜清除，搽上少许瑞肤霜，治疗一般5～7天1次。

7.自血疗法

（1）适应证：慢性荨麻疹、慢性湿疹、皮肤划痕症、寻常痤疮等。

（2）操作常规：皮肤常规消毒，于肘静脉内抽取血液5ml，即刻将静脉注射针头换成肌注针头，将血液注射于臀部肌肉或穴位肌肉内，每周2～3次，10次为1疗程。

（褟国维）

四、补肾法治疗疑难皮肤病

中医学认为肾为脏腑之本，十二脉之根，呼吸之本，三焦之源，是各脏腑功能活动的动力所在，调节的中心。肾元盛则寿延，肾元衰则寿夭。此见解对疑难皮肤病的治疗有着非常重要的指导意义。笔者多年临床所见，疑难皮肤病与脏腑病变有着密切关系，且多损及肾阴、肾阳。如能恰当运用补肾之法，往往使沉疴得愈。

案1 硬皮病

周某某，女，46岁，干部。

初诊：1991年6月18日

主诉：面部，四肢皮肤发硬绷紧，伴关节痛已年余。患者1年多前，两手手指出现红斑，肿胀，继而绷紧、发硬。数月后见萎缩，关节痛，不能握拳，并渐扩展至前臂、上臂及面部。经外院病理检查，符合硬皮病诊断。用激素等治疗一段期间，皮肤病情好转缓慢，又出现胃痛，且较严重，停激素后，病情又发展，故转来我院中医治疗。检查：面部、手指、前臂、上臀及小腿皮肤萎缩，呈蜡黄色，皮纹消失、平滑，有光泽，皮肤与皮下组织粘连，呈板状。手只能半屈曲，指关节稍有变形，雷诺症阳性。面色白，神疲乏力。舌质淡，苔白，脉细弱两尺尤甚，诊断为硬皮病。辨证为脾肾阳虚，治以补肾温阳，补脾通滞。用金匮肾气丸加味。处方：山萸肉，阿胶（烊）各6g，当归、熟地各30g，丹皮、茯苓，泽泻、怀山药，鹿角霜各15g，肉桂（后下）3g，熟附子、甘草各10g，水煎服，日1剂，复渣再煎，分2次服。

服药1月后，面色稍有红滑，神疲乏力好转。以后用此方适当加减，经3个月治疗，雷诺征转阴性，萎缩及硬化的皮肤开始回复弹性，能握拳，关节痛亦好转，续以原方加减服用。1992年1月21日复查，症状及体征均消除。经1年多追踪复查，无复发表现。

按：硬皮病基本属中医文献所述的痹症范畴。如《素问·痹论》谓："痹在于骨则重，在于脉则血凝而不流，在于筋则屈不伸，在于肉则不仁，在于皮则寒"。根据其临床表现有数种类型，本例表现为脾肾阳虚，故补肾温阳，健脾通滞之法，用金匮肾气丸加味，方中肉桂、附子，鹿角霜温补肾阳，增强肾气功能，以鼓舞全身脏腑，益火之源以消阴翳。但肾阴阳须协调，水火须互济，单补其阳，易伤其阴，则阳无所依，故配以入肝肾之熟地、阿胶滋补阴血，加入当归补血活血，山萸肉补益肝肾，既能补精，又能助阳，怀山药补脾胃，益肺肾，茯苓、泽泻健脾渗湿，宣泄肾浊，丹皮活血散瘀，清泻肝火，诸药配合使肾阳得温，脾虚得补，全身脏腑功能得到鼓舞，皮寒得除，气血通调，则病愈。

案2 皮肌炎

黄某某，男，72岁，干部。

初诊：1987年12月11日

主诉：全身无力，关节肌肉疼痛，面、颈、胸背起暗红斑已半年多。患者半年前开始出现全身无力，关节肌肉疼痛，某医院按风湿治疗，病情日渐加重，上肢上举困难，行动无力，颈活动无力而痛，大便困难，腹胀不适，夜尿7～8次，并见面、颈及胸背有暗红斑且浮肿。又到某医院检查，确诊为皮肌炎，病者要求中医治疗而转至我院。检查：体温38℃。面、颈、上胸，背部、上臂见对称性暗红色斑及丘疹，肿胀有压痛。上肢无力上举，行动局难。手指关节肿胀，末节开裂，有小溃疡。舌淡、苔白腻，脉沉细。谷草转氨酶 52U/L，肌酸磷酸激酶 275U/L，诊断为皮肌炎。辨证为脾肾阳虚，治以补肾温阳，补脾通滞。用金匮肾气丸加味。处方：山萸肉、茯苓、泽泻、徐长卿各 12g，熟地 30g，丹皮、怀山药、秦艽、枳实各 15g，肉桂（焗）2g，首乌 20g，熟附子 10g（先煎），甘草 10g。水煎服，日 1 剂，复渣再煎，分 2 次服。另泼尼松 10mg、维生素 B 20mg 口服，日 3 次。两手溃疡用四黄膏（大黄、黄连、黄芩、黄柏研粉末调成 15% 凡士林软膏）外敷。服药 5 剂，腹胀减，大便通畅，精神好转。

二诊：上方去枳实加益智仁 15g，五味子 10g，5 剂后夜尿减为 4～5 次，后守此方，泼尼松每周减 5mg，直至停用。通过 6 个月的治疗，症状与体征消除，复查谷草转氨酶、肌酸磷酸激酶，尿肌酸均恢复正常。以后病者坚持每月服上方 5～7 剂，经 5 年多追踪，无复发。

按：皮肌炎，与《诸病源候论·虚劳风痿痹不随候》中所述"夫风寒湿之气合为痹，病在于阴，人若筋骨痿枯，身体疼痛，此为痿痹之病"有相似之处，其临床辨证也有数种类型，此例属脾肾阳虚，用补肾温阳，补脾通滞之金匮肾气丸加味，方中肾气丸，温补肾阳，补脾通滞，肾气得充，脾气得和，阴翳自消，肌力自复。辅以首乌补益精血、润肠通便，枳实行气除胀满，秦艽祛风湿、舒经络、清虚热，徐长卿活血祛风行滞，甘草补脾益气、缓急止痛。便通胀除去枳实加益智仁取其温脾暖肾缩尿，五味子敛肺滋肾，宁心安神。

案 3　慢性荨麻疹

张某某，女，46 岁，工人。

初诊：1988 年 3 月 18 日

主诉：全身反复起疹块且痒已 1 年多。曾有肾盂肾炎病史，经治疗而愈。但自始动则气促，腰膝痿软伴潮热、盗汗，半年前外感发热后，则全身出风团，稍痒。经多方治疗仍反复发作。检查：脸、颈、胸、背见多处疹块，皮疹呈淡红带白色，唇色白。舌淡，苔少，脉细。诊断为慢性荨麻疹。证属肺肾不足，治以补肾敛肺。用六味地黄汤加味。处方：山萸肉、怀山药、茯苓、熟地、丹皮、泽泻、乌梅、首乌、白蒺藜各 15g，五味子 10g，甘草 9g。水煎服，日 1 剂，复渣再煎，分 2 次服，经 1 月半的治疗而愈。1 年后复查，未见复发。

按：慢性荨麻疹与中医文献记载的"蓓瘟""瘾疹""风疹"等相似。此例为肺肾不足，故以补肾敛肺之法，用六味地黄汤加味，方中六味地黄汤滋阴补肾，壮水之主，以制阳光，加入肝经之首乌补精血之不足，五味子、乌梅敛肺肾。白蒺藜祛风止痒。甘草调和诸药。用之故慢性荨麻疹属肺肾不足者诸症可除。

案4　白塞综合征

何某某，男，28岁，工人。

初诊：1988年1月28日

主诉：口腔和外阴反复溃烂疼痛已5月余。5月前，唇与舌出现溃烂疼痛，自饮凉茶等无效，不久阴茎龟头及包皮又有溃烂，于某卫生院治疗数月，时轻时重，始终未愈，自觉消瘦疲倦，眼涩，发热不适，并有四肢关节疼痛、梦泄等，转来我院诊治。检查：体温38℃，神疲，两颧潮红，上唇、下唇、舌边、阴茎龟头包皮均见多个圆形绿豆至黄豆大小溃疡，边缘清楚，基底平坦，呈灰白色，有分泌物，周围有红晕。两侧腹股沟淋巴结及颈旁淋巴结肿大，面部有散在性痤疮样损害。血沉88mm/h。舌红、苔少，脉细弱。诊断为白塞综合征，证属肝肾阴虚，治当滋阴补肾，方用知柏地黄丸加味。处方：山萸肉9g，熟地、生地、怀山药、黄柏、丹皮、崩大碗、茯苓各16g，泽泻、知母、徐长卿各2g，甘草10g。水煎服，日1剂，复渣再煎，分2次服。并药渣第3次煎用以漱口、洗外阴，洗后用双料喉风散（成药）外撒患处，每日2～3次。经20天治疗，低热退，口腔溃疡愈合，外阴溃疡接近愈合，其余皮肤损坏好转。经一个半月治疗，症状与体征消除，血沉恢复正常。陆续用知柏地黄丸日服2次，每次6g，昆明山海棠片，每日2次，每次2片，连续服2个月巩固疗效。10个月后复查，无复发。

按：白塞综合征，类似中医的狐惑病，故以滋阴补肝肾之法，用知柏地黄丸加味。方中六味地黄丸滋阴补肾，肾阴得充，上济于心，虚火则降，颧红、低热自退。口舌糜烂自愈。肝得滋养，眼涩自除。加上知母、黄柏、生地以助其降火。肾开窍于二阴，肾阴得充，外阴溃疡自愈，崩大碗清热解毒，止痛疗疮，助溃疡之愈合，徐长卿祛风解毒，活血止痛，面部皮疹，四肢关节痛可愈。甘草补脾益气助以上各药使一身功能恢复。

（褟国维）

五、移毒疗法治验两则

案 1 胡某某，女，35 岁。

主诉：骶部起疹块剧痒已 3 年多。

病史：3 年前，先颈后起一疹块发痒，经中西药治疗，很快而愈。不久骶部又发痒，似有小疹，搔抓后出现疹块，瘙痒更重。经多个医院诊治，拟诊为神经性皮炎。用中西医多方处理，均未愈。

检查：骶部有一约 6cm×5cm 皮肤病变。该处皮肤增厚，皮纹增粗并加深，呈淡褐色，其周围稍红，有脱屑现象。

诊断：牛皮癣。

处理：取五虎丹 ❶ 0.3g，与少量米饭调匀，敷于承山穴（双），外贴太乙膏 ❷。敷后 3 小时左右，该处出现疼痛，当夜疼痛更剧，但原皮损处不觉痒。3 天后，揭开太乙膏，见该处已出现坏死，并有分泌物。以棉棒拭干后，上少量红升丹 ❸，仍外贴太乙膏。1 周后坏死组织脱落，骶部已无痒感。再经 10 天，伤口愈合，骶部皮肤亦恢复正常。经两年追访，仍未见复发。

案 2 周某某，男，46 岁。

主诉：阴囊部发痒，时有红肿、糜烂、流水已 5 年。

病史：5 年前，阴囊部开始出现痒，并有红肿、糜烂、流水。经治疗后，痒感仍未能消除，有时搔破皮肤后又开始出现红肿、糜烂、流水。经多次如此发作，阴囊皮肤变暗，变厚粗糙，出现阵发性剧痒。经多种方法治疗，仍未能痊愈。

检查：阴囊皮肤增厚，变硬粗糙，皮沟加深，色素沉着，并见部分擦破之皮损，周围稍红，有少量结痂。

诊断：阴囊湿疹。

处理：取白降丹 ❹ 0.5g，与少量米饭调匀，捏成绿豆大之小粒，置于三阴

---

❶ 五虎丹：食盐 45g，牙硝、青矾、白矾、水银各 90g，按降丹方法炼制而成。

❷ 太乙膏：玄参、白芷、归身、肉桂、赤芍、大黄、生地、土木鳖 60g，阿魏、没药各 9g，轻粉 12g，槐柳枝各 100 段（每段粗如一般筷子头，长约 1 寸），血余 30g，广丹 1200g，乳香 15g，麻油 2500g，按硬膏熬法制成。

❸ 红升丹：水银、白矾各 30g，火硝 120g，雄黄、朱砂各 15g，皂矾 18g，用升华法制成。

❹ 白降丹：朱砂、雄黄各 6g，水银 30g，硼砂 15g，火硝、食盐、白矾、皂矾各 45g，按降丹方法炼制而成。

交穴（双），外贴太乙膏。4小时后，该处出现疼痛，当夜阴囊部痒减。3天后，揭开太乙膏，见该处皮肤坏死，有分泌物，则以棉棒拭干，撒少量红升丹，仍外贴太乙膏。经10天后换药，伤口愈合，阴囊瘙痒亦消除。

按：移毒疗法是中医外科的一种治疗方法，在中医学文献中有类似的记载。如《理瀹骈文》说："内科有移深居浅法，由脏而出于腑是也。外科有移毒法。"又《验方新编·痈疽杂治门》说："赶移疮毒，移山过海散。治毒生于致命处，用此移于无害部位甚效……移毒散，凡毒发于骨节间，用此药移之，或上或下，便无残疾之患……赶毒散，又名冲和散，凡大腿内外，及两膝贴骨等处，漫肿无头，皮色不变，微觉酸痛挛曲。乃感受风湿所致。若不急治，变生贴骨疽等，难以收功。须用此药祛寒逐湿，透出外络，提移他处出毒……"

根据一部分病例的观察分析，移毒疗法的机制，一方面可能与经络有关系。如案1，皮疹所在部位为骶部，是足太阳膀胱经所循行过的部位，而承山穴又属足太阳膀胱经（足太阳之脉，……其支者，从腰中下挟脊贯臀，入腘中；其支者，从……挟脊内，过髀枢，循髀外从后廉，下合腘中，以下贯踹内，出外踝之后……）。案2，为阴囊湿疹，说明皮损在阴囊，阴囊是为足厥阴肝经所过（足厥阴肝经之脉，……入阴中，环阴器……）。而三阴交则为足厥阴肝经、足太阴脾经、足少阴肾经交会之处，考有关文献报道，针灸三阴交穴治疗阴囊湿疹有好转之疗效。另一方面，可能与药物的作用有关系。如白降丹，《医宗金鉴·外科心法要诀》说："此丹治痈疽发背，一切疔毒，用少许……初起者立刻起疱消散；成脓者即溃；腐者即脱消肿……"说明其有提毒去腐作用，从其药性能看，此药有腐蚀性和刺激性。而五虎丹的作用比白降丹更强。红升丹亦能提毒去腐，但作用较缓和。太乙膏善能拔毒。因而考虑移毒疗法作用之产生，是经络与药物作用的结合，而达到祛除邪毒的作用。

（禤国维）

常见皮肤病辨治经验

第一节　扁平疣

扁平疣属于乳头多瘤空泡病毒性皮肤病的一种，乳头瘤病毒引起人类各种皮肤疣，在黏膜上表现为乳头瘤。

扁平疣，又称为青年扁平疣，主要侵犯青少年。大多骤然出现，表现为米粒大到绿豆大扁平隆起的丘疹，表面光滑，质硬，浅褐色或正常皮色，圆形、椭圆形或多角形，数目较多，多数密集，偶可沿抓痕分布排列成条状。一般无自觉症状，偶有微痒。好发于颜面、手背及前臂等处。有时伴发寻常疣。面部扁平疣偶可伴发喉部乳头瘤。病程慢性，有时突然自行消失，但亦可持续多年不愈，愈后不留瘢痕。

西医治疗以局部治疗为主，以物理、手术或药物等方法使病灶去除。要注意避免破坏过度而导致瘢痕形成。常用的方法有激光、电烧灼、冷冻疗法等。

褟老认为，本病属中医学的"扁瘊"。主要由于肝失疏泄，肝经郁热，血燥聚结，或由于脾弱痰湿阻络所致。治疗上，内治主要分为两型：①属肝经郁热者，症见疣体初发，数目较多，呈浅褐色或灰褐色，伴有微痒，口干心烦，大便干结，舌红苔黄，脉弦数。治以疏肝清热、解郁散结，方以柴胡郁金汤加减（柴胡 12g，郁金 15g，木贼 12g，赤芍 12g，大青叶 15g，贯众 12g，紫草 15g，丹皮 10g，夏枯草 20g，蒺藜 15g，浙贝母 10g，甘草 5g）。②属脾虚气血不和者，症见疣体稀疏分布呈皮肤颜色，日久不退，食少大便溏，四肢困倦，舌淡红苔薄白，脉细。治以补脾益气、调和气血，方以芪术苡仁汤加减（黄芪 20g，白术 15g，茯苓 15g，薏苡仁 30g，香附 15g，白芍 12g，山药 15g，川芎 6g，鸡血藤 30g，山甲 12g，甘草 5g）。

褟老常以自拟经验方扁平疣方加减，方中以牛蒡子、诃子、白鲜皮、蔓荆子疏散风热止痒；板蓝根、七叶一枝花、蒲公英解毒消肿；石决明潜肝阳；柴胡、白芍柔肝疏肝、退色素；苡米泻经络痰湿阻滞；丹参活血化瘀；甘草调和。经多年临床验证，有较好的疗效。

外治法方面，可以用苍术 20g、紫草 30g、细辛 6g、大青叶 30g、板蓝根 30g、贯众 30g，煎水 2000ml，微温擦洗皮疹，每天 1～2 次；或以三棱 50g、莪术 50g、香附 25g、板蓝根 30g，配 75% 酒精 500ml 浸泡 1 周后，取药液外涂皮损，每天 2～3 次；亦可用地肤子、枯矾、大青叶各适量共研细末，然后用消毒纱布沾药粉揉擦疣体；或用鸦胆子肉包于纱布内拭擦疣体；或用干净新鲜鸡内金直接摩擦疣体。此外，可配合针灸疗法，普通针刺合谷、曲池、列缺，用泻法，耳针取双侧耳的"肺""皮质下"两穴，外贴胶布，早晚用手轻压留针处。

【验案举例】

案　李某，女，32 岁。

初诊：2009 年 5 月 27 日

主诉：面部散在扁平丘疹伴瘙痒 4 年。

现病史：患者面部起红色扁平丘疹 4 年，轻微瘙痒，曾多方诊治，诊断为"扁平疣"，先后予激光、冷冻、外用药物等多种治疗，皮疹无明显好转。近日到求中医治疗，服温热药后皮疹加重，自觉心烦焦虑。

刻下症：面部起红色扁平丘疹，轻微瘙痒，自觉心烦焦虑，纳可，眠一般，二便调，舌淡红，苔薄黄，脉弦细。

专科检查：面部淡红色扁平丘疹，呈圆形或椭圆形，表面光滑。

中医诊断：扁瘊。证型：肝经郁热。

西医诊断：扁平疣。

治则治法：疏风清热，清肝解毒，调和气血。

中药处方：以扁平疣方加减。

诃子 15g	牛蒡子 15g	红条紫草 15g	苡米 20g
鸡内金 15g	板蓝根 15g	白芍 15g	珍珠母 30g（先煎）
蒲公英 15g	七叶一枝花 10g	甘草 10g	白鲜皮 15g

蔓荆子 15g　　　　丹参 20g（后下）

其他治疗：三黄洗剂（1 瓶）＋赛庚啶（2mg×30 片），外用；多西环素片 0.1g，口服，每日 2 次；维生素 B₁ 片 20mg，口服，每日 2 次；消痤灵口服液 2 支，口服，每日 2 次。

二诊：药后皮疹减少，颜色变淡，无瘙痒，心烦、焦虑好转，纳眠可，二便调。舌淡红，苔薄黄，脉弦细。

中药处方：

诃子 15g	牛蒡子 15g	红条紫草 15g	苡米 20g
鸡内金 15g	板蓝根 15g	白芍 15g	珍珠母 30g（先煎）
蒲公英 15g	七叶一枝花 10g	甘草 10g	白鲜皮 15g
蔓荆子 15g	丹参 20g（后下）		

其他治疗：喷昔洛韦乳膏，外用；尿素乳膏，外用。

三诊：皮疹基本变平，色素沉着，无瘙痒，情绪好转，纳眠可，二便调。舌淡红，苔微黄，脉弦细。

中药处方：

诃子 15g	牛蒡子 15g	红条紫草 15g	苡米 20g
鸡内金 15g	板蓝根 15g	白芍 15g	珍珠母 30g（先煎）
蒲公英 15g	七叶一枝花 10g	甘草 10g	白鲜皮 15g
蔓荆子 15g	丹参 20g（后下）	柴胡 15g	

按：本病属中医"扁瘊"的范畴，本病系因腠理不密，外感风热毒邪或肝经火盛，气血不和，阻于肌肤所致。患者心烦、焦虑，是肝经火郁的表现；脉弦细，是阴伤的表现。故治以疏风清热，清肝解毒，调和气血，方用褚老验方扁平疣方。方中以牛蒡子、诃子、白鲜皮、蔓荆子疏散风热止痒；板蓝根、七叶一枝花、蒲公英解毒消肿；石决明潜肝阳；柴胡、白芍柔肝疏肝、退色素；苡米泻经络痰湿阻滞；丹参活血化瘀；甘草调和。诸药共凑疏风清热、清肝解毒、调和气血之效，故诸症消而获效。

第二节　带状疱疹

带状疱疹是一种急性疱疹性病毒性皮肤病。临床表现以簇集性水疱，沿身体一侧周围神经呈带状分布，伴明显神经痛为特征。好发于春秋季节，一般愈后极少复发。

西医认为本病是由水痘—带状疱疹病毒感染所致。无免疫初次感染该病毒后，临床表现为水痘（约70%患者）或隐性感染（约30%患者），以后病毒进入皮肤的感觉神经末梢，沿神经纤维向心移动，持久地潜伏在脊髓后根神经节或三叉神经节中，当机体免疫力低下时，如发热、感冒、疲劳、精神创伤、恶性肿瘤、放射治疗、某些药物（如激素、免疫抑制剂）等情况下，均可引起病毒再次活动。被激活的病毒沿周围神经纤维移动到皮肤，在皮肤上产生沿神经分布的节段性水疱和疼痛。

本病年龄越大发病率越高，45岁以下年发病率低于0.1%，75岁以上人群发病率达4倍以上。老年带状疱疹患者之中多数病人具有疼痛较皮疹出现早、皮损好发于头面部、基础疾病多、误诊率相对较高等方面的特点。老年人易发生带状疱疹后遗神经痛，国外有报道60岁以上老年患者带状疱疹后遗神经痛发生率高达50%～75%，且较易发生眼带状疱疹及播散性带状疱疹等特殊类型带状疱疹。

西医治疗原则主要是抗病毒、止痛、营养神经。

褚老认为，本病属中医学的"蛇串疮""缠腰火丹""火带疮""蛇丹""蜘蛛疮"等范畴。主要是感受毒邪，湿、热、风、火郁于心、肝、肺、脾，经络阻隔，气血凝滞而成。湿热风火邪毒，损伤经络，经气不宣，气滞血瘀，不通则痛，常致疼痛剧烈或疼痛不休。其中湿热内蕴、感受邪毒为本病的基本病机特点，所以重点在于清热利湿，解毒止痛。

对于急性期带状疱疹，患处见红斑、水疱明显，于肝胆经循行部位见成群成簇呈带状分布的疱疹，患处灼热疼痛，伴口苦咽干，小便黄赤，大便干结或稀烂不畅，舌质稍红，苔黄腻，脉弦滑数。辨证属于肝经湿热者，褚老常选用自拟带状疱疹水痘验方加减治疗，疗效非常满意。其主要药物组成为：诃子10g，牛蒡子15g，苡米20g，板蓝根20g，白芍15g，七叶一枝花10g，郁金15g，延胡索15g，珍珠母（先煎）30g，甘草10g。可根据症情适当加减，湿盛者加苍术10g、茯苓15g，以化渗湿热中阻；胃寒者加陈皮10g、苏梗10g，以温胃和中；热重者加黄芩15g、连翘10g，以清热解毒；皮损位于头部加菊花15g、蔓荆子15g，以祛风热，引药上行；胸腹部加枳壳10g、郁金10g，以宽中理气；腰背部加葛根15g、桑寄生15g，以药走背腰而调解病邪；上肢加桑枝 15g；下肢加牛膝 15g，为药引之意，以加强疗效。

褟老认为在带状疱疹急性期，宜在中医中药辨证论治的同时及早联合使用西医的抗病毒药、镇痛剂、抗炎药，可显著缩短疗程，提高疗效，减少带状疱疹后遗神经痛的发生率。中医方面亦应考虑在辨证论治原则的基础上有选择地应用止痛中药，如常用延胡索、川楝子、郁金等，以达疏肝行气止痛之功。

适当的外治法，对缩短本病病程，减轻疼痛，避免后遗神经痛的发生有积极的作用。如褟老常用入地金牛酊纱布湿敷患处，再配合红外线等照射，具有比较好的止痛作用。入地金牛为芸香科植物两面针的根或枝叶，味苦性温（《本经》），具有行气止痛、活血散瘀、祛风通络之功效，常用于跌打肿痛、风湿痹痛、胃痛、牙痛等症。如《岭南采药录》记载"理跌打及蛇伤。患牙痛，煎水含漱"。现此法已作为广东省中医院皮肤科治疗带状疱疹常规外治方法，并在各下级医院皮肤科推广运用，普遍反映效果良好。另外，依据病情外用云南白药、六神丸、紫金锭等调醋外敷，以及配合针灸疗法、火针、火罐疗法等均有一定的疗效，使用方便，无明显不良反应。

对于带状疱疹后遗神经痛，褟老认为一定要注意患者的体质强弱，不可一味行气活血、攻伐太过，要注意扶正祛邪，注意养阴或益气健脾。常选用益气养阴、益气健脾药如黄芪、太子参、白术、怀山药、石斛、薏仁肉、芡实等，在此基础上再考虑给予活血行气、通络止痛，如桃仁、红花、赤芍、延胡索、郁金、全蝎等，往往收到很好的疗效。老年人带状疱疹后神经痛，疼痛恢复得比较慢，还要注意心理疗法，主治医师或家属亲友应给予心理安慰，减轻心理负担，使老年患者能积极配合治疗。

褟老亦重视饮食疗法。常嘱患者饮食要清谈，多吃蔬菜水果，发病期间忌食鱼腥、海味和辛辣之品。必要时还可选用下列药膳，对带状疱疹的恢复有一定的帮助：

（1）苡米粥：薏苡仁 30～60g，加大米适量煮粥，调咸、甜味均可，服食。用于带状疱疹各型，更适用于脾胃湿热型。

（2）马齿苋粥：马齿苋 100～120g，洗净，切成小段，加大米适量，煮成稀粥服食，服时可略加食盐调味。用于带状疱疹肝经湿热，或脾胃湿热。

（3）苤根炖猪蹄：苤草根 60g，猪蹄 1 只，黄酒 100ml。以上用料同入瓦锅中，加水适量，文火炖至猪蹄熟烂。1 日内分 2 次食用。用于带状疱疹各型，更适用于疼痛明显者。

（4）三七木瓜酒：三七 15g，木瓜 35g，白酒 500ml。把三七、木瓜同时放入白酒中，加盖密封，浸泡 15 天后，每天少量饮用。用于带状疱疹后遗症，疼痛明显者。

【验案举例】

案 1　孙某，男，37 岁。

初诊：2009 年 6 月 15 日

主诉：因左额部带状红斑、丘疱疹伴痛 4 天来诊。

现病史：患者 4 天前左额部起带状红斑、丘疱疹，疼痛，外院诊断为"带状疱疹"，给予口服抗病毒药物、维生素，皮疹未消退，局部疼痛，夜难入睡，自觉口干苦，便干。

刻下症：左额部起带状红斑、丘疱疹，渗液，疼痛，夜难入睡，自觉口干苦，便干，舌红，苔黄腻，脉弦滑。

专科检查：左额部起带状红斑、丘疱疹，渗液。

中医诊断：蛇串疮（湿热火毒，郁阻经络）。

西医诊断：带状疱疹。

治则治法：清热利湿，通络止痛。

中药处方：自拟带状疱疹水痘方加减。

诃子 10g	牛蒡子 15g	苡米 20g	板蓝根 20g
白芍 15g	七叶一枝花 10g	郁金 15g	延胡索 15g
珍珠母 30g（先煎）		甘草 10g	连翘 10g
徐长卿 15g	鸡内金 15g		

其他治疗：盐酸伐昔洛韦片，0.3g 口服，每日 2 次；维生素 B_1 片，20mg 口服，每日 2 次；新癀片，2 片，口服，每日 3 次；喷昔洛韦乳膏，外用。

二诊：药后明显好转，皮疹干涸，散在多个色素沉着斑，已无疼痛，睡眠好转，口苦减轻，大便通畅。舌暗红，苔微黄腻，脉弦滑。

中药继守前方，服 7 剂。

三诊：疼痛消失无反复，色素斑变淡，睡眠好转，二便调。舌暗红，苔白，脉弦细。

中药前方去徐长卿，加丹皮 15g，继服 7 剂巩固而愈。

按：中医认为带状疱疹主要是由于情志内伤，饮食失调，肝胆不和，气滞湿郁化热化火，湿热火毒郁阻经络外攻皮肤所致。左额部起带状红斑、丘疱疹、渗液是湿热火毒郁阻的表现；不通则痛；口干苦，便干，舌红，苔黄腻、脉弦滑是湿热毒盛象。故治以清热利湿，通络止痛，自拟方以牛蒡子、徐长卿、连翘、板蓝根、七叶一枝花清热解毒，白芍、诃子敛肝火，苡米利湿，郁金、延胡索、丹皮、鸡内金通络化瘀止痛，珍珠母镇静止痛，甘草缓急，诸药共凑清热利湿，通络止痛之效，同时配合西药抗病毒治疗，使得标本兼治，获效迅速。此法与单纯使用西药之效相比，见效更快，且能显著减少后遗神经痛的发生。

案2 刘某，男，65岁。

初诊：2009年3月26日

主诉：因右大腿内侧带状红斑、簇状水疱1周来诊。

现病史：患者于1周前右大腿内侧无明显诱因出现疼痛，自用活络油不能缓解，2天后出现带状红斑、簇状小疱，伴针刺样疼痛，曾到社区医院予抗病毒治疗，皮疹无消退，疼痛无明显缓解。

刻下症：右大腿内侧带状红斑、簇状水疱，针刺样疼痛，纳可，眠差，小便赤，大便可，舌暗红，苔黄腻，脉弦滑。

既往史：高血压10余年，服用西药降压药，控制尚可。

专科检查：右大腿内侧带状红斑、簇状水疱，疱壁紧张，疱液澄清。

中医诊断：蛇串疮（肝胆湿热）。

西医诊断：带状疱疹。

治则治法：清利肝胆湿热。

中药处方：自拟带状疱疹水痘方加减。

诃子10g	牛蒡子15g	苡米20g	板蓝根20g
白芍15g	蚤休10g	郁金15g	延胡索15g
田七胶囊1袋（冲服）		甘草10g	连翘10g
鸡内金15g	石决明30g（先煎）		

其他治疗：喷昔洛韦乳膏，1支外用；新癀片，2片，每日3次，用7天；盐酸伐昔洛韦片，0.3g，每日2次，用7天；维生素B_1片，20mg每日2次，用7天。

二诊：红肿较前消退，部分水疱结痂，未见新起皮疹。疼痛减轻，纳可，眠欠佳，二便可。舌暗红，苔黄腻，脉弦滑。中药前方去石决明，改用珍珠母 30g（先煎），继服 7 剂。

三诊：服药后红肿明显消退，大部分皮疹结痂，疼痛明显减轻，微痒，纳可，眠好转，二便可。舌暗红，苔微黄腻，脉弦滑。

中药前方加徐长卿 15g。

四诊：红肿已消退，水疱结痂，无明显疼痛，纳眠可，二便调。舌暗红，苔黄，脉弦。

现热毒渐退，中药前方去板蓝根，继服 7 剂。

配合中成药薄芝片，3 片，每日 3 次，以调节免疫，巩固治疗。

按：中医认为本病多因心、肝二经风火所生，或脾经湿邪郁久化热内蕴，复受外邪侵袭，二邪相搏，阻隔经络，致气血失常而发。本案患者右大腿内侧带状红斑、簇状水疱、小便赤为肝胆湿热毒盛；湿热毒邪壅阻，经络不通，故发为针刺样疼痛，证属肝胆湿热，故治以清利肝胆湿热，方用带状疱疹水痘方，药以蚤休、板蓝根、牛蒡子、连翘清热解毒，石决明、珍珠母潜阳息风，郁金、延胡索、田七行郁止痛，白芍、徐长卿柔肝息风，诃子敛湿，鸡内金、苡米健脾祛湿，诸药和调，共奏清利肝胆湿热、行郁止痛之效。

第三节　皮肤癣病

由病原真菌包括各种条件致病真菌引起的疾病，统称为真菌病。据文献报道，可使人致病的真菌约 278 种。致病真菌分为病原性真菌和条件致病性真菌两大类，后者平时不致病，在机体免疫力降低时则可致病。按真菌侵犯人体组织和器官的不同，临床上又将真菌分为浅部真菌和深部真菌两大类。寄生或腐生于角蛋白组织的表皮角质层、毛发和甲板的真菌统称为浅部真菌。它们引起的疾病统称为浅部真菌病，简称为癣。侵入表皮以外的真皮、黏膜和内脏组织或器官的真菌，统称为深部真菌。它们引起的疾病统称为深部真菌病。

浅部真菌病，在我国是常见病，我国南方一项调查中发现，人群中的足癣发病率高达 60% 以上。目前已报道的浅部真菌病约有 40 多种，其中一部分仅感染动物，确认对人类致病的有 20 余种。常见的疾病有头癣、手足癣、甲癣、体股癣、花斑癣、糠秕孢子菌性毛囊炎、皮肤念珠菌病等浅部真菌病。

西医治疗原则以抗真菌为主，包括内服及外用制剂。

褚老认为皮肤癣菌病属于中医学的"白秃疮""赤秃疮""肥疮""鹅掌风""臭田螺""鹅爪风""圆癣""紫白癜风""雪口疮""阴痒"等病的范畴。该疾病主要体表皮肤不洁，湿热虫毒外侵皮肤所致。早期表现以湿热：皮疹潮红，糜烂湿润，白皮翘起，瘙痒重，由湿热之邪蕴结肌肤所致。后期表现以血燥：皮肤干燥、肥厚，发生皲裂、疼痛，手掌、手指失去弹性，以致屈伸不利。主张中医以外治为主。以清热解毒、养阴燥湿、杀虫止痒为治法。常用外方有大黄30g，茵陈蒿30g，苦参30g，百部20g，枯矾15g，藿香15g，水煎泡洗或枯矾、黄柏、五倍子各等量，共研细末，干撒患部或煎水外洗。

褚老认为真菌病往往与接触传染源以及潮湿温暖的环境有关，因而应重视避免接触传染源及保持癣病多发部位的干燥清爽，防治并重。体、股癣多数可能由手癣、足癣、甲癣传染而来，因此，积极根治手癣、足癣和甲癣是很重要的。避免逗猫、狗等动物，动物长癣后也应积极治疗。外出住宿使用卧具、衣物鞋袜等均应防止被传染上癣。局部潮湿是癣病发病的条件之一，因此，洗澡后在阴股部、趾缝等局部撒些脚气粉或爽身粉可起到预防作用。平时穿着的内裤不要过紧过厚，以通风透气为宜。足汗较多者可在鞋内撒些枯矾粉。

【验案举例】

案 林某，51岁，女。

初诊：2005年4月21日

主诉：因双手粗糙增厚脱屑2年余就诊。

现病史：患者2年前长期接触清洁剂后出现双手粗糙、增厚、脱屑，时有瘙痒疼痛，冬季加重，曾在当地医院诊治，查真菌阳性（未见报告），予激素、抗真菌药物外用治疗效果欠佳，遂至院门诊就诊。

刻下症：双手指间、掌心皮肤粗糙、角化过度、脱屑、皲裂，时有瘙痒疼痛，双足趾间未见脱屑皲裂，纳眠可，二便调。舌淡暗，苔白，脉弦细。

专科检查：双手指间、掌心皮肤粗糙、角化过度、脱屑、皲裂。

中医诊断：鹅掌风（血虚风燥）。

西医诊断：手癣。

治则治法：祛风止痒，养血润燥。

中药处方：消炎止痒外洗方加减。

苦参 30g	地榆 30g	大黄 30g	大飞扬 30g
地肤子 30g	蛇床子 30g	荆芥 20g	枯矾 30g（冲）
甘草 20g			

其他治疗：养血止痒片，5片，每日3次；派瑞松、复方蛇脂软膏、肤必润各1支，混合外擦。

二诊：经前治疗后，现双手指间、掌心皮肤粗糙、角化过度，脱屑较前明显减少，皲裂好转，纳眠可，二便调。舌淡红，苔白，脉弦。

中药处方：

苦参 30g	地榆 30g	大黄 30g	大飞扬 30g
地肤子 30g	蛇床子 30g	荆芥 20g	枯矾 30g（冲）
甘草 20g	黄精 30g		

其他治疗：养血止痒片，5片，每日3次；派瑞松、复方蛇脂软膏、肤必润各1支混合外用。

按：本病西药病因为真菌感染，内服抗真菌药及外用药物可取得疗效，但部分病人易反复迁延难愈。中医认为本病由于素体气血不足，虫邪乘虚而袭，风夹诸邪，凝聚肌肤，气血不能荣润，肌肤失养所致。故治疗上常以疏风祛邪润燥为法，内服外用中药常取得良效。消炎止痒外洗方为禤老经验方，以苦参、大黄、枯矾燥湿止痒杀虫，地榆凉血解毒，大飞扬、地肤子、蛇床子、荆芥祛风止痒杀虫，甘草调和诸药，全方奏祛风止痒杀虫解毒之效，配合成药养血止痒片、外用药膏等起养血润燥效果。用药后患者双手脱屑皲裂明显好转，原方加黄精以养阴润燥，继续用药1月后患者双手皮损痊愈，随访3年未见复发。

第四节　湿　疹

湿疹是一种由多种内外因素引起的，以皮疹多形、对称分布、有明显渗出倾向、剧烈瘙痒、易演变成慢性为特征的变态反应性皮肤病。按皮损特点临床可分为急性、亚急性湿疹和慢性湿疹。

西医学认为，湿疹病因复杂，不明确，与病人的过敏体质以及外在的物理、化学性刺激及精神因素等有关。内在的因素包括慢性消化系统疾病、胃肠道功能障碍、精神紧张、失眠、过度疲劳、情绪变化、感染病灶、新陈代谢障碍、内分泌功能失调和局部血循环障碍等。外在的影响因素主要是生物性因素，如某些食物以及各种动物皮毛、植物等，日光、紫外线、寒冷、炎热、干燥、多汗、搔抓、摩擦等物理因素和化纤、肥皂、化妆品、各种日用化学制品等化学因素常是促使湿疹加重的"再刺激因素"。湿疹的发病机制是在遗传过敏体质基础上，受身体健康状况和环境因素影响发生的迟发型变态反应。

老年湿疹以慢性湿疹和特殊部位湿疹为主，尤以小腿湿疹、手部湿疹和阴囊与肛周湿疹为多。因为老年人皮脂腺萎缩，皮脂分泌减少，老年皮肤敏感，因此老人湿疹患者瘙痒特别严重。并且老年人容易并发糖尿病，搔抓后易形成溃疡，且不易愈合为特点。

湿疹相当于中医的"湿疮"或"浸淫疮"等范畴。特殊部位的湿疮中医命以不同的名称，如耳部湿疹称"旋耳疮"，乳房湿疹称"乳头风"，脐部湿疹称"脐疮"，阴囊湿疹称"绣球风"，肘窝湿疹称"四弯风"，婴幼儿湿疹称"奶癣"或"胎敛疮"等等。

禤老认为本病常因饮食失节，嗜酒或过食辛辣腥发动风之品，伤及脾胃，脾失健运，致使湿热内蕴，又外感风湿热邪，内外两邪相搏，充于腠理，浸淫肌肤发为本病。或因素体虚弱，脾为湿困，肌肤失养。或因湿热蕴久，耗伤阴血，化燥生风，而致血虚风燥，肌肤甲错。

治疗方面禤老认为，对于急性湿疹轻症的患者采取单用中医或西医治疗，重症者则主张采用中西医结合方法治疗，而且一定要内治和外治相结合，标本兼顾，内外合治；亚急性期患者采用中西医结合方法治疗；慢性湿疹患者以中医治疗为主，适当配合西医对症治疗。具体如下：

（1）中医辨证治疗。湿疹的每个阶段均可用中医辨证治疗的方法，急性湿疹轻症和慢性湿疹患者以中医辨证治疗为主，内治和外治相结合，根据发病部位不同佐加药物加强疗效，可以起到治病求本的效果。

（2）外治法的适当选用。中药外洗法适用范围比较广，不管是急性期、亚急性期或慢性期均可使用。应告知病人外洗时切忌过热烫洗或用力擦洗，宜微温轻柔泡洗，否则适得其反，导致病情扩散加重。

（3）急重泛发性的湿疹病人，应用抗组胺药或配合红霉素等抗生素，或者一般常规治疗仍不能控制病情的情况下，考虑短期小或中剂量使用类固醇激素。可以较快控制病情，减轻患者的痛苦。

（4）对于急性和亚急性湿疹病人，发病早、中期可以中、西医并用。中医采用辨证施治，内治和外治相结合；西医应用抗组胺药，甚至考虑短期小或中剂量使用类固醇激素对症治疗。待病情好转，可停用西药，继续用中医中药治疗。类固醇激素外用药一直是治疗湿疹的常用药，但长期应用亦会带来一些不良反应，所以寻找具有类固醇激素样疗效而又无不良反应的中草药外用制剂是今后努力的方向。

褚老认为，由于湿疹的病因很复杂，与外界刺激、生活环境等多种因素均有关，因此应注意调理，避免发病。对某种直接刺激引起者，应避免再次接触。要剪短指甲，避免搔抓或烫洗，以免皮疹泛发加重病情。搽药或换药时，不要用水冲洗皮肤，特别是禁用热水、肥皂或消毒药水烫洗。

在服用抗过敏药物后可能出现头晕，嗜睡等不良反应，用药后要注意安全。急性期禁用刺激性强的药物，以免加重病情。

饮食宜清淡，少食油腻和辛辣食品，多食蔬菜，保持大便通畅。对某种食物过敏者，须严格禁食，或通过系统脱敏疗法的治疗，方可食用。

还应避免精神紧张和过度劳累。因在精神紧张、失眠、情绪变化等情况下均可以出现湿疹或使原有湿疹加重，患者可参加一些体育活动以促进身心健康。

【验案举例】

案1 洪某，男，57岁。

初诊：2007年9月6日

主诉：因躯干、四肢出红斑、丘疹伴瘙痒反复发作10年余就诊。

现病史：患者10年前无明显诱因于四肢出现红斑丘疹伴瘙痒，在多家医院诊断为"湿疹"，经用抗过敏，外用激素类软膏及清热利湿中药，具体不详，治疗后，效果欠佳，病情反复发作并渐加重，躯干部出现类似皮疹，继发性皮肤肥厚粗糙。为求进一步诊治，遂来中医治疗。

刻下症：躯干、四肢红斑、丘疹，瘙痒剧烈，夜晚尤甚，睡眠不安，口干口苦，纳可，大便干结，3日一行，小便调，无畏寒发热，舌质红，苔微黄腻，脉弦细。

专科检查：见躯干、四肢散在片状红斑、丘疹，瘙痒剧烈，可见抓痕及

国医大师 褚国维

血痂，部分皮损肥厚粗糙呈苔藓样变，未见明显渗出。

中医诊断：湿疮（湿热蕴毒）。

西医诊断：慢性湿疹。

治法治则：清热解毒，祛风利湿。

中药处方：自拟皮肤解毒汤加减。

乌梅 15g	莪术 10g	紫草 15g	防风 15g
土茯苓 20g	丹皮 15g	徐长卿 15g	苏叶 15g
柴胡 15g	生地 15g	白鲜皮 15g	珍珠母 30g（先煎）
苦参 10g	地肤子 15g	甘草 10g	

5 剂，水煎内服，每日 1 剂。

其他治疗：辅量抗组胺药、外用皮质激素软膏，以及本院自制中药制剂消炎止痒霜、消炎止痒洗剂外用。

二诊：经治疗后，皮疹瘙痒已经有所减轻，大便仍干，余无其他不适，舌脉同前。

予上方加重生地至 30g，因家住外地复诊不便，续服 1 月。

三诊：2007 年 12 月 10 日

在当地按照原方抓药又服用 2 月，病情已经明显好转，红斑丘疹消退，部分皮损仍见苔藓样变，偶有瘙痒，纳眠可，二便调，舌淡红，苔薄黄，脉弦。

效不更方，原方续服 1 月，以资巩固。

四诊：2009 年 2 月 2 日

2008 年一年间皮肤已经完全康复，遂放松警惕，过年期间过食肥甘厚味，导致病情反复。观其脉证与皮肤解毒汤之方义仍符合，遂仍以此方加减调治而愈。

案2 王某，男，59 岁。

初诊：2008 年 6 月 2 日

主诉：患者因双侧手背皮肤粗糙肥厚，脱屑伴瘙痒 5 年余就诊。

刻下症：患者诉近来瘙痒剧烈，大便干结，口干。舌红，苔少，脉数。

专科检查：双侧手背对称分布密集分布针尖大小褐色丘疹，皮损增厚粗糙，伴少许脱屑。

中医诊断：湿疮（血热风燥化毒）。

西医诊断：湿疹。

治则治法：祛风解毒，凉血润燥。

中药处方：自拟皮肤解毒汤。

乌梅 15g	莪术 15g	五味子 10g	白鲜皮 15g
冬瓜仁 15g	红条紫草 10g	苏叶 10g	防风 10g
生地 15g	赤芍 15g	丹皮 15g	玄参 15g
苦参 10g	蝉蜕 10g	甘草 10g	

7剂煎服，早晚各1次。

其他治疗：艾洛松、复方蛇脂软膏及本院自制剂消炎止痒霜各1支，嘱其混合外用。

二诊：2008年6月9日

药后病情明显好转，瘙痒减轻，大便通畅，口干好转，视其皮损处，皮损色变淡，脱屑减少。唯诉药味难闻，遂改气味厚重之红条紫草为桑叶10g，加强祛风之力。药膏如前。

三诊：2008年6月23日

皮损变薄，色明显变淡，无新出皮损，患者诉药后皮损基本不痒，然睡眠较差，本方中遂加酸枣仁15g养心安神，去苦寒败胃之苦参。外用药同前。

四诊：2008年7月21日

皮损基本痊愈。原方续服以巩固疗效。

按：皮肤解毒汤源于《续名家方选》记载的从革解毒汤。据云从革解毒汤为"治疥疮始终之要方……凡疥疮，不用他方，不加他药，奏效之奇剂也"。其组成药物包括金银花、土茯苓各6g，川芎3g，莪术、黄连各2.1g，甘草0.6g。禤老分析"金曰从革"，从革乃肺主皮肤之义，从革解毒汤即皮肤解毒汤也。从方药组成来看，本方以金银花、土茯苓、黄连、甘草解毒为主，其中金银花归肺经，善解疮疡热毒；土茯苓归肝经，善解肝胆湿热毒邪；黄连归心经，善解火热毒邪；甘草归脾经，善解诸药毒；川芎、莪术归肝经，善解瘀毒；是以共奏解毒通瘀之功，组方确有独特之处。在反复实践中，禤教授取从革解毒汤之义，经加减变化，组成新方并命名为皮肤解毒汤，更贴近临床实用。皮肤解毒汤由乌梅15g、莪术10g、土茯苓20g、紫草15g、苏叶15g、防风15g、徐长卿15g、甘草10g组成。方取乌梅滋阴解毒，莪术祛瘀解毒，土茯苓利湿解毒，紫草凉血透疹解毒，苏叶解鱼虾毒，防风祛风解毒，徐长卿通络解毒，甘草善解药毒。全方关键在解毒，解除外犯之毒和内蕴之毒。随证可根据各种毒邪的轻重加减药物。如知母配乌梅可加强滋阴解毒；石上柏、九节茶配莪术可加强活血解毒；川草薢、白鲜皮、绵茵陈配土茯苓可加强利湿解毒；生地、蚤休、半边莲、鱼腥草配紫草可加强清热凉血解毒；蒲公英、葛花配苏叶可加强解食积酒毒和鱼虾毒；苦参、地肤子、白蒺藜配防风可加强祛风解毒；当归、川芎、地龙干、全蝎配徐长卿等虫类药可加强活血通络解毒。

以上两例患者患湿疹多年，经多方治疗未效，病情极为顽固，关键病机在于湿热毒邪胶结，治疗的重点在于首先解毒，毒化则湿热可迎刃而解。故治以清热解毒，祛风利湿，凉血润燥法，以皮肤解毒汤加减化裁，适当配合外用药物治疗，使多年顽疾得以治愈。

案3 彭某某，男，5岁。

初诊：2008年10月22日

主诉：因四肢红斑丘疹水疱伴瘙痒1月余来诊。

现病史：患者1月前四肢出现红斑、丘疹伴瘙痒，搔抓后起水疱，糜烂渗液，曾在外院诊治，考虑为"湿疹"，给予苯海拉明、维丁胶性钙肌注，口服抗过敏药物，外搽药膏具体不详，效果欠佳，皮疹无明显消退，瘙痒剧烈。

刻下症：神清，精神可，四肢散在红斑、丘疹、水疱，有抓痕、脱屑，皮损处可见黄色渗液，部分结痂，纳可，眠欠佳，大便偏烂，小便调，舌淡，苔微黄腻，脉弱。

专科检查：四肢散在红斑、丘疹、水疱，有抓痕、脱屑，皮损处可见黄色渗液，部分结痂。

中医诊断：湿疮（脾虚风湿热蕴）。

西医诊断：湿疹。

治则治法：健脾利湿，清热祛风止痒。

中药处方：自拟小儿湿疹方加味。

太子参 10g	茯苓 10g	怀山药 10g	苡米 10g
防风 10g	布渣叶 10g	灯芯花 3	扎甘草 5g
生地 10g	徐长卿 5g	苏叶 5g	蝉蜕 5g

水煎服，每日1剂，7剂。

二诊：2008年10月29日

服药后皮损减少，渗液减轻，少许新发皮疹，仍瘙痒，纳可，眠欠佳，大便成形，小便调，舌淡，苔微黄腻，脉弱。风、湿、热渐有去路，仍瘙痒，在上方基础上，加白鲜皮15g，以清热燥湿，解毒止痒，继服20剂。

三诊：2008年11月19日

服药后总体好转，皮疹、抓痕、脱屑减少，渗液减轻，间有反复，少许新发皮疹，以下肢为主，瘙痒，纳可，眠一般，二便可，舌淡，苔白微腻，脉弱。病情间有反复，新发皮疹以下肢为主，为湿邪困阻，致邪去不畅。改茯苓为土茯苓15g，加川草薢15g，以加强除湿解毒之力；同时改生地为15g，以凉血清热，并防利湿药太过伤阴。继服30剂。

四诊：2008年12月20日

药后病情好转，皮疹大部分消退，瘙痒明显减轻，纳眠可，二便调，舌淡，苔薄白，脉弱。病至后期，外邪渐清，本虚为主要矛盾，改土茯苓为茯苓，加鸡内金7g，以消食导滞，健运脾土，以治其本。继服14剂。

五诊：2009年1月4日

四肢基本消退，未见新发皮疹，偶有微痒不甚，纳眠可，二便调，舌淡，苔薄白，脉缓。郁结之风、湿、热邪得以分消，正气得以恢复，病情向愈。

继服14剂，巩固疗效。随访1月未见复发。

按：湿疹多由于素体脾弱，禀赋不耐，加之饮食失调，湿热内蕴，或外感风、湿、热诸邪相搏于皮肤所致。本案患者大便烂，舌淡、脉弱为脾虚湿蕴之象；脾虚生湿，湿郁化热，兼之脾虚易外感风、湿、热，诸邪蕴结肌肤，故发为四肢红斑、丘疹、糜烂渗液，伴瘙痒。证属脾虚风湿热蕴。治以健脾利湿，清热祛风止痒。褚老用常用自拟小儿湿疹方加味，方中太子参、茯苓、布渣叶、怀山药、苡米健脾祛湿以治其本，苏叶、防风、蝉蜕、徐长卿祛风止痒，灯芯花、生地、生甘草凉血清热解毒，痒甚加白鲜皮加强止痒，湿邪黏滞难去，以土茯苓、川草薢加强利湿解毒之力，后期加重茯苓用量，加鸡内金以健运脾胃，诸药和调，使风、湿、热邪得以分消，正气得以恢复，病情向愈。

第五节　特应性皮炎

特应性皮炎（AD），又称为异位性皮炎、遗传过敏性皮炎。本病的特点是皮疹好发于身体屈侧，干燥瘙痒、有渗出倾向。患者多自幼发病，常伴有哮喘、过敏性鼻炎等过敏性疾病。

西医学认为本病病因复杂，可能与下列因素有关：①遗传因素：患者常有先天过敏体质，30%患者由于丝聚蛋白基因突变造成皮肤屏障功能障碍；②环境因素：患者可由各种吸入、食入变应原进入体内，诱发皮肤的超敏反应。发病机制涉及免疫学机制和非免疫学机制。许多免疫细胞、细胞因子、趋化因子及前炎症分子参与其免疫学发病机制。血管功能失调是其非免疫学机制的主要症状表现。

褚老认为AD多由先天禀赋不耐，胎毒遗热，外感淫邪，饮食失调，水湿留恋，郁而化热，复感风湿热邪，心脾失调，内外之邪郁滞于肌肤而发病。病情迁延，反复发作，耗伤阴血，致使阴虚血燥，肌肤失养。婴儿期以心火为主，因胎毒遗热，郁而化火，火郁肌肤而致。儿童期以心火脾虚交织互见为主，因心火扰神，脾虚失运，湿热蕴结肌肤而致。青少年和成人期，因病久心火耗伤元气，脾虚气血生化乏源，血虚风燥，肌肤失养而致。本病基本病机以脾虚湿滞为本，风湿热邪为标。

AD的病情具有年龄阶段性，常迁延反复发作。可围绕年龄分期、皮损特点和瘙痒程度以及整体状况进行辨证论治。根据病情的变化灵活使用清热利湿、健脾渗湿、清心泻火、祛风止痒、重镇安神等治疗法则。特殊部位应考虑使用引经药。顽湿结聚者使用虫类药。病情顽固、皮损广泛、渗出严重者，应积极采取中西医结合治疗方法，以快速控制皮损恶化、减少病情复发、控制瘙痒、改善生存质量。

预防与调护对于提高疗效起到重要作用。合理洗浴，一般用温水（27℃～30℃）快速冲洗，约5分钟，洗澡后2分钟内立即涂抹润肤剂，以避免表皮脱水。此外，还应避免使用碱性洗涤剂清洁皮肤。食物过敏多发生于婴幼儿患者，部分儿童和青少年成人患者也可能发生食物过敏。常见的过敏食物包括鸡蛋、鱼、贝类、奶、花生、大豆、坚果和小麦等。在日常食谱的基础上采用逐步添加食物或者逐步限制食物的方法有助于发现过敏的食物品种。一旦发现食物过敏，应避免食用过敏食物，以防止诱发和加重病情。吸入性过敏物质与AD患者有关，如尘螨、花粉、动物皮屑是常见的吸入性变应原，常常引起青少年和成人的病情加重，应加以避免，同时亦应避免皮肤接触刺激性纤维、羊毛、粗的纤维纺织品等。不要使用过紧、过暖的衣物，以免出汗过多。避免接触烟草。经常修剪指甲，避免抓伤皮肤。另外，需要注意避免熬夜和精神过度紧张。避免进食辛辣、刺激性食物。适当进行体育锻炼。

【验案举例】

案1　刘某，男，12岁。

初诊：2010年5月18日

主诉：因全身多处皮肤干燥脱屑伴痒多年就诊。

现病史：患者自小四肢屈侧、颈部、上胸、手背等多处皮肤反复起红斑丘疹，瘙痒剧烈，日久干燥脱屑，曾多家医院就诊，诊断为特应性皮炎，治疗效果不佳，遂来我院门诊就诊。

刻下症：四肢屈侧、颈部、上胸、手背等处皮肤起红斑丘疹，干燥脱屑，瘙痒，局部可见抓痕，纳眠可，大便烂，舌淡，苔白腻，尖红，脉细。

专科检查：四肢屈侧、颈部、上胸、手背等处皮肤起红斑丘疹，干燥脱屑，瘙痒，局部可见抓痕。

中医诊断：四弯风（脾虚湿盛，心火亢盛）。

西医诊断：特应性皮炎。

治则治法：健脾祛湿，清心火。

中药处方：自拟小儿湿疹方加味。

太子参10g	茯苓10g	粉萆薢15g	怀山药15g
苡米15g	防风10g	布渣叶15g	灯芯花3扎
甘草5g	生地10g	蝉衣10g	苏叶10g
白鲜皮10g			

7剂，每天1剂，水煎服。

其他治疗：配合赛庚啶片、祛风止痒片口服；消炎止痒霜、糠酸莫米松乳膏、复方蛇脂软膏、肤必润软膏交替外擦。

二诊：2010年5月25日

服药后皮损明显好转，瘙痒减轻，面部有新起。纳眠可，二便调。舌淡，苔白，脉细。皮损明显好转，瘙痒减轻，为风火得清；大便好转为脾湿渐去，有新起为火热之邪未净之故。大便好转，怀山药减量；仍有新起，灯芯花、生地、蝉衣加量加强清热止痒之力。

三诊：2010年7月8日

服药后皮损明显好转，瘙痒减轻，面部有新起。纳眠可，大便烂。舌淡，苔白，脉细。皮损好转，去粉萆薢防利湿伤阴；便烂，去生地；仍有新起，加黄芩、海藻清热泻火。

四诊：2010 年 7 月 15 日

服药后皮损明显好转，瘙痒减轻，基本无新起。纳眠可，二便调。舌红，苔薄白，脉细。上方去黄芩、海藻，巩固治疗。

按：特应性皮炎是由于先天禀赋不耐，脾虚不足，外加感受风、湿、热诸邪，相搏于皮肤而发病。一般初起和急性发作者多以风湿热困阻为主，病久和缓解期多为脾虚湿恋或阴虚血燥。亦有医家认为特应性皮炎发病除脾虚之外，与母体遗热于胎儿和后天饮食失调，造成食滞胃热有关，认为脾虚胃热、食滞不化为此病之本，风湿热邪是本病之标。禤老认为脾胃虚弱，气血生化乏源，心失所养，心火亢盛，燔灼血脉，血热生风是四弯风主要病机。本案以脾虚为病机核心，脾胃为升降之枢纽，脾胃不健，则心火下降无力，故健脾祛湿为本案治法重心。

案 2 张某某，男，22 岁。

初诊：2009 年 2 月 28 日

主诉：因全身多处皮肤干燥脱屑伴痒多年就诊。

现病史：患者自小四肢屈侧、颈部、眼睑、上胸、手背等多处皮肤反复起红斑丘疹，瘙痒剧烈，日久干燥脱屑，曾多家医院就诊，诊断为"特应性皮炎"，中西药调理效果不佳。

刻下症：四肢屈侧、颈部、眼睑、上胸、手背等多处皮肤干燥脱屑，瘙痒，伴口干苦，尿黄、便结，舌红，苔黄腻，脉弦滑数。

专科检查：四肢屈侧、颈部、眼睑、上胸、手背等多处皮肤干燥脱屑，瘙痒。

中医诊断：四弯风（风湿热盛）。

西医诊断：特应性皮炎。

治法治则：疏风清热，利湿解毒。

中药处方：予自拟皮肤解毒汤加减。

乌梅 15g	莪术 15g	红条紫草 15g	土茯苓 20g
丹皮 15g	徐长卿 15g	防风 15g	苏叶 15g
生地 15g	白鲜皮 15g	玄参 15g	灯芯花 5 扎

甘草 10g

共 14 剂，每天 1 剂，水煎服。

其他治疗：盐酸西替利嗪片、祛风止痒片，口服；消炎止痒霜、糠酸莫米松乳膏、复方蛇脂软膏、肤必润软膏交替外擦。

二诊：2009 年 3 月 14 日

皮损干燥减轻，脱屑减少，较前平滑，瘙痒减轻，口干苦好转，时腹胀，纳眠可，大便不畅。舌红，苔黄腻，脉弦滑数。上方加陈皮理气。

三诊：2009 年 3 月 28 日

皮损干燥好转，变薄，瘙痒明显好转，咳嗽，腹胀好转，纳眠可，二便调。舌红，苔微黄腻，脉弦数。

因有咳嗽，前方去陈皮，加川贝粒 5g 以润肺止咳。予 14 剂，每天 1 剂，水煎服。

四诊：2009 年 4 月 11 日

皮损基本消退，变平滑，恢复弹性，已无明显瘙痒，咳嗽痊愈，纳眠可，二便调。舌淡红，苔微黄，脉弦。

上方去川贝，巩固治疗。

按：特应性皮炎相当于中医"四弯风"，系由先天禀赋不耐、胎中遗热遗毒；或饮食不节，胃热积滞，脾失健运，湿热内生，复感风湿热邪，蕴积肌肤腠理而成。治以皮肤解毒汤疏风清热，利湿解毒，徐长卿、防风、苏叶、白鲜皮祛风止痒，莪术、红条紫草、生地、丹皮、玄参逐瘀泻热败毒，土茯苓泻湿热毒邪，"诸痛痒疮，皆属于心"，又以灯芯花泻心火，甘草调和诸药，使得肌表风湿热邪俱有去路，营卫恢复正常运转，故诸症好转，肌肤复荣，然此病病程缠绵，易反复，仍需长期巩固调理。

第六节　荨麻疹

1. 西医病因分析

荨麻疹是以局部或全身出风团、瘙痒为特征的变态反应性皮肤病。根据病程，一般分为急性荨麻疹和慢性荨麻疹。前者在短期内能痊愈，后者则反复发作达数月甚或数年以上。

西医学认为荨麻疹的病因复杂，与食物、药物、感染、吸入物以及物理刺激、全身性疾病、精神等因素有关，某些类型与遗传有关，慢性荨麻疹常不易找到明确的病因。本病的发病机制包括变态反应和非变态反应两类。

（1）变态反应：主要由Ⅰ型变态反应引起，输血引起的荨麻疹为Ⅱ型变态反应，血清病型荨麻疹可能为Ⅲ型变态反应。这些反应通过组织胺、慢反应物等化学介质的作用，最终导致皮肤和黏膜微血管壁通透性增加和微血管扩张、血清渗出而形成局部水肿，还可引起平滑肌痉挛，腺体分泌增多，从而出现临床上一系列皮肤、消化道、呼吸道等症状。

（2）非变态反应：此型比较少见，多数是由组胺释放剂，例如阿司匹林、阿托品、吗啡等药物，一些生物毒素，某些食物特别是不新鲜的食物分解为多肽类，尤其是碱性多肽，进入体内后，刺激肥大细胞释放组胺等引起荨麻疹。

（3）其他影响因素：饮酒、发热、受冷、运动、情绪紧张也能诱发荨麻疹，这些因素可直接作用于小血管和通过内源性激素的改变而促使肥大细胞释放介质。绝经后荨麻疹加剧可能与内分泌因素有关。

本病发生于老年人有一定的危险性，因为老年人心脏病患者较多，荨麻疹发病可引起老年患者胸闷、心悸、气促及心电图异常等表现，临床上将此称为"心脏荨麻疹"，心脏荨麻疹严重的会导致死亡，故临床应多加注意。

2. 中医病因病机

荨麻疹相当于中医的"瘾疹"，俗称"风疹块"。中医认为荨麻疹的发病是由于素体禀赋不耐，外加六淫之气的侵袭，或饮食不慎、七情内伤、气血脏腑功能失调所致。禤老认为本病发病之因，总由禀赋不耐，阴血不足；或情志不畅，郁久化火；或冲任不调，加之风邪外袭，郁于肌肤而发病。故究其病因病机，不外乎以下几个方面：

（1）禀赋不耐：素体禀赋不耐，容易感受外邪侵袭和食物过敏而发病。

（2）外邪侵袭：风、寒、暑、湿、燥、火六淫之气均可侵袭人体而诱发荨麻疹，其中以风、寒、湿三邪最为常见。风为百病之长，风邪善行而数变，常夹热、寒、湿之邪侵犯人体而引起肌肤骤起风团，瘙痒难忍。

（3）饮食失调：过食膏脂厚味或鱼腥海鲜，伤及肠胃、脾失健运，湿热毒内蕴、外发肌肤而诱发风团、瘙痒。

（4）七情内伤：精神紧张、焦虑抑郁等情志的改变引起的肝脾不和，脏腑功能和气血失调，亦可引发荨麻疹的发生。

（5）气血虚弱：素体虚弱或久病、大病之后气血受损，营卫不固，腠理疏松，易感受风寒、风热等外邪而发病；或素体脾虚血少，血虚生风，亦可诱发本病。

3. 中医辨证用药

一般急性荨麻疹多为实证，慢性荨麻疹多为虚证或虚实夹杂。禤老经验，临证时须先分急性、慢性。次定虚实、寒热。具体辨证如下：

（1）卫气不固，治以益气固表、祛风散寒。常用玉屏风散加味。如：黄芪 30g，白术 15g，防风 15g，炙麻黄 10g，蝉蜕 10g，浮小麦 10g，甘草 10g。

（2）胃肠失调，治以调理胃肠。常用保和丸加减。如：山楂 30g，麦芽 30g，神曲 15g，茯苓 15g，绵茵陈 15g，苏叶 15g，黄芩 15g，枳实 12g，白术 12g，法半夏 9g，陈皮 9g。

（3）气血瘀滞，治以活血祛瘀、调血祛风。常用血府逐瘀汤加减。如：生地 15g，赤芍 15g，桃仁 15g，秦艽 15g，当归 10g，红花 10g，川芎 6g，地龙 12g，蜈蚣 2 条，枳壳 9g，甘草 9g。

（4）肺肾不足，治以滋补肺肾。常用六味地黄丸加减。如：山萸肉 15g，山药 15g，茯苓 15g，熟地 15g，丹皮 15g，泽泻 15g，乌梅 15g，首乌 15g，白蒺藜 15g，五味子 10g，全蝎 6g，甘草 9g。

（5）冲任不调，治以调理冲任。常用丹栀逍遥散加减。如：丹皮 15g，白芍 15g，茯苓 15g，夜交藤 15g，徐长卿 15g，当归 10g，白术 10g，柴胡 10g，山栀 10g，甘草 10g。

（6）气血两虚，治以补气血、益心脾。常用当归饮子加减。如：生地 15g，白芍 15g，首乌 15g，白蒺藜 15g，夜交藤 15g，当归 12g，防风 12g，黄芪 12g，白术 12g，乌梅 12g，川芎 9g，甘草 10g。

4. 治疗方法

禤老主张对于急性荨麻疹轻症患者采取单用中医或西医治疗，可以较快控制临床症状；急重型荨麻疹大多发病急，症状重，不及时处理可引起喉头水肿影响呼吸并导致过敏性休克，主张积极地中西医结合治疗；慢性荨麻疹由于病因复杂，容易复发，主张中医治疗为主。如此可最大限度地发挥中西医两方面优势，为临床疗效服务。具体如下。

（1）中医辨证治疗：急性荨麻疹轻症及慢性荨麻疹可用中医辨证治疗的方法，急性荨麻疹多为热证、实证，治疗以疏风清热、凉血解毒、通腑利湿为主；慢性荨麻疹多为虚证，治疗以益气养血、祛风固表为主。

（2）急重型荨麻疹大多发病急，症状重，不及时处理可引起喉头水肿影响呼吸并导致过敏性休克，应用立即给予0.1%肾上腺素和使用类固醇激素以抢救生命。联合使用抗组胺药，可以较快控制病情，减轻患者的痛苦。

（3）中西医结合治疗慢性荨麻疹可采用以下方案：风团发作期间中药、西药并用，待皮疹控制以后停用西药或渐减西药，继续用中医中药治疗2～3周。慢性荨麻疹病人长期用西药治疗效果不好，可根据辨证论治原则采用中医中药治疗。

5. 日常调适

褟老强调，除了药物干预外，荨麻疹患者平时需要注意生活调适、饮食调适以及精神心理调适，方能达到完全及稳定地控制反复发作。

（1）生活调摄

尽量找出发病诱因：食物，如鱼虾海鲜、辛辣、酒类；化学刺激物、吸入物，如花粉、屋尘、动物皮屑、汽油、油漆、杀虫喷雾剂、农药、煤气等。因药物所致者，应禁止服用，如不能避免时可考虑结合抗过敏药物或皮质类固醇激素同时使用。有寄生虫应驱虫治疗。避免强烈抓搔患处，不用热水烫洗，不滥用有刺激的外用药物。

注意随气温变化增减衣物，如因冷热刺激而诱发者，不宜过分回避，相反宜尽量逐步接触，慢慢延长时间，以求适应。橡皮手套、染发剂、加香料的肥皂和洗涤剂、化纤和羊毛服装等，对于过敏体质的人或荨麻疹患者可成为不良刺激，应予避免。患冷性荨麻疹的人不要去海水浴场，也不能冷水浴，冬季要注意保暖。胆碱能性荨麻疹患者应保持身体凉爽，避免出汗。在临床中，有些药物可以引起荨麻疹，如青霉素、四环素、氯霉素、链霉素、磺胺类药物等抗生素，安乃近、阿司匹林等解热镇痛剂等，某些中成药如牛黄解毒丸等也可致过敏，要密切观察，发现与药物有关时及时停药。

注意卫生，避免昆虫叮蛰。多饮水，保持大便通畅，床单、被褥要清洁，保持生活规律，加强体育锻炼，增强体质，适应寒热变化。洗浴方面可取生桃叶，捣碎放入纱布袋中，置于浴缸内，将水煮沸注入浴缸，待冷却至适当温度后，身体慢慢浸泡在浴缸。

（2）饮食调摄

饮食方面，忌食辛辣酒类，对某些食物特别是蛋白质一类食物，如鱼、虾、蟹、牛肉、牛奶、蘑菇、竹笋及其他海味宜忌食。若曾有过敏者应禁食，过于酸辣等有刺激性的食物也会降低胃肠道的消化功能，使食物残渣在肠道内滞留，因而产生蛋白多肽过敏机制。可以用作饮食治疗的药材与食物有：蝉蜕、菊花、赤芍、红花、茶叶、乌梅、山楂、党参、黄芪、当归、茯苓、山药、莲子、冬虫夏草、蛤蚧、糯米、猪肺、蜂蜜、元鱼（鳖）、竹丝鸡、鹌鹑、首乌、枸杞、大枣、女贞子、菟丝子、五味子等。若因进食鱼、虾、蟹而出现荨麻疹，可以食用大量的新鲜的紫苏叶。平时可食用芝麻，以改善体质，增强体质，强化肌肤，常吃黑芝麻酱效果良好。

可考虑服用以下药膳：

①红枣猪胰汤：红枣250g，猪胰一个，食盐适量，加水炖熟，饮汤，吃猪胰、红枣，每日1次，2个月为1个疗程，治疗荨麻疹气血不足者。

②醋木瓜生姜：米醋100ml，木瓜60g，生姜9g，放入砂锅中煮，待醋干后，取出木瓜、生姜食用，分早晚2次，7天为1个疗程，适用于荨麻疹风寒束表者。

③冬虫夏草炖鸡：冬虫夏草5g，枸杞子9g，生姜3片，蜜枣1枚，竹丝鸡半只，加盐适量，加水文火炖2小时，饮汤食肉，适用于荨麻疹肺肾阴不足者。

④生地元鱼汤：生地黄18g，元鱼（鳖）1只，加水至200ml炖熟，再加苏叶10g，稍煮片刻即成。饮汤吃元鱼，每日1次，7天为1个疗程。适用于荨麻疹阴虚火旺者。

⑤蝉蜕糯米酒：蝉蜕3g，糯米酒50g，将蝉蜕研成细末，将糯米酒加清水250ml在锅内煮沸，装碗内加蝉蜕粉搅拌均匀服，每日2次。适用于荨麻疹风热束表者。

⑥取黑芝麻9g，研碎，加白糖9g与黄酒1盅调匀，放碗内于锅上蒸半小时服用。每日2次，早晚空腹食用，3～5天为1个疗程。

（3）精神心理调摄

《内经》云"恬淡虚无，病安从来"，认为保持良好的心态，可以使人体气机调和，血脉流畅，正气充沛，久而久之，有助于病情的缓解。荨麻疹患者应尽量避免精神刺激和过度劳累，因为精神刺激，过度劳累可导致荨麻疹的反复发作。朋友与家人应尽量开导患者，以免患者产生抑郁情绪。患者亦应注意培养积极乐观的人生观，工作上注意劳逸结合，保持健康心态，提高机体抵抗力。

【验案举例】

案 1   张某某，男，47 岁。

初诊：2008 年 4 月 28 日

主诉：因反复双下肢风团 20 余年，加重半年来诊。

现病史：患者 20 余年前在云南生活时开始出现双下肢风团伴红斑丘疹、瘙痒，遇寒风则发，数小时内可消退无痕迹，患者一直未系统诊治。1 年前患者因大量饮酒后出现风团斑丘疹增多，蔓延至躯干及上肢，并可在进食海鲜、酒类或遇热后加重。曾在外院诊治，效果欠佳。

刻下症：全身躯干、四肢散在风团、斑丘疹，瘙痒剧烈，部分皮损可见抓痕，皮肤划痕症（＋）。胃纳欠佳，眠可，二便调。舌暗红，苔黄腻，脉弦滑。

中医诊断：瘾疹（风湿热证）。

西医诊断：荨麻疹。

治则治法：清热解毒，疏风活血。

中药处方：方拟皮肤解毒汤加减。

延胡索 15g	莪术 10g	生地 15g	白鲜皮 15g
红条紫草 15g	苏叶 15g	土茯苓 15g	徐长卿 15g
丹皮 15g	葛根 15g	银柴胡 15g	蝉蜕 10g
防风 15g	甘草 10g		

水煎服，每日 1 剂。7 剂。

二诊：2008 年 5 月 11 日

服前方后风团发作次数减少，瘙痒明显减轻，胃纳好转，眠可，二便调。舌暗红，苔白腻，脉弦略滑。

此热象渐退；但患者病程迁延，病久入络，瘀象仍明显。当增搜风通络之品，故前方加全蝎 10g。煎服法同前。

再服 7 剂后未再发病，随访半年，患者偶尔进酒或进食虾蟹均未见发病。

按：本病中医称为"瘾疹"，患者素体卫表不固，风寒袭表发为瘾疹，加之久居岭南潮湿之地，湿邪下注，故皮损好发于双下肢；后患者移居岭南之地，饮食失节，外袭及内生湿热薰表，皮损泛发于全身。患者皮损泛发，色红，瘙痒剧烈，为风邪夹热之象；皮损反复发作，迁延难愈，为湿邪黏滞之征；胃纳欠佳，苔黄腻，脉弦滑为湿热之象；久病入络故见舌暗红之瘀象。拟皮肤解毒汤加味以清热利湿，祛风止痒，凉血活血。因患者有慢性胃炎病史，改乌梅为延胡索以理气止痛兼以护胃，加白鲜皮、苏叶、徐长卿、蝉蜕、防风以疏风解毒止痒，加生地、丹皮、银柴胡以清热凉血解毒，葛根解毒透疹，甘草调和药性，全方共奏清热解毒，利湿止痒，疏风通络之效。服药后患者湿热之象明显改善，仍有瘙痒，加入全蝎以加强搜风通络之效。

案2 陈某某，女，33岁。

初诊：2007年10月20日

主诉：因反复全身起瘙痒性风团5年来诊。

现病史：患者5年前无明显诱因全身起瘙痒性风团，遇热风加重，遇冷稍减，曾服用解表疏风、活血清热之剂治疗，效果欠佳，迁延不愈。

刻下症：全身散布抓痕、血痂，皮肤粗糙肥厚，面、颈、胸背可见多处疹块，皮疹呈淡红色，时有腰酸困、足心汗出，偶有咳嗽，咳剧时常感气少不足以息，纳一般，眠可，二便调，舌淡尖红，少苔，脉细。

既往史：素有月经不调病史。

专科检查：全身散布抓痕、血痂，皮肤粗糙肥厚，面、颈、胸背可见多处疹块，皮疹呈淡红色，皮肤划痕症（+）。

中医诊断：瘾疹（肺肾不足，风邪侵袭）。

西医诊断：慢性荨麻疹。

治则治法：补肾敛肺，滋阴清热。

中药处方：拟方麦味地黄丸加减。

生地黄 20g	山茱萸 15g	怀山药 15g	茯苓 15g
牡丹皮 15g	泽泻 15g	麦冬 15g	乌梅 15g
白蒺藜 15g	五味子 10g	甘草 10g	

水煎服，每日1剂，7剂。

二诊：2007年10月27日

服药后风团减少，皮肤瘙痒明显减轻，腰酸困好转，偶有手足心汗出，咳嗽、少气少发，食欲好转，二便调。舌淡尖红，少苔，脉细。效不更方，患者素月经不调，略加活血调经之药，上方加益母草10g，连服15剂。

三诊：2007 年 11 月 11 日

无明显风团瘙痒，无腰酸、手足心汗出，无少气咳嗽，月经较前好转，纳眠可，二便调。舌淡红，薄白。

病情明显好转，继予上方 7 剂以善其后。

案 3 郭某，女，42 岁。

初诊：2002 年 10 月 20 日

主诉：患者全身起瘙痒性风团 5 月余来诊。

现病史：风团遇热风吹加重，遇冷稍减，以往服用过解表疏风、活血清热之剂疗效欠佳，迁延不愈。

既往史：素有月经不调、子宫肌瘤病史，经期伴有心烦、口渴，平时腰酸困，时有手足心汗出，常有咳嗽，咳剧时常感气少不足以息。

刻下症：身形较胖，全身散布抓痕、血痂，皮肤粗糙肥厚，面、颈、胸背可见多处疹块，皮疹呈淡红色，皮肤划痕症（＋）。舌淡尖红，少苔，脉细。

中医诊断：瘾疹（肺肾不足，阴虚血热）。

西医诊断：慢性荨麻疹。

治则治法：补肾敛肺，滋阴清热法。

中药处方：以麦味地黄丸加减。

生地黄 20g	山茱萸 15g	怀山药 15g	茯苓 15g
牡丹皮 15g	泽泻 15g	麦冬 15g	乌梅 15g
白蒺藜 15g	五味子 10g	甘草 10g	

水煎服，每日 1 剂，复渣再煎。分 2 次服。

另予足三里（双侧）穴位注射人参针，2ml，每周 2 次。

服药 7 剂后，皮肤瘙痒明显减轻，食欲好转。

继用 15 剂后，已很少出现风团，月经较前好转。

再经 1 月治疗后临床痊愈。3 月后复诊，未诉复发。

案 4 刘某某，男，38 岁。

初诊：2008 年 1 月 9 日

主诉：因全身反复起风团伴瘙痒 1 月余来诊。

现病史：患者 1 年前起全身反复起风团、瘙痒，伴腰膝酸软，潮热盗汗，动则气喘，经中西医多方治疗仍反复发作。

刻下症：面、颈、胸背见多处淡红带白色风团，瘙痒，动则气喘，腰膝酸软，潮热盗汗，舌淡，苔少，脉细。

中医诊断：瘾疹（肺肾不足，风邪侵袭）。

西医诊断：慢性荨麻疹。

治则治法：补肾敛肺，祛风止痒。

中药处方：拟六味地黄丸加味。

熟地黄 15g	山萸肉 15g	怀山药 15g	茯苓 15g
丹皮 15g	泽泻 15g	何首乌 15g	乌梅 15g
白蒺藜 15g	五味子 10g	酸枣仁 30	甘草 9g

水煎服，每日 1 剂，14 剂。

二诊：2008 年 1 月 23 日

服药后风团减少、颜色变淡、瘙痒减轻，腰酸、盗汗好转，动则气喘不明显，纳眠可，二便调，舌淡苔少，脉细。诸症好转，效不更方，上方继服14 剂，煎服法同前。

三诊：2008 年 2 月 9 日

风团消失，无瘙痒，腰酸不明显，无盗汗、动则气喘，纳眠可，二便调，舌淡苔白，脉细。病情基本告愈，予上方 7 剂调理。

按：慢性荨麻疹属中医"瘾疹"范畴，其发病与素体禀赋不耐，加之风湿热诸邪侵犯皮肤有关。禤老认为慢性皮肤病常反复发作、缠绵难愈，肾虚是影响疾病复发的重要因素。肾为五脏之本，肾虚则五脏皆虚 补肾不仅是扶正的主要手段，也是调动和激发人体正气、驱除痼疾的中心环节，犹如"阳光一出，阴霾四散"。因肾为卫气之根，肺主皮毛，肺肾不足则卫气不能温分肉，肥腠理，且肾水亏虚，不能涵木，内外之风同气相求，故风团出没难除。采用六味地黄滋阴补肾，助卫气而涵肝木，五味子、乌梅敛肺，白蒺藜祛外风而平肝，肺肾功能正常则卫气功能复常，疾病自愈。对于某些疾病，即使肾虚不是疾病的主要病因，在不影响总体治疗的前提下适当补之，常有益于缩短病程，加速疾病的痊愈。禤老认为治疗皮肤病不可守一方，治一病而失中医辨证之根本。如上述患者，本为肺肾不足，阴虚血热，如以解表疏风、活血清热之药，药不对证，更伤其阴。

案5 陈某某，女，27岁。

初诊：2008 年 8 月 6 日

主诉：因全身风团伴瘙痒 3 月来诊。

现病史：患者3月前无明显诱因全身起瘙痒性风团，遇热风加重，遇冷稍减，曾服用抗过敏药物治疗，停药反复，效果欠佳，迁延不愈。

刻下症：全身起淡红色风团，伴瘙痒，时有手足心汗出，纳一般，眠可，二便调。舌淡红，苔微黄，脉弦细。

中医诊断：瘾疹（气虚卫表不固夹瘀）。

西医诊断：荨麻疹。

治则治法：益气固表，祛风止痒。

中药处方：拟玉屏风散加减。

北芪 15g	白术 15g	防风 15g	苏叶 15g
徐长卿 15g	丹皮 15g	生地 15g	乌梅 15g
地龙干 15g	苦参 15g	全蝎 5g	紫草 20g
莪术 10g	夏枯草 15g		

共7剂，每天1剂，水煎服。

二诊：2008年8月20日

旧风团消退，偶有新发，瘙痒不甚，消退较开始快，睡眠可，二便调。此气血调和、风邪渐去、肌表得固，故风团基本消退、少新发、瘙痒不甚、消退快、睡眠好转。守上方，加北芪至20g，加强益气固表之力，继服。

三诊：2008年11月5日

风团消退，基本无新起，无瘙痒为气血调和，风邪已去的表现。

按：本案患者舌淡、苔白、脉细为气血亏虚之征；全身反复起风团伴瘙痒为气虚肌表不固，风邪乘虚而入，体弱血少，风从内生，风蕴肌肤所致；瘙痒夜甚与夜晚阴盛阳虚有关。证属气血亏虚，故治以益气养血固表，祛风止痒，方用玉屏风散加减，加苏叶、徐长卿祛风止痒，丹皮、生地行血泻热，乌梅、五味子敛阴止痒，珍珠母、地龙干镇静止痒，苦参清热燥湿解毒，患者病情有3月之久，久病必瘀，故稍加莪术以活血化瘀。诸药合效，故能很快控制病情。

案6 黄某某，女，34岁。

初诊：2009年2月18日

主诉：因全身反复起风团伴瘙痒1年来诊。

现病史：缘患者1年前行输卵管再通术，予左氧氟沙星抗炎后出现全身起风团伴瘙痒，曾到外院就诊，诊断为"荨麻疹"，给予抗过敏药物治疗具体不详，症状可缓解，停药后复发，之后辗转多家医院，病情反复难愈，风团、瘙痒遇冷加重。

刻下症：神清，精神可，全身反复起风团，瘙痒，遇冷加重，胃脘偶不适，纳眠一般，小便调，大便烂，舌淡暗，有齿印，苔薄黄，脉缓。

专科检查：全身散在淡红色风团、抓痕，皮肤划痕症（＋）。

中医诊断：瘾疹（脾胃虚弱，卫气不固）。

西医诊断：荨麻疹。

治则治法：益气固表，祛风止痒。

中药处方：

黄芪 15g	白术 15g	防风 15g	苏叶 15g
徐长卿 15g	丹皮 15g	生地 15g	乌梅 15g
五味子 10g	珍珠母先煎 30g	延胡索 15g	浙贝 15g
海螵蛸 30g			

共 7 剂，每天 1 剂，水煎服。

其他治疗：赛庚啶片、祛风止痒片，口服。

二诊：2009 年 3 月 2 日

旧皮损消退，少许新起，瘙痒减轻，胃脘无明显不适，大便好转，纳眠可。舌淡暗，有齿印，苔微黄腻，脉缓。大便好转，旧皮损消退，瘙痒减轻为脾胃得健，卫外渐固，虚风渐去；舌微黄腻为有湿热内蕴。舌微黄腻，改五味子为绵茵陈以清湿热，继服。

三诊：2009 年 3 月 16 日

药后好转，停药后反复，大便稀烂，纳眠可。舌淡暗，有齿印，苔微黄腻，脉缓。停药后反复，大便烂为脾胃气虚，卫外不固。去珍珠母，加陈皮理气健脾，北芪加至 20g，以增强益气固表之力。

四诊：2009 年 3 月 30 日

用药后发作次数减少，瘙痒减轻，胃部无不适，大便偏烂，纳眠可。舌淡暗，有齿印，苔微黄腻，脉缓。发作次数减少，瘙痒减轻为卫气渐固，风邪渐去之征。大便烂，加薏苡仁以健脾祛湿实大便。

其他治疗：利湿止痒片，口服。

五诊：2009 年 4 月 14 日

风团无明显发作，无瘙痒为风邪已去；腹胀，便稀为脾虚气滞湿蕴。腹胀，便稀，改薏苡仁为木棉花，以加强健脾祛湿，改陈皮为厚朴，加强理气行滞。

六诊：2009年4月28日

无风团发作，无瘙痒为风邪卫外得固，风邪已去；大便成形，腹胀痛缓解。舌淡暗，有齿印，苔微黄，脉缓。前方去厚朴继续巩固治疗。

按：慢性荨麻疹反复发病日久，内因是正气不足，由于正气不足，卫外不固，易受外邪侵袭，邪正相争，正不胜邪而发病，诚如《黄帝内经》所言"邪之所凑，其气必虚""风雨寒热，不得虚，邪不能独伤人"。导致荨麻疹发复发作的正气不足，肺脾气虚是常见原因之一。"肺主一身之表"，肺气虚则卫外不固，邪气乘虚而入；"脾为后天之本"，脾虚则水谷不得运化，湿邪内生，"湿性黏腻"，更致病邪难去。禤教授常用玉屏风散加味，佐以重镇收敛之品治疗本病，收效满意。据西医学认为，本病为变态反应性疾病，常伴有过敏体质和免疫功能失调，治疗以抗过敏和调节免疫为主。黄芪益气固表，白术健脾除湿，具有增强细胞免疫的功能，防风、乌梅等有抗过敏作用，甘草有抗炎、抗过敏和皮质激素样作用。在临床实践中，结合中医理论和中药药理研究成果，有助于提高疗效。

第七节　丘疹性荨麻疹

丘疹性荨麻疹又称荨麻疹性苔藓、婴儿苔藓或小儿荨麻疹性苔藓、急性单纯性痒疹，是婴幼儿常见的过敏性皮肤病，也可见于成人或老年人。大多数发病主要由蚊子、臭虫、蚤、虱、螨、蠓等叮咬后引起的过敏反应。临床上以散在鲜红色风团样纺锤形丘疹、顶端有小水疱，瘙痒剧烈为主要临床特征。

本病多发生于春、夏、秋季，好发于躯干和四肢伸侧，皮疹常成批发生，数目不定，散在或群集分布，较少融合。红斑和水肿常于短期内消退，留有坚实丘疹，瘙痒剧烈，经搔抓后表皮剥脱或水疱破裂、结痂，皮疹逐渐消退，遗留暂时性色素沉着。一般无全身症状，局部淋巴结不肿大。

西医一般以抗组胺药物对症治疗，或者外用皮质类固醇霜，如曲安西龙、氟轻松等，有继发感染时给予抗生素。

禤老认为本病多由肌腠虚疏，风尘入于皮肤所致，或因食滞，内蕴湿热，复感风邪虫毒所致。辨证上多为风、湿、热、毒证。治疗以疏风清热、利湿解毒为常用治法。常用银花生地解毒汤加减治疗，临床效果很好。药用银花15g，生地15g，土茯苓20g，紫苏叶10g，防风10g，连翘15g，茵陈15g，蝉蜕10g，薏苡仁20g。对于伴有腹胀，大便秘结，小便短赤，舌苔白厚者，多为风湿热兼夹食滞之症，又常佐以消食祛滞法。

禤老很重视本病的预防与调护。他指出，要注意保持室内外的清洁卫生，家中要少养猫、狗之类的宠物，若有猫、狗宠物，要经常给予洗澡和清洁；经常晾晒积久未用的被褥、衣服，防止螨虫等停留；本病发病与蚊子、臭虫、蚤、虱、螨、蠓等叮咬后引起的过敏反应有关，因此，避免蚊蚤、螨等虫叮咬很关键；另外，某些食物也可能是诱因，如鱼虾、海鲜、腌腊食品、饮料等都可诱发本病，而过于酸辣等有刺激性的食物也会增加人体过敏的概率。所以日常生活中需要注意饮食，避免诱因。

【验案举例】

案 张某某，女，52岁。

初诊：2005年11月19日

主诉：因反复躯干、四肢起红色风团样丘疹伴痒2月就诊。

现病史：2个月前先于腰部出现红色风团样丘疹，痒甚，继之泛发四肢，遂至某西医院皮肤专科就诊，诊断为"丘疹性荨麻疹"，予赛庚啶、仙特明等药物口服，艾洛松等药膏外搽，皮损此起彼伏，未能根治。期间也听从医生吩咐，清扫卫生及清理凉席等，病情也未见明显好转。现遂就诊于中医，希中医中药调治以达根治。

刻下症见：躯干、四肢散在风团样丘疹，瘙痒较甚，纳可，睡欠佳，大便黏滞不爽，小便调。舌红，苔薄黄腻，脉弦。

专科检查：躯干、四肢散在鲜红色丘疹，呈梭形，部分顶部可见小水疱。局部散在色素沉着斑。

中医诊断：水疥（风湿热毒）。

西医诊断：丘疹性荨麻疹。

治则治法：利湿解毒，祛风止痒。

方药：拟银花生地解毒汤加减。

金银花15g	生地15g	土茯苓20g	茵陈15g

| 紫苏叶 10g | 防风 10g | 蝉蜕 10g | 连翘 15g |
| 薏苡仁 20g | 赤芍 10g | 枳壳 10g | 北杏仁 10g |

6 剂，水煎服，日 1 剂。

其他治疗：飞扬洗剂，每次 1～2 小包，加入热水一大桶，融化后待温全身泡洗或洗浴。

三黄洗剂外搽皮损。

二诊：2005 年 11 月 25 日

服药及外洗、外擦后，皮损明显减少，偶于腰腹部有起少量皮疹，色淡红，皮疹形态无以前胀实，无水疱。瘙痒较前明显减轻，胃纳稍差，睡眠转安，大便无黏滞但仍溏，舌淡红，苔转为薄白，脉缓。

湿热毒邪渐去，脾虚湿困之象渐现，拟健脾化湿，祛风止痒。调整方药：

党参 15g	白术 15g	土茯苓 15g	荆芥 10g
炒扁豆 15g	炒薏苡仁 20g	防风 10g	苏叶 10g
炙甘草 3g			

4 剂，水煎服，日 1 剂。

三诊：2005 年 11 月 25 日

药后四肢、躯干部风团样丘疹全部消退，散在色素沉着斑，无瘙痒。纳眠可，二便调。舌淡红，苔薄白，脉缓。

停内服药，嘱佩戴中药香袋以预防。中药香袋：蛇床子、丁香、白芷各20g，细辛、苍术、艾叶、香附、硫黄各 10g，共研细末，过 80～100 目筛，加入冰片 5g 混合，25g 为 1 袋。每次用 2 袋，一袋放在贴身衣袋内，另一袋放在患者的床单下或枕头下。

按：中医认为丘疹性荨麻疹主要是由于先天禀赋不耐，加之饮食失调，昆虫叮咬、虫毒湿热诸邪聚结于皮肤所致。西医认为发病与蚊、蚤、螨等节肢动物的叮咬有关，个体素质影响对昆虫叮咬的反应不同。本病多发生于儿童，春、夏、秋季较多见，好发于腰、臀和四肢。皮疹常成批发生，数目不定，散在或群集分布，新旧皮疹可同时存在。皮损开始为风团样损害，逐渐形成梭形的水肿性红丘疹，有时可见伪足，1～2 天后水肿消退，留下质实的丘疹，剧痒，丘疹顶端可出现小水疱，在肢端部位可形成疱壁紧张的大疱，疱液清亮，周围无红晕，水疱抓破后结痂，皮疹逐渐消退，遗留暂时性色素沉着。

该患者生活于岭南、香港地区，虽已入秋，年过半百，仍患水疥，初期经西药抗敏治疗，效果不明显。考虑与患者禀赋不耐、先天体质有关。初诊时：皮疹色鲜红、数目较多，可见水疱，患者自觉痒甚影响睡眠，大便黏滞，加之舌脉象。禤老认为瘙痒较甚可辨为风，水疱、大便黏滞可辨为湿象，皮疹色鲜红、肿胀（风团样）可辨为热毒，所以该病可辨证为风湿热毒。以利湿解毒、祛风止痒为法，处方银花生地解毒汤加减。方中金银花、紫苏叶、防风、蝉蜕疏风止痒，这里既有辛凉疏风类药银花、蝉蜕，也有辛温疏风类紫苏叶、防风，表面上看似矛盾，其实与病机中的既有热邪也有湿邪有关，辛凉疏风可化热，辛温芳香疏风可化湿，这样使用不助热不碍湿，比单纯使用辛凉、辛温效果好。土茯苓、薏苡仁、北杏仁清热祛湿。茵陈、连翘清热解毒；生地清热凉血以防热邪入血；赤芍活血行血以助祛风；枳壳行气以助祛湿；其中北杏、枳壳、薏仁三药畅上中下气机以祛湿。该方还有一细节，没有处方甘草。禤老认为患者舌苔黄腻，此时不宜处方甘草以滞脾阻碍气机且助湿。

二诊时患者皮损显著好转，瘙痒减轻，皮损色淡红不似初诊鲜红，肿胀不显，无水疱；但出现胃纳差、大便仍溏，舌转淡红，苔黄腻消退，脉缓。禤老认为此时脾虚一面已现，毕竟患者已年过半百。初诊银花生地解毒汤药性偏凉，中病即止，邪退大半而正虚亦现，此时如果继处方银花生地解毒汤，患者皮疹不会消退，换句话说疾病也不会疾愈，胃纳更差、大便会更溏稀。此时转为健脾化湿，祛风止痒为法，处方参苓白术散类方药健脾渗湿，疏风解余邪正当时。方药中扁豆、薏仁以炒用，应当注意。

三诊时禤老处方香袋以防病具有"治未病"思想意义。在临床中也有确切的疗效，也深受患者的欢迎。

在该案中禤老辨证思路贯穿始终，祛邪扶正与病机丝丝相扣，用药匠心独具，临床效果显著也是在情理之中。

第八节　嗜酸性粒细胞增多性皮炎

嗜酸性粒细胞增多性皮炎病因不明，以血及骨髓嗜酸性粒细胞持续增多、组织中嗜酸性粒细胞浸润为特征的一类疾病。可能为一种超敏和自身免疫反应，其发病机制与Ⅰ、Ⅲ、Ⅳ型变态反应有关。本病临床表现亦缺乏特异性，在治疗过程中多被误诊为"湿疹""痒疹""丘疹性荨麻疹"等疾病，皮疹分布以四肢、躯干为主，多呈泛发性，皮损形态为红色、暗红色，圆形、椭圆形，弥漫性浸润性红斑、丘疹、斑疹、斑丘疹及色素沉着为主要皮损表现，可有渗出，瘙痒剧烈常见，全身见抓痕、结痂，皮肤粗糙。诊断本病需要除外由于寄生虫感染、血液病继发的嗜酸性粒细胞增多症。西医治疗一般以皮质类固醇和免疫抑制剂如环磷酰胺、雷公藤等治疗，可获暂时临床缓解。

禤老指出，中医古籍中没有相应的病名对应于本病，其辨证可参照湿疮论治，对于缓解临床症状，亦有比较好的效果。

【验案举例】

案 张某，女，28岁。

初诊：2009年3月26日

主诉：因全身皮肤多形皮损伴痒1年来诊。

现病史：患者于1年前无诱因下，全身出现红斑水疱伴瘙痒渗液水肿，双下肢最明显，遂多次至当地中医门诊治疗，未见明显好转，经常反复，外院行皮肤活检结果均提示"嗜酸性粒细胞增多性皮炎"，予口服激素治疗。服药可控制病情，但停药反复，遂到我院寻求中医中药治疗。

刻下症：患者神清，精神可，全身出现红斑水疱伴瘙痒、渗液、水肿，双下肢最明显，伴少许疼痛，下午加重，口苦口干，纳可眠差，二便正常。舌红，苔黄腻，脉滑数。

专科检查：全身散在红斑水疱、渗液、肿胀，以双下肢明显。

理化检查：外院皮肤活检均提示符合嗜酸性粒细胞增多性皮炎。

中医诊断：湿疮（风湿热困）。

西医诊断：嗜酸性粒细胞增多性皮炎。

治则治法：疏风清热，利湿止痒。

中药处方：皮肤解毒汤加减。

延胡索 15g	莪术 10g	红条紫草 15g	土茯苓 20g
丹皮 15g	徐长卿 15g	防风 15g	苏叶 15g
苦参 15g	甘草 10g	生地 15g	白鲜皮 15g
地龙干 15g	地肤子 15g	川萆薢 15g	苦参 15g
柴胡 15g			

其他治疗：咪唑斯汀片、利湿止痒片，口服。

二诊：2009 年 4 月 9 日

患者神清，精神可，躯干红斑水疱较前好转，无新发，伴瘙痒，渗液减少，水肿减轻，双下肢仍较肿，皮损无明显疼痛，渗液下午加重，口苦口干，纳可眠差，二便正常。舌红，苔黄腻，脉滑数。

刻下仍有湿热蕴毒之象，上方去地龙干、柴胡，加黄芩、蒲公英 15g，以清热燥湿解毒。

三诊：2009 年 4 月 29 日

患者神清，精神可，躯干旧红斑水疱有反复，无新发，伴瘙痒，渗液，水肿减轻，双下肢仍较重，皮损无明显疼痛，旧皮损时有反复，口苦口干，纳可眠差，二便正常。舌淡红，苔白腻，脉滑。

湿热渐化，拟健脾除湿，清热解毒为法。

调整处方：

太子参 15g	茯苓 20g	白术 15g	怀山药 15g
薏米 20g	防风 15g	苦参 15g	甘草 10g
地龙干 15g	白鲜皮 15g	芦根 15g	白茅根 15g
川草薢 15g	绵茵陈 15g	金银花 15g	延胡索 15g

四诊：2009 年 5 月 7 日

患者神清，精神可，躯干红斑水疱较前好转，渗液、水肿减轻，仍以双下肢为重，口苦口干减轻，纳可，眠差，二便正常。舌红，苔白腻，脉滑。

效不更方，守方续服。

五诊：2009 年 6 月 8 日

患者神清，精神可，躯干红斑水疱较前好转，无新发，无渗液、水肿，部分遗留色素沉着斑，口苦口干好转，纳可，眠好转，二便正常。舌红，苔薄白，脉细。

口干口苦好转，湿热渐去，上方去芦根、白茅根、川草薢、绵茵陈、金银花、延胡索，患者长时间服药，酌加芡实、生地以健脾养阴，佛手、竹茹疏肝和胃。

按：本病可属于湿疮范围，该病主要是由于先天禀赋不足，后天将养失调，致风湿热诸邪搏结于皮肤所致。患者全身散在红斑，瘙痒，渗液肿胀，黄色痂风湿热困的表现，舌红苔黄腻、脉滑数亦为风湿热困之证。证属风湿热困。经祛风清热利湿治疗，症状有所减轻，但湿热之邪未退，故在前方的基础上减少祛风之柴胡、地龙干，加用蒲公英、黄芩以加重清热利湿解毒之功。患者治疗后热像逐渐消退，但湿邪仍较重，治疗上调整方案，以参苓白术散加减，加强健脾利湿之力。

第九节　接触性皮炎

接触性皮炎，又称为环境与职业性皮炎。可分为 2 类，包括刺激性接触性皮炎和变应性接触性皮炎。本病的特点是发病前有明显的接触史，接触部位皮肤红肿，或起丘疹、水疱，瘙痒。有些患者皮损可泛发，成为系统性接触性皮炎。一般除去病因后可痊愈。

禤老指出，在中医文献中，多以接触物的不同而有不同的命名，如接触生漆引起者称"漆疮"，接触膏药引起者称"膏药风"，使用马桶引起的称"马桶癣"等。名称虽多样，但总由素体禀赋不耐，皮毛腠理不密，感受不耐之邪，多为湿热毒邪，与气血相搏而发病。不耐之邪主要有动物性、植物性、化学性三种。常见的包括动物的毒素，昆虫的毒毛等；植物的花粉、叶、茎等；化学品如漆、染料、药物、塑料、橡胶制品等；某些金属如镍、铬等。

治疗方面，禤老常用清热解毒、祛风止痒法，疗效较好。外治方面，初起皮肤潮红肿胀者，常选用炉甘石洗剂、三黄洗剂外涂，每日 3～5 次。红肿明显，有水疱、大疱、糜烂渗液者，常用马齿苋、生地榆、黄柏等，煎水待凉后湿敷；或用 10% 黄柏溶液湿敷，每日 3～5 次；皮损结痂，脱屑者，选用青黛膏、黄连膏涂搽，每日 2～3 次；皮损肥厚粗糙，呈苔藓样者，选用复方蛇脂软膏涂搽，每日 2 次。

特别需要提出的，是必须积极寻找致敏原因，以避免再次接触，防止病情复发。如果变应原与职业有关者，应加强防护，必要时需更换工作。

【验案举例】

案 周某某，女，54 岁。

初诊：2009 年 4 月 13 日

主诉：因面部、手部反复起红斑脱屑伴瘙痒 4 年，加重 1 月来诊。

现病史：患者 4 年前因接触装修材料后面部、手部起红斑，瘙痒，搔抓后脱屑，曾于当地医院就诊，予激素治疗后好转，停药症状反复。1个月前，上述症状加重，遂来就诊。

刻下症：面部、手部反复起红斑，轻度肿胀，瘙痒，散在脱屑，纳眠一般，胃脘不适，大便干结，舌红，苔黄腻，脉弦数。

中医诊断：漆疮（风湿热毒）。

西医诊断：接触性皮炎。

治则治法：疏风清热，利湿止痒。

中药处方：

延胡索 15g	红条紫草 15g	土茯苓 20g	丹皮 15g
苦参 15g	徐长卿 15g	防风 15g	苏叶 15g
生地 15g	白鲜皮 15g	珍珠母（先煎）30g	
地龙干 15g	蝉蜕 15g	地肤子 15g	甘草 10g

共14剂，每天1剂，水煎内服。

配合祛风止痒片、盐酸西替利嗪片口服，消炎止痒霜、糠酸莫米松乳膏、复方蛇脂软膏外用。

二诊：2009年4月27日

面部、手部红斑明显减少，颜色变淡，无脱屑，无肿胀，瘙痒减轻，纳眠好转，大便畅。舌红，苔黄腻，脉弦。上方改蝉蜕为全蝎以搜风毒；舌苔仍黄腻，加川草薢以利湿。共14剂，每天1剂，水煎内服。

三诊：2009年5月11日

皮损基本消退，未见新起，无瘙痒，纳眠可，大便调。舌淡红，苔薄黄，脉弦细。上方去全蝎，续服7剂，巩固疗效。

按：患者因接触过敏物质而致红斑瘙痒，属中医漆疮范畴，其病因病机为素体禀赋不耐、皮毛腠理不密，感受风湿热毒邪，久而成毒，风湿热毒诸邪搏结于皮肤，发于肌肤则发为红斑、肿胀瘙痒；毒热热灼津液则便干。舌红，苔黄腻，脉弦数则皆为风湿毒热内盛之征，故辨为风湿热毒证，治之以疏风清热，利湿解毒，禤老验方皮肤解毒汤即为解皮肤诸毒邪而设。方中防风、徐长卿、白鲜皮、苏叶、地肤子祛风止痒；生地、丹皮凉血泄热，土茯苓、苦参、川草薢利湿解毒；虫类药地龙干、蝉蜕、全蝎搜风逐邪，攻毒散结；甘草调和；诸药合奏疏风清热、利湿解毒之效，故邪去病安。

第十节　夏季皮炎

夏季皮炎是由于气候炎热引起的一种季节时令性的炎症性皮肤病，常在 6～8 月份发病。本病是夏季常见的皮肤病，主要是由于天气炎热、温度高、湿度大，加上灰尘等刺激皮肤而引起。

本病成人多见，尤其在高温环境中（30℃以上）长时间工作的人群易发病，患者以往夏季多有同样的病史。皮损常累及躯干部和四肢，尤其好发于小腿伸侧，呈对称分布。初起为针头至粟粒大小的红斑、丘疹，继之可见丘疱疹，无糜烂、渗出，自觉瘙痒和轻度灼热感。搔抓后可出现抓痕和血痂，久之皮肤粗糙肥厚、色素沉着或继发皮肤感染。其病情与气温及湿度密切相关，气温越高、湿度越大、持续时间越长，则发病率越高，病情越重。本病可每于夏季反复发作，当气温下降天气转凉后，皮损可自然减轻或消退而愈。

西医治疗主要是抗过敏、止痒，内服抗组胺药；局部治疗以清凉、止痒为主，可外用炉甘石洗剂、1%～2% 薄荷酒精或糖皮质激素霜剂。

褟老认为，本病属于中医"夏疥""暑热疮"的范畴。暑为夏令主气，属阳邪，由火热之气所化。夏令暑蒸炎热，腠理易疏，暑热挟湿外侵，与内蕴湿热相感，蕴于肌肤而致。

临床上以暑湿致病多见，症见皮肤潮红或成片的斑丘疹或丘疹，瘙痒剧烈，遇热尤甚，抓之无滋水流出，可见抓痕、血痂；伴烦躁，夜寐不安，口干，胸闷，尿黄短涩；舌质红，苔黄，脉弦。褟老认为本病以实为主，治宜清热解暑、除湿止痒，常用荷叶青蒿汤合导赤散加减治疗，效果满意。其主要药物组成为：荷叶 10g，青蒿 10g，生薏苡仁 30g，桑叶 10g，滑石 15g，木棉花 15g，生地黄 15g，淡竹叶 10g，灯心草 5 扎，杭菊花 10g，扁豆花 10g，蝉蜕 10g，佩兰 10g，甘草 5g。方中荷叶、青蒿、佩兰、扁豆花清热解暑化湿；生薏苡仁、滑石、木棉花清热除湿；生地黄、淡竹叶、灯心草清心除烦；桑叶、蝉衣、杭菊花疏风散热止痒；甘草清热与调和诸药。可根据症情适当加减，瘙痒较甚者，加白鲜皮 15g、苦参 15g 以清热燥湿、祛风止痒；血热较甚者，加赤芍 15g、丹皮 15g 以凉血活血、清热解毒。

褟老亦重视外治法，常用三黄洗剂外涂，止痒粉或六一散加 20% 枯矾和匀外扑；中药徐长卿、苦参等份，水煎去渣微温外洗，或用消炎止痒洗剂，每次1～2小包，用开水溶化，再加冷水适量调至水温适度外洗，每天1～2次。另外，可配合针刺疗法，选用曲池、血海、三阴交等穴用泻法；若逢夏日屡次复发，可选用三棱针耳部快速点刺治疗。

禤老认为，本病是由盛夏持续高温和闷热而引起，预后良好，环境改善可自愈，但易复发，因此特别强调本病的预防与调理。常嘱患者生活环境应保持室内通风和散热，室内温度不宜过高；勤洗澡、勤换衣，衣着应宽松、透气、吸汗，保持皮肤清洁干燥；宜用温水沐浴，浴后擦干，可外扑爽身粉，避免汗液浸渍、过度搔抓及用热水烫洗止痒；注意饮食清淡，发病期间忌食鱼腥发物和辛辣燥热之品。必要时还可选用下列药膳和食疗，对夏季皮炎的防治有一定的帮助：

（1）清暑汤：荷叶10g、竹叶10g、西瓜皮30g，水煎加糖调服，每天1次。

（2）广东凉茶（王老吉颗粒）：每次2袋，一日2次，冲服。

（3）冬瓜苡仁绿豆汤：冬瓜（连皮洗净）适量、绿豆100g、生苡仁30g，加糖同煎，每天1次。

（4）五花茶：金银花、菊花、槐花、木棉花、鸡蛋花等份，洗净后加水煎，当茶饮。

【验案举例】

案 刘某，男，39岁。

初诊：2009年7月18日

主诉：因躯干、四肢反复红斑、丘疹伴瘙痒4年来诊。

现病史：患者近4年躯干、四肢处反复起红斑、丘疹，伴瘙痒，夏季加重，冬季缓解或消失，无明显水疱、糜烂、渗液等，多方诊治，仍反复发作。

刻下症：躯干、四肢反复起红斑、丘疹，伴瘙痒，无明显水疱、糜烂、渗液，纳眠可，小便黄，大便可，舌淡，苔薄黄，脉滑。

中医诊断：湿疮（湿热蕴阻）。

西医诊断：夏季皮炎。

治则治法：清热解暑，祛湿止痒。

中药处方：

鱼腥草20g	青蒿10g	芦根20g	防风12g
淡竹叶15g	灯心草6扎	生地15g	牡蛎30g

白鲜皮 20g　　　薏苡仁 20g　　　连翘 12g　　　　甘草 6g

共 7 剂，每天 1 剂，水煎内服。

其他治疗：配合祛风止痒片，口服。

二诊：2009 年 7 月 25 日

红斑丘疹颜色变淡，瘙痒减轻，纳眠可，二便可，舌淡，苔薄黄，脉滑。上方加茯苓淡渗利湿。共 14 剂，每天 1 剂，水煎内服。配合祛风止痒片口服。

三诊：2009 年 8 月 11 日

皮疹渐退，变淡，无明显瘙痒。纳眠可，二便可，舌红，苔白腻，脉弦细。上方去青蒿、芦根，加白术、怀山药以健脾利湿，巩固调理。共 14 剂，每天 1 剂，水煎内服。

按：夏季皮炎常发生于炎热天气，以成人多见，患者以往夏季有同样病史，自觉瘙痒。中医认为本病是由于暑热湿热困阻，蕴蒸肌肤所致，故治疗上多采用清暑热的治疗方法。褚老认为脾居中土，主运化水湿，且外湿也易伤脾，治疗上除常规治疗外，培补中土以治脾虚也很重要。本案急则治标，以祛风利湿止痒为法，方中鱼腥草、芦根、竹叶、薏苡仁清热健脾祛湿，防风、灯心草、白鲜皮、连翘清热祛风止痒，其中竹叶、灯心草、生地、甘草为导赤散之组方，其意在引邪热下行，从小便而出；牡蛎镇静安神止痒。后期瘙痒减轻、皮损消退之时，则健脾治本为主，以四君子汤加减，适当配合祛风利湿止痒之剂以标本兼治。

第十一节　光敏性皮炎

光敏性皮炎是皮肤对紫外线的过敏反应。一般在曝晒后数小时内于暴露部位出现皮肤红肿，亦可起水疱或大疱。本病肤色浅者易患，以女性较多见。光敏性皮炎包括日光性荨麻疹、化学光敏性皮炎、多形性日光疹，以日光暴露部位的瘙痒性突发性皮疹为特征。中医常将本病归属于日晒疮、湿疮或瘾疹的范畴。

褚老认为本病是由于肌肤"腠理不密""外受暑湿热毒"引起的。其治疗原则以"清热解毒""凉血祛暑"为主。药物治疗的同时，应注意避免日常生活中的诱因：常见光敏性食物，比如灰菜、苋菜、萝卜叶、芥菜等的摄入；

光敏性药物，如外用补骨脂素、白芷素等，内服四环素、灰黄霉素、氯丙嗪、双氢克尿噻、呋塞米及阿司匹林等，常常与紫外线照射共同导致光过敏反应。家居照明灯具中的紫外线，常常是隐藏的光变应原，也特别需要注意避免。药物治疗的同时，应注意在疾病的不同阶段，制定不同的户外活动计划。在对日光敏感性较强的阶段，应尽量避免外出，尤其是在日光强烈的时间段，以防日光曝晒。如果必须外出，应当做好防护如打伞、戴帽、穿长袖衣服等。还可以外用一些避光剂。病情稳定后，应适当增加户外锻炼的时间，以增强皮肤对日光的耐受程度。在夏季 6 ～ 8 月份的 10 ～ 14 点是日光中紫外线照射最为强烈的时间，此时应尽量避免外出。

【验案举例】

案 钟某，男，70 岁。

初诊：2010 年 5 月 26 日

主诉：因头面部及手背起红斑、干燥、脱屑伴瘙痒 1 年来诊。

现病史：1 年前日晒后头面部及手背起红斑、干燥、脱屑伴瘙痒，曾予激素软膏外用，症状未见明显好转，遂前来求治。

刻下症：头面部及手背起红斑、干燥、脱屑伴瘙痒，无染发史。纳眠可，二便调。舌红，苔黄腻，脉弦。

既往史、过敏史、家族史等无特殊。

专科检查：头面部及手背弥漫性红斑、干燥、脱屑。

中医诊断：日晒疮（风热湿毒）。

西医诊断：光敏性皮炎。

治则治法：疏风清热，利湿解毒。

中药处方：皮肤解毒汤加减。

乌梅 20g	莪术 10g	紫草 15g	土茯苓 20g
丹皮 15g	徐长卿 15g	防风 15g	苏叶 15g
苦参 15g	甘草 10g	生地 20g	白鲜皮 15g
珍珠母 30g（先煎）		地龙干 15g	蝉蜕 10g

配合祛风止痒片、抗组胺药口服，消炎止痒霜、糠酸莫米松乳膏、复方蛇脂软膏混合外用。

二诊：2010 年 6 月 2 日

服药后，面部红斑较前消退，少许脱屑，未见水疱、渗液，瘙痒减轻，纳眠可，大便烂，小便调。舌红，苔黄微腻，脉弦。

红斑减轻，大便烂，热象减轻，去紫草，以免滑肠，加薏苡仁渗湿健脾。其余治疗同前诊。

三诊：2010年6月23日

服药后面部皮损开始结痂，少许脱屑，时有瘙痒，纳眠可，二便调。舌红，苔黄微腻，脉弦。

面部皮疹结痂，上方去潜镇之珍珠母。

配合养血止痒片、抗组胺药内服，消炎止痒霜、糠酸莫米松乳膏、肤必润混合外用皮损。

四诊：2010年6月30日

面部皮损结痂，少许脱屑，偶有瘙痒，纳可，眠欠佳，夜尿频，大便调。舌红，苔黄微腻，脉弦。

夜眠欠佳，夜尿频，仍需佐以潜镇安神，上方加珍珠母。

配合养血止痒片、抗组胺药内服，消炎止痒霜、糠酸莫米松乳膏、肤必润混合外用皮损。

五诊：2010年7月7日

皮损大部分消退，颜色变淡，部分痂皮脱落，无明显脱屑，时有瘙痒，纳眠可，夜尿1～2次/晚，大便调。舌红，苔黄微腻，脉弦。

眠可，上方去珍珠母，仍有夜尿，去丹皮、土茯苓，加芡实以健脾固肾，患者年老，久病入络，加乌梢蛇搜风通络，地肤子祛风止痒，柴胡开转枢机，使邪有出路。

按：中医认为本病多由禀赋不耐，腠理不密，不能耐受日光暴晒，阳毒外侵，灼伤皮肤，甚或热毒蕴于肌肤，与内湿搏结而成。阳毒与风湿相搏，内不得宣泄，外不得透达，发于皮肤而见弥漫性红斑，风盛则痒，风与热结，灼伤阴血，皮肤失于濡养，故见皮肤脱屑、干燥。禤老以皮肤解毒汤加减，方中乌梅生津敛火，莪术攻毒散结，苦参、土茯苓、白鲜皮、苡仁清热除湿，生地、丹皮、地龙清营血之郁热，徐长卿、防风、蝉蜕祛风止痒，珍珠母重镇潜阳，甘草调和诸药，使风热得清，湿热得解，而诸症缓解。服药后患者皮损基本消退，结痂，瘙痒明显减轻，诸症好转，提示风湿热毒渐解，故去莪术、土茯苓、丹皮，由于患者年老，久病入络，加乌梢蛇搜风通络破结，地肤子祛风止痒，柴胡开转枢机，使邪有出路。

第十二节　神经性皮炎

神经性皮炎又名慢性单纯性苔藓。中医称为"牛皮癣""摄领疮""顽癣"。临床上以皮肤苔藓样变及剧烈瘙痒为其特征。

1. 西医诊治

本病青、壮年多发，老人与儿童少见。初期表现为局部皮肤阵发性瘙痒，经常摩擦或搔抓后，局部皮肤出现成群的粟粒至米粒大小的扁平丘疹，呈圆形或多角形；丘疹增多后逐渐融合、扩大，形成边界清楚、皮纹加深和皮嵴隆起的苔藓样变斑块，呈淡红、淡褐或正常皮肤色，或有色素沉着，表面干燥或有少许细鳞屑，周围有散在的扁平丘疹，常见抓痕或血痂。皮损好发于小腿、腕、踝、项、颈侧、上眼睑、耳后或外耳孔。本病好发于颈项、眼睑、四肢伸侧、外阴、骶尾等部位。根据皮损范围的大小和多少，分为局限性神经性皮炎和泛发性神经性皮炎。

本病的病因及发病机制还不十分清楚，但与神经精神因素有明显关系。据临床观察，多数病人有头晕、失眠、烦躁易怒、焦虑不安等神经衰弱症状，因此本病的发病机制可能是由于大脑皮层的抑制和兴奋功能失调所引起。有的病人是在长期消化不良或便秘的情况下发病的。因此，本病的发生可能与胃肠功能障碍有关。另外，内分泌异常及感染性病灶的致敏都可能成为发病因素。局部受到毛织品或化学物质刺激以及某些其他原因引起瘙痒而不断搔抓，都可促使本病发生。此外，从神经性皮炎的好发部位，有人推测其发生可能与慢性物理性摩擦有关。

西医治疗主要根据病情和皮肤受累范围的大小，选择糖皮质激素等局部外用或封闭治疗，系统应用抗组胺药、钙剂等对症止痒。

2. 中医诊治

禤老认为，本病的发生或因精神七情内伤，或因局部机械性反复摩擦，或因饮食生活失调，以致肝经郁热，血虚风燥，气滞血瘀而导致本病。因素体禀赋不耐，脾失健运，湿热内生，又兼外受风邪，内外合邪，风湿热毒邪浸淫肌肤，治以从革解毒汤为基础方以祛风清热，解毒散结。本病瘙痒剧烈，治疗关键在于止痒。如伴心烦，失眠、多梦、眩晕、心悸，胁痛易怒等症，可配合柴胡、郁金、白芍、丹皮、生地以疏肝清热，珍珠母、酸枣仁、柏子仁、茯神以宁神止痒，苏叶、钩藤、防风等祛风止痒，牡蛎、珍珠母潜镇安神止痒。如瘙痒以夜晚尤甚，伴头晕、心悸、失眠、健忘，可配合生地黄、熟地黄、黄芩、当归、白芍养血止痒，桃仁、红花、丹参活血止痒。内治与外治相结合可增效，梅花针叩刺后10%硫磺膏外搽吹哄疗法、耳针、体针等可取得较好疗效。

禤老指出，许多神经性皮炎患者有潜在的精神障碍，如工作、生活、家庭、社会等方面的失意或困扰，需要通过积极的心理治疗，帮助患者解除神经精神方面的障碍，让他们对自己所患的疾病有一个正确的认识，并采取正确的态度对待之。在这样的基础上再进行适当的药物治疗就很可能收到事半功倍的效果，不少患者一旦精神因素去除，疾病可能不治自愈。

禤老在诊治时，常配合心理疏导，告知患者避免搔抓、摩擦、热水烫洗及喝酒、浓茶、浓咖啡，忌食辛辣及肥甘厚腻的食物，并调理胃肠功能，治疗期间应劳逸结合，生活要有节律，保证充足睡眠，二便通畅，努力做到情绪稳定，树立治病信心，只有这样，才能最大程度的减少复发。

【验案举例】

案 罗某，女，29岁。

初诊：2008年11月5日

主诉：因颈项部皮肤瘙痒肥厚7年，加重1月。

现病史：7年前开始颈项部皮肤红斑丘疹伴反复瘙痒，脱屑肥厚，边界不清，一直在社区医院中西医结合治疗，效果不明显，近日复发。

刻下症：颈项部皮肤红斑丘疹伴反复瘙痒，脱屑肥厚，边界不清，易口干，余无特殊，纳可眠一般，二便调。

过敏史：对磺胺类过敏。

专科检查：颈项部皮肤红斑丘疹伴反复瘙痒，脱屑肥厚，边界不清，苔藓样变。

理化检查：无。

中医诊断：摄领疮（风湿热毒蕴结）。

西医诊断：神经性皮炎。

治则治法：祛风清热，解毒散结。

中药处方：自拟从革解毒汤（皮肤解毒汤）。

乌梅 15g	莪术 15g	土茯苓 15g	红条紫草 15g
苏叶 15g	防风 15g	柴胡 15g	白鲜皮 15g
丹皮 15g	生地 15g	珍珠母 30g（先煎）	
地龙干 15g	苦参 15g	甘草 10g	徐长卿 15g

其他治疗：消炎止痒霜结合艾洛松软膏混合外用；口服院内制剂祛风止痒片。

二诊：2008 年 11 月 19 日

颈项部皮肤皮疹减淡，仍肥厚，部分苔藓样变。连续服用 4 剂中药后感觉瘙痒明显减轻，7 剂中药后瘙痒消失，余无特殊，故首诊后未复诊，现有生育要求，复诊调理身体。舌红苔薄白，脉弦细。

中药处方：患者自觉症状明显改善，自觉无瘙痒等不适，辨证正确，7 剂而愈。望诊见局部皮肤仍肥厚，盖病情日久，久病必瘀，继续调理，效不更方。

乌梅 15g	莪术 15g	土茯苓 15g	红条紫草 15g
苏叶 15g	防风 15g	柴胡 15g	白鲜皮 15g
丹皮 15g	生地 15g	珍珠母 30g（先煎）	
地龙干 15g	苦参 15g	甘草 10g	徐长卿 15g

其他治疗：消炎止痒霜结合艾洛松软膏混合外用；口服院内制剂祛风止痒片。

三诊：2008 年 12 月 24 日

颈项部皮肤皮疹色减淡，皮损变薄，苔藓样变范围明显减少。连续服用中药后感觉无瘙痒，余无特殊，有生育要求，复诊调理身体。舌红苔薄白，脉弦细。

中药处方：自觉症状明显改善，自觉无瘙痒等不适，辨证正确。望诊见局部皮肤肥厚逐渐变薄，因有生育要求，继续调理，效不更方。

乌梅 15g	莪术 15g	土茯苓 15g	红条紫草 15g
苏叶 15g	防风 15g	柴胡 15g	白鲜皮 15g
丹皮 15g	生地 15g	珍珠母 30g（先煎）	
地龙干 15g	甘草 10g		

按：本病例患处瘙痒，皮肤肥厚，表面粗糙，呈苔藓样变，病情时轻时

重，反复发作，盖素体禀赋不耐，脾失健运，湿热内生，又兼外受风邪，内外合邪，风湿热毒邪浸淫肌肤，治以祛风清热，解毒散结，辨证准确，症状缓解明显，患者有生育要求，要求继续巩固治疗，去徐长卿、苦参等。

第十三节　结节性痒疹

结节性痒疹又称疣状固定性荨麻疹或结节性苔藓，为疣状结节性损害，好发于四肢伸侧，常见于成年女性。本病初起皮疹为淡红色丘疹，后渐成为黄豆至蚕豆大的圆锥形或半球形坚实结节，表面粗糙，可有少许脱屑，呈红褐色或灰褐色，一般不融合，自觉剧痒。可长期不愈。

本病病因尚未阐明，部分患者见于蚊虫、臭虫或其他虫类叮咬、局部创伤后发病。部分患者合并神经精神病、皮肤病（遗传过敏性皮炎、毛囊炎、接触性皮炎）以及引起全身性瘙痒的系统性疾病。

西医治疗为去除虫咬等促发因素，并对症处理是本病的治疗原则。外用糖皮质激素，内服抗组胺药、反应停、免疫抑制剂、镇静安眠药以及物理治疗等，有一定的疗效。

结节性痒疹与中医文献记载的"马疥"相似。本病顽固难治，由于剧烈瘙痒，结节长期不消，使用各种内用药物及外搽药物均难以奏效。褚老认为，本病是由于饮食不节，脾胃不和，使体内蕴湿，复感受风邪，则风湿热邪相搏，蕴结肌肤；或毒虫叮咬，毒汁内侵，湿热风毒聚结皮肤，经络阻隔，气血凝滞，形成结节而作痒。治疗主要是祛风、化湿、消痰、散结、化瘀、止痒，常用皮肤解毒汤加减治疗。对顽固性者，往往加用一些虫类药如蜈蚣、乌蛇、僵蚕、全蝎、水蛭等血肉有情之品以通络散结；若搔抓流滋而黏，舌红苔黄厚者，加茵陈、白鲜皮、土茯苓等清热解毒；结节坚硬难消，呈瘀暗色者，加丹参、丹皮、莪术、玄参、浙贝等活血软坚；对于瘙痒影响睡眠者，可加宁心安神止痒药如钩藤、合欢皮、酸枣仁、生龙骨等。

褚老注重对患者的宣教，该病发病除与虫咬有关之外，许多患者往往是长期搔抓、处理不当导致。故应告诫患者避免搔抓，并积极进行心理疏导和安抚治疗。

【验案举例】

案 李某，男性，68 岁。

初诊：2009 年 3 月 9 日

现病史：患者 2 年前四肢起淡红色丘疹，自觉剧痒，后渐成为黄豆至蚕豆大的圆锥形或半球形坚实结节，表面粗糙，少许脱屑，呈红褐色或灰褐色，不融合，多方求治，西药曾以抗过敏、钙剂、维生素，外用霜剂、液氮冷冻、局部注射糖皮质激素等方法治疗，均未见明显疗效。

刻下症：四肢散在黄豆至蚕豆大的圆锥形或半球形坚实结节，表面粗糙，少许脱屑，呈红褐色或灰褐色，不融合，瘙痒难忍，情绪低落，口干口苦，失眠心烦，舌红苔黄腻，脉弦滑数。

中医诊断：马疥（风湿热毒）。

西医诊断：结节性痒疹。

治则治法：祛风利湿，清热解毒。

中药处方：自拟皮肤解毒汤加减。

乌梅 15g	莪术 15g	红条紫草 15g	土茯苓 20g
丹皮 15g	徐长卿 15g	防风 15g	苏叶 15g
甘草 10g	生地 20g	白鲜皮 15g	地龙干 15g
地肤子 15g			

水煎服，日 1 剂。

二诊：2009 年 3 月 16 日

结节变平，脱屑、血痂减少，舌红，苔黄腻，脉弦滑，上方加黄芩以清热燥湿解毒。

三诊：2009 年 3 月 30 日

瘙痒明显缓解，口干口苦、失眠心烦诸症消失，舌苔仍黄腻，加苦参以燥湿解毒止痒、加浙贝以化痰散结。

四诊：2009 年 5 月 11 日

服药 2 月，原结节变平，基本无瘙痒，舌苔变薄，考虑风湿热毒之邪已解，中药上方加去苦参、紫草，加全蝎以搜风散结通络巩固疗效。

按：中医认为本病是由湿热风毒聚结皮肤，气滞血瘀所致。郁久则成毒成瘀，故皮疹表现为坚实结节；风甚则痒，痒甚则心烦失眠；口干口苦是湿热熏蒸之象；舌红，苔黄腻，脉弦滑数俱是风湿热毒之症。禤老治疗此病在于祛风利湿、清热解毒，兼以活血化瘀散结，常用自拟方皮肤解毒汤，方中徐长卿、防风、苏叶、白鲜皮、地肤子以祛风止痒，久病风邪难去，加地龙干、全蝎以通经散结搜风，红条紫草、生地凉血泄热，莪术、丹皮行瘀散结，土茯苓、苦参、黄芩燥湿解毒，浙贝散结，乌梅敛阴生津，甘草调和诸药，并可酌加蜈蚣、水蛭等血肉有情之品以通络散结。诸药共祛风利湿，清热解毒、活血散结之效，然邪已成毒，久服方效。

第十四节　银屑病

银屑病是一种常见的原因不明具有特征性红斑、丘疹、鳞屑性的慢性皮肤病，在红色丘疹或斑片上覆有银白色鳞屑，以四肢伸侧、头皮和背部较多。一般冬重夏轻。

1.西医病因分析

本病西医发病病因不明，目前主要认为与以下几方面有关。

（1）遗传：遗传背景被公认为银屑病易感性的决定因素。

（2）感染：链球菌感染是促发、加重银屑病的常见感染因素。除了链球菌外，尚有真菌、葡萄球菌、肠道细菌及病毒的感染触发了银屑病的病程。

（3）精神因素：紧张及应激事件可促发或加重银屑病。

（4）外伤：3%患者在外伤后发病，皮损初发于外伤处，主要为擦伤、跌伤，也有发生于手术伤口或瘢痕疙瘩边缘的。

（5）饮食因素：饮酒，嗜食红肉等饮食因素常为银屑病的加重或诱发因素。

（6）代谢障碍：近年来对银屑病患者代谢功能的研究较多，但尚未形成统一认识。

（7）免疫：目前认为，本病局部免疫反应是一种由T淋巴细胞介导的KC异常增殖性皮肤病，其中CD4细胞在发病中起了关键的作用，而CD8细胞与皮损的持久有关。

（8）某些药物及其他因素：某些药物可能通过启动某些细胞因子的活化，从而加重银屑病。

（9）气候、光线、潮湿、环境污染等也会诱发或加重银屑病。

2. 西医治疗

由于本病病因不明，发病机制复杂，目前尚无良好的预防方法。目前的治疗方法大多数只能达到近期的缓解，难以根治，亦不能制止复发。老年人患银屑病并发症多，特别是心血管及消化系统并发症常见。肿瘤发病率亦高，占6%，而恶性者占3.7%，治疗效果差，易有不良反应。

西医治疗原则主要是最快地控制病情，维持最长地缓解期，最大限度地减少药物地不良反应。临床上常用抗肿瘤药、免疫抑制剂、维A酸类、皮质类固醇、抗生素、维生素等。

3. 中医认识

禤老认为，银屑病属中医学"白疕""松皮癣""干癣""风癣"等范畴。认为本病是由营血亏损，化燥生风，肌肤失养而成。初起多为风寒或风热之邪侵袭肌肤，以致营卫失和，气血不畅，阻于肌表而生；或兼湿热蕴积，外不能宣泄，内不能利导，阻于肌表而发。病久则气血耗伤，血虚风燥，肌肤失养，病情更为显露。或因营血不足，气血循行受阻，以致瘀阻肌表而成；或禀赋不足，肝肾亏虚，冲任失调，更使营血亏损。

4. 中医治疗

禤老从长期临床实践中观察到，银屑病患者多有秋冬加重、春夏减轻的特点，且皮损多有银白色厚鳞屑、红斑、丘疹等，认为本病发病多由内外合邪所致，血燥为本，瘀毒为标。因燥、寒为秋冬时令之邪，素体血燥之人外受时令邪气，内外合邪，血燥化风，邪助风势，使病情加重，而血瘀则贯穿银屑病发病全过程。在银屑病进行期，大部分患者表现为血燥化热，热毒炽盛证。热毒炽盛，迫血妄行，血溢脉外而成瘀；在稳定期，患者病情大都顽固难愈，主要是由各种毒邪侵害人体，毒邪积聚皮肤腠理，而致气血凝滞，营卫失和，经络阻塞，毒邪久蕴，毒气深沉，积久难化而成；在消退期，多数留有色素沉着，此为气滞血瘀表现。辨治银屑病以养血润燥、凉血解毒、化瘀通络为法，自拟方皮肤病解毒汤（由生地黄、当归、赤芍、川芎、紫草、莪术、金粟兰、土茯苓、乌梅、甘草等组成），治疗血虚风燥型银屑病疗效确切。方中生地黄滋阴凉血填精为主药，当归补血养阴、和营养血，赤芍清热凉血，川芎活血行滞。四药相合，补中有通，补而不滞，养血润燥，且能活血通络，故为君药，使营血恢复而周流无阻，肌肤得养而病自愈；紫草凉血解毒，莪术破血散结，共为臣药；金粟兰、土茯苓解毒消肿，乌梅生津润燥，共为佐药；甘草为使药。皮肤病解毒汤是由四物汤加味而成。现代研究发现，四物汤治疗银屑病主要与改善微循环、增加血流及非特异性免疫调节等作用有关。四物汤通过4味中药合用，其抑制表皮细胞增殖作用协同增强。因此，四物汤治疗银屑病的机制可能是通过抑制表皮细胞增殖作用为主，加之活血化瘀改善微循环及免疫调节等作用共同完成的。

褚老认为引发皮肤病的毒邪，不是一般食用或接触剧毒物质（包括药物、化学制剂、有毒食物等）所致的毒性反应，而是蕴藏在普通食物、药物、动物、植物及自然界六气之中，这些"毒邪"作用于人体后，大部分人不发病，只有部分人因体质不耐，禀赋不足，毒邪侵入人体，积聚皮肤腠理，而致气血凝滞，营卫失和，经络阻塞，毒邪久蕴，毒气深沉，外发皮肤而成皮肤病。可见毒邪是一种从外感受的特殊致病因素，引发顽固性银屑病必有脏腑受损、血气失和、营卫不畅、久病入络等诸多病理因素，终致邪毒遏伏肌表、新血无以充养、瘀毒难以宣泄、药力不达病所，以致内外之邪留滞肌表，内不得疏泄，外不得透达。治疗时应从燥、毒、瘀辨证，治以养血润燥、凉血解毒为主，佐以化瘀通络，故褚老治疗银屑病提倡从血分立法。银屑病患者具有真皮层血管迂曲、血运差、血液黏稠度高的特点。现代药理研究表明，活血化瘀药物能改善炎症反应，改善血液流变学及微循环，促使细胞增殖病变转化或吸收。若活血与祛瘀药同用，还具有增强吞噬细胞功能和消炎作用。褚老擅用活血化瘀药，血热型常选用丹参、牡丹皮、赤芍等凉血活血，尤喜用丹参注射液注射足三里穴，以改善微循环和降低血液黏度。血虚型则选用沙参、鸡血藤等活血兼补血；病程长、血瘀明显者选加桃仁、红花、三棱、莪术等活血功效较强的药物。

褚老指出"从血论治"是治疗银屑病的关键，但临证不能忽视其他可能的证型，且风寒湿亦有可能成为本病发生的原因。故而，风甚时加入防风、桑叶、银花等祛风止痒；湿热时加入苦参、土茯苓、白鲜皮、徐长卿等清热利湿止痒；热象明显时，去川芎或当归，加水牛角、丹皮等凉血活血；女性冲任不调者加女贞子、益母草、菟丝子等调和冲任。

对于关节型银屑病，褚老认为多属风湿痹症，治以疏风散寒，和营通络。方以桂枝汤加减。药物组成有：桂枝、白芍、苍耳子、白芷、地肤子各10g，白鲜皮20g，当归15g，炙甘草5g，生姜3片，大枣10枚。如有关节畸形、功能障碍，可加羌活、独活各 10g，桑寄生、秦艽、威灵仙各 15g，桑枝 30g，以祛除风湿，活络通经。

银屑病患者病程长，且易于复发，导致多数患者情绪烦躁，影响治疗。对部分情绪不稳定者可适当给予多塞平口服，或处方中酌加煅龙骨、煅牡蛎镇静安神。禢老提倡治疗之前，要为患者制定一个合理的治疗目标和计划，这一过程需要医生和患者共同来完成。在初诊时就应向患者讲明银屑病的病程特点，并在此基础上，与患者一起制定现实的治疗目标。通常需要能迅速缓解症状以鼓励患者遵嘱用药，并能在安全的前提下维持长时间的缓解。最后，还要与患者探讨有关治疗费用以及治疗的相关危险等。

5.中西医治疗

本病目前中西医均无特效疗法，通过中西医结合治疗银屑病不仅可以改善症状，而且可延长其缓解期。禢老认为，治疗银屑病应根据病情适当给予西药治疗。临床在治疗银屑病中抗生素应用比较多，抗感染对许多患者是非常有效的治法，禢老常用罗红霉素口服或静脉滴注红霉素。由于皮质类固醇激素具有抗炎、抗毒、抗休克及抗过敏的作用，对治疗银屑病有确切疗效，但长期大量使用会产生不良反应。因此，禢老认为，寻常型银屑病除局部外用激素外，应忌口服或静脉滴注。鉴于银屑病病程特点，在治疗上重在制定个体化治疗方案，在考虑药物疗效、安全性、不良反应等方面的同时，还应考虑患者年龄、性别、皮损部位、严重程度、病程等，并重视患者的心理治疗。

6.日常调适

禢老强调银屑病应注意生活调适、饮食调适、精神心理调适，做到这些方面可以起到事半功倍的效果。

（1）生活调摄

①注意天气变化，防止感冒发生，在冬季应注意润肤及饮食调理，防止诱发或加重病情。

②生活要有规律，防止过度疲劳，避免外伤。患本病的患者应戒烟限酒、坚持锻炼、坚定信心、重视友谊。

③平时注意体育锻炼，增强体质，提高机体免疫功能。已患本病的老年的患者应适当运动，加强自我保健。

（2）饮食调摄

多数人认为银屑病患者应忌食牛肉、辣椒、葱蒜，甚至鸡蛋、牛奶等。然而，临床上银屑病病人常大量脱屑，容易形成低蛋白血症。该类患者若盲目地忌口，易致蛋白摄入不足，从而不利于疾病的恢复。禤老建议患者应忌食烟酒和太过温性食物即可。以下几款食疗适宜银屑病患者日常服用。

①赤小豆绿芦根粥：赤小豆、绿豆各 30g，芦根 10g，大米 50g。将鲜芦根洗净，与二豆、大米煮为稀粥服食。

②赤小豆黄芪粥：赤小豆、黄芪各 50g，大米 30g。将黄芪加水 1500ml，煎取 1000ml，纳入大米、赤小豆煮粥服食。

③赤小豆茅根牛角粥：赤小豆、大米各 50g，鲜茅根、水牛角各 100g，红糖适量。将茅根、牛角加水 2000ml，煎至 1000ml，加大米、赤小豆煮粥，每日 1 剂。

④二藤乌蛇汤：鸡血藤、首乌藤各 30g，乌蛇 1 条，调料适量。将前二药布包；乌蛇去皮、头、杂，洗净，切段，同置锅中，加清水适量煮至乌蛇熟后，去药包，放食盐、味精等调味品，服食。

⑤地黄丹皮粥：生地、丹皮各 15g，扁豆花 10g，大米 50g。将生地、丹皮水煎取汁，加大米煮为稀粥，待熟时调入扁豆花，再煮一二沸，服食。

（3）精神心理调摄

对银屑病患者应帮助其树立战胜疾病的信心，保持健康、乐观的心理，做好长期耐心治疗的心理准备，消除恐惧，加强自身保健。鼓励患者多参加公益活动，广交朋友，保持豁达的心态。

【验案举例】

案 1　张某某，男，29 岁。

初诊：2008 年 10 月 15 日

主诉：因双下肢反复红斑、鳞屑伴瘙痒半年，加重 5 天来诊。

现病史：患者于半年前无诱因下双下肢出现红斑、丘疹，伴脱屑，喝酒后加重，遂至多次至我院皮肤科门诊治疗，诊断为"寻常型银屑病"，予艾乐松、纷乐等治疗后患者皮疹颜色变浅，但皮疹未见明显消退。5 天前因食用寿司后患者皮疹加重，颜色变深，皮疹范围逐渐扩大。

刻下症：患者神清，精神可，双下肢红斑、丘疹，伴鳞屑，瘙痒明显，口苦口干，纳眠可，二便正常。舌暗红，苔微黄腻，脉细。

专科检查：双下肢红斑、丘疹，伴鳞屑。

中医诊断：白疕（血热瘀滞）。

西医诊断：寻常型银屑病。

治则治法：凉血，清热，祛瘀。

中药处方：拟方皮肤解毒汤加味。

乌梅 15g	莪术 10g	红条紫草 15g	土茯苓 20g
石上柏 15g	蛇舌草 15g	丹皮 15g	生地 30g
水牛角 30g（先煎）		赤芍 15g	泽兰 15g
九节茶 15g	甘草 10g	陈皮 15g	

水煎服，日 1 剂，连服 14 天。

二诊：服药后双下肢皮疹明显好转，未见新发，瘙痒明显，仍口苦口干，纳眠可，大便偏烂，小便调。舌暗淡，苔微黄，脉细。为血热减轻的表现。上方加苡仁 20g，健脾祛湿以实大便。水煎服，日 1 剂，连服 28 天。

三诊：服药后皮疹颜色逐渐减退，瘙痒反复，仍口苦口干，纳眠可，二便调。舌暗红，苔微黄腻，脉细。现患者皮疹逐渐消退，血热渐清，仍有瘙痒反复。上方加白鲜皮 15g，祛风止痒。水煎服，日 1 剂，连服 28 天。

四诊：服药后皮疹基本消失，瘙痒消失，无口苦口干，纳眠可，二便调。舌暗淡，苔微黄，脉细。

现患者皮疹消退，继续原方巩固疗效。水煎服，日 1 剂，连服 28 天。

按：银屑病中医认为多由素体肌肤燥热，复为外邪所袭，致局部气血运行失畅，或风寒所伤，营卫失调，郁久化燥，肌肤失养，或七情所伤，气机受阻，气血壅滞成瘀，或热蕴日久，化火炎肤所致。本案患者双下肢红斑、丘疹，上覆银白色鳞屑，口苦口干，瘙痒，为血热蕴肤的表现；舌暗红、苔微黄腻、脉细俱是血热瘀滞之象。故辨证为"血热瘀滞"，治以"凉血清热祛瘀"为法。禤老常以自拟皮肤解毒汤加味。方中以水牛角、红条紫草、土茯苓、生地清热凉血解毒，丹皮、赤芍、莪术、九节茶活血化瘀，乌梅敛阴，白鲜皮祛风止痒，配合石上柏、蛇舌草等有抗癌抗增生作用的中药，并以陈皮、苡仁、泽兰健脾祛湿以固中焦。药对病机，故效果明显。

案 2 彭素琴，女，30 岁。

初诊：2008 年 5 月 10 日

主诉：因头皮红斑、鳞屑 7 年来诊。

现病史患者 7 年前头皮起红斑、鳞屑，瘙痒明显，曾于当地中医就诊，效果欠佳，2006 年底在当地西医院治疗，考虑为"银屑病"，予外用派瑞松，口服阿维 A 胶囊、雷公藤多苷片等治疗后，红斑、鳞屑减少，瘙痒明显缓解，后出逐渐出现膝关节疼痛。

刻下症见：头皮、耳后起红斑鳞屑，伴瘙痒，上楼梯后膝关节疼痛，纳可，眠欠佳，二便正常。

专科检查：头皮、耳后起境界清楚红斑，上覆银白色鳞屑，蜡滴现象（+），薄膜现象（+），点状出血（+），束发征（+）。

中医诊断：白疕（血热瘀滞）。

西医诊断：银屑病。

治则治法：凉血清热祛瘀。

中药处方：从革解毒汤加味。

乌梅 15g	莪术 15g	红条紫草 15g	土茯苓 20g
石上柏 15g	蛇舌草 15g	丹皮 15g	生地 20g
水牛角 20g（先煎）		赤芍 15g	泽兰 15g
九节茶 20g	甘草 10g		

共 14 剂，每天 1 剂。

其他治疗：外用予吡硫翁锌气雾剂（适今可）每日 2 次，本院自制药茶菊脂溢性外洗液，外洗头部。

嘱禁用含有汞剂和砒剂的药膏，避免发生不良影响；预防感冒、扁桃体发炎和肿大，避免过度劳累，受寒及剧烈精神刺激，忌辛辣、鱼虾、荤腥动风之物。

二诊：头皮、耳后红斑颜色较前变淡，鳞屑减少，瘙痒明显缓解，仍有膝关节疼痛，末次月经有痛经、血块，纳眠可，二便调。舌暗红，苔黄，脉弦细。患者头皮、耳后红斑颜色较前变淡，鳞屑减少，瘙痒缓解，血热渐清，药已中的；膝关节仍疼痛，末次月经有痛经、血块，俱为气血运行不畅所致，结合舌脉，上方加当归、桃仁以加强活血祛瘀调经之力，再服 14 剂。

三诊：耳后红斑消退，头皮红斑、鳞屑减少，无明显瘙痒，膝关节疼痛减轻，胃脘少许不适，眠可，二便调，月经来潮，量色正常，无痛经血块。已停用雷公藤多苷片。舌淡暗，边有齿印，苔白，脉弦细。皮损好转、膝关节疼痛减轻、月经恢复正常俱为病邪渐去之征，胃脘少许不适，舌淡暗，边有齿印现脾虚之象，病至后期应以扶正祛邪为法，予减清热之力，上方去乌梅之酸涩，加海螵蛸、茯苓、白术、陈皮以制酸健脾和胃，加薄盖灵芝以扶正增强免疫力。

四诊：头皮、耳后红斑颜色较前变淡，鳞屑减少，瘙痒明显缓解，仍有膝关节疼痛，纳眠可，二便调。舌淡暗，边有齿印苔白，脉弦细。患者皮损已大部分消退，无瘙痒，无明显膝关节疼痛，瘀热已退；舌淡暗，边有齿印，苔白为脾虚之象。治宜清热凉血，祛瘀兼健脾。去紫草、桃仁，白芍易赤芍以滋阴柔肝养血。

按：本案为患者素体肌燥肤热，复为外邪所袭，致局部气血运行失畅，血热瘀结肌肤而成此病，治疗上以"急则治其标"为则，前期以凉血清热祛瘀为主，病情好转后以健脾和胃、调和气血为法以治其本，较好地处理了驱邪与扶正之间的关系，故可收到较好疗效。

案3 陈某，女，26岁。

初诊：2010年4月26日

主诉：全身散在红斑鳞屑伴痒痛10月余来诊。

现病史：患者于10年余前无明显诱因下躯干出现红斑、丘疹、肥厚鳞屑，多次在家乡当地医院门诊治疗，诊断为"寻常型银屑病"，曾予阿维A、多塞平、氯苯那敏等药物治疗，效果不佳。后皮损逐渐泛发全身，于外院诊断为"红皮病型银屑病"，予激素药膏外用等处理，用药时可缓解，停药反复。现为寻求中医治疗，遂至我院门诊就诊。

刻下症：患者神清，精神一般，全身皮肤红肿，上覆肥厚鳞屑，瘙痒明显，口苦口干，纳眠差，小便调，大便干。舌红，苔黄腻，脉弦滑。

专科检查：全身皮肤红肿，上覆肥厚鳞屑，皮损面积大于体表面积90%，束发征（+）。

中医诊断：白疕（血热瘀滞）。

西医诊断：红皮病型银屑病。

治则治法：清热凉血，祛瘀解毒。

中药处方：皮肤解毒汤加味加减。

乌梅15g	莪术10g	红条紫草15g	土茯苓20g
石上柏15g	生地20g	水牛角20g（先煎）	
赤芍15g	丹皮15g	防风15	蛇舌草15g

九节茶 20g　　　　甘草 10g　　　　当归 15g　　　　合欢皮 20g

其他治疗：消炎止痒霜 3 支外用；丙酸氯倍他索软膏 3 支外用；复方蛇脂软膏 3 支外用；肤必润软膏 3 支外用；银屑灵片 5 片，每日 3 次，用 7 天；金粟兰酊 1 瓶，外用；茶菊脂溢性外洗液，1 瓶，外用。

二诊：服药后全身皮肤红肿，上覆鳞屑，皮损面积未见明显缩小。瘙痒稍减轻，口苦口干，少许咽痛，纳眠差，小便调，大便干。舌红，苔微黄，脉弦滑。

中药前方加牛蒡子 15g，以疏散风热，清热解毒。其他治疗同前。

三诊：服前药后全身皮肤红肿程度较前减轻，躯干皮损面积较前有所缩小。瘙痒程度反复，口干，咽痛好转，纳眠一般，小便调，大便干。舌红，苔微黄，脉弦滑。

中药守前方，其他治疗加祛风止痒片 5 片，每日 3 次，用 7 天。

四诊：2010 年 5 月 13 日

全身皮肤红肿程度稍减，全身皮损面积未见扩大。瘙痒不适，口中黏腻感，纳眠一般，小便调，大便干。舌红，苔黄腻，脉弦。

中药前方去合欢皮，加黄芩 15g 以清热燥湿，泻火解毒。其他治疗同前。

五诊：2010 年 6 月 17 日

全身皮肤红肿程度明显减轻，全身皮损面积有所缩小。皮肤瘙痒好转，部分皮损处伴轻度疼痛，无明显口苦口干，纳眠可，大便稍干，小便调。舌淡暗，苔薄黄，脉弦。

中药前方易当归为白芍 15g，鸡血藤 15g，以加强活血养血柔肝。其他治疗同前。

六诊：2010 年 7 月 3 日

全身弥漫性片状红斑，上覆少许鳞屑，全身皮损面积明显缩小，约占体表面积 70% 左右。少许瘙痒，皮损处已无疼痛，无明显口苦口干，纳差，眠一般，大便时干时溏，小便调。舌淡暗，苔薄黄，脉弦。

中药前方加陈皮 15g，以理气调中开胃化湿。健脾渗湿颗粒，1 袋，每日 3 次，用 10 天。

上方连服 1 月，全身皮损面积进一步缩小，红斑变淡，瘙痒不甚，胃纳好转，二便调。

按：中医认为银屑病多由素体肌肤燥热，复为外邪所袭，致局部气血运行失畅，或风寒所伤，营卫失调，郁久化燥，肌肤失养，或七情所伤，气机受阻，气血壅滞成瘀，或热蕴日久，化火炎肤所致。本案患者全身红斑、丘疹，上覆肥厚鳞屑，口苦口干，瘙痒，为血热蕴肤的表现；舌红、苔黄腻、脉弦滑，俱是血热瘀滞之象。故辨证为血热瘀滞，治以清热凉血、祛瘀解毒为法。褟老常以自拟皮肤解毒汤加味。方中以水牛角、红条紫草、土茯苓、生地清热凉血解毒，丹皮、赤芍、莪术、九节茶活血化瘀，乌梅敛阴，配合石上柏、蛇舌草等有抗癌抗增生作用的中药，并以陈皮理气健脾化湿以固中焦。药对病机，故效果明显。

案4 林某，男，11岁。

初诊：2008年11月8日

主诉：因全身红斑鳞屑伴瘙痒5年来诊。

现病史：患者5年前开始全身起红斑，上覆鳞屑，间有脓疱，伴瘙痒，曾于外院住院，诊断为"脓疱型银屑病"，给予系统应用阿维A、雷公藤多苷、激素类药物治疗，病情好转出院维持治疗，病情反复发作，现病情加重，头皮、腰腹、四肢皮疹呈地图状、片状分布，局部见脓痂、脱屑，瘙痒剧烈，要求中医治治疗。

刻下症：头皮、腰腹、四肢起红斑，上覆鳞屑，呈地图状、片状分布，局部见脓痂、脱屑，瘙痒剧烈，发热，体温39℃，关节痛，纳可，眠差，小便黄，大便干。舌质红，苔黄腻，脉弦滑。

专科检查：头皮、腰腹、四肢起红斑，上覆鳞屑，呈地图状、片状分布，局部见脓痂、脱屑。

中医诊断：白疕。证型：血热壅滞。

西医诊断：脓疱型银屑病。

治则治法：凉血清热解毒。

中药处方：皮肤解毒汤加减。

乌梅15g	莪术10g	红条紫草10g	土茯苓20g
石上柏15g	蛇舌草15g	丹皮10g	生地15g
水牛角20g（先煎）		赤芍15g	泽兰10g
肿节风15g	甘草5g	青天葵10g	

其他治疗：赛庚啶片+三黄洗剂，外用；消炎止痒霜+复方蛇脂软膏，外用；银屑灵片，5片，口服，每日3次；利湿止痒片，5片，口服，每日3

次。

二诊：2008 年 11 月 22 日

皮损红肿明显减轻，脓痂、鳞屑减少。体温降至 37.5℃左右，皮损红肿明显减轻，脓痂、鳞屑减少，瘙痒减轻，关节痛，纳差，眠可，便稀。舌红，苔黄腻，脉滑数。

中药前方去乌梅之酸涩，无高热，去青天葵防寒凉败胃，加延胡索 15g以疏肝理气、黄芩 15g 清热燥湿。

其他治疗同前。

三诊：2008 年 12 月 20 日

脓疱干涸，皮损基本消退，无瘙痒、关节痛，纳眠可，二便调，舌暗红，苔白，脉弦细。

中药前方去黄芩，加丹参 10g 以清热凉血活血。

其他治疗：银屑灵片 5 片，口服，每日 3 次。

按：中医认为本病乃因素体肌肤燥热，复为外邪所袭，致局部气血运行失畅，或风寒所伤，营卫失调，郁久化热，肌肤失养，或七情所伤、气机受阻，气血壅滞成瘀，或热蕴日久，化火炎肤而成。血热壅滞故全身多处红斑鳞屑伴瘙痒、发热、关节痛；血热扰神则眠差；小便黄，大便干，舌红，苔黄，脉滑数俱是血热壅滞的表现。证属血热壅滞，故以皮肤解毒汤加减治疗。

第十五节　玫瑰糠疹

玫瑰糠疹是一种常见的慢性炎症性皮肤病，以皮肤上发生椭圆形或圆形淡红或黄褐色斑片，上覆糠秕样鳞屑为特征，中青年多见，多发于春秋季。好发于躯干、颈部、臀部及四肢近心端。病程有自限性，一般 4～6 周，愈后一般不再复发，亦有少数延至数月甚至更长。

本病目前病因尚不明了，多数学者倾向于病毒感染学说。有部分学者认为与细菌、真菌、寄生虫感染或过敏因素有关。治疗上主要是减轻症状，缩短病程。多采用抗组胺药物、红霉素、氨苯砜等，外用糖皮质激素、润肤剂。可配合紫外线照射治疗。

褚老认为，本病属中医学"风热疮""松皮癣""干癣""风癣"等范畴。

如《外科正宗》中所描述本病的症状"风癣如云朵，皮肤娇嫩，抓之则起白屑"。本病是由于机体有热，外感风邪，致风热客于肌肤，闭塞腠理而发病。初期多为风热之邪客于肌肤，蕴阻于血分所致，故治法多以清热、凉血、祛风为主，如以生石膏、连翘、鱼腥草、紫草清热解毒，赤芍、丹皮、紫草、生地黄清热凉血。若伴有咽痛者，可加金银花、牛蒡子、玄参、桔梗；大便秘结可加大黄；瘙痒明显可加徐长卿、白鲜皮、白蒺藜。病情反复，迁延日久则多辨为血虚风燥，治则应以养血、祛风、润燥为主，以鸡血藤、当归、何首乌、白芍养血润燥、防风、白蒺藜、白鲜皮、祛风止痒，生地、玄参凉血养阴润燥。

【验案举例】

案1 陈曦，男，16岁。

初诊：2009年4月2日

主诉：因双下肢红斑、丘疹1月余来诊。

现病史：患者1月前无明显诱因双下肢出现红斑，长轴与皮纹平行，其上覆有糠秕状鳞屑，轻度瘙痒，遂到我院皮肤科门诊就诊，当时考虑为"玫瑰糠疹"，予以相应处理，效果欠佳，遂求治于褟老。纳眠可，二便调，舌质红，舌苔微黄，脉弦。

专科检查：双下肢出现红斑，长轴与皮纹平行，其上覆有鳞屑。

中医诊断：风糠疹（血热风盛）。

西医诊断：玫瑰糠疹。

治则治法：清热凉血消风。

中药处方：拟方皮肤解毒汤。

乌梅15g	莪术10g	红条紫草15g	土茯苓20g
丹皮15g	徐长卿15g	防风15g	苏叶15g
鱼腥草15g	甘草10g	生地15g	白鲜皮15g
珍珠母30g（先煎）			

共7剂，每天1剂，水煎服。

二诊：2009年4月9日

病情好转，红斑大部分消退，遗留色素沉着，痒感减轻，纳眠可，二便调。舌红苔微黄，脉弦。皮疹消退迅速，瘙痒减轻。药已中的，效不更方，继服7服。

三诊：2009 年 4 月 16 日

红斑全部消退，无新发，无瘙痒，纳眠可，二便可。舌稍红，苔微黄，脉弦。改土茯苓为茯苓，以健脾顾中巩固。

按：《医宗金鉴》认为风热疮"由风热闭塞腠理而成"，故此病主要是由于血热内蕴，复受风热，内外合邪，郁于肌肤，闭塞腠理而发病。热盛则脉络充盈，故肤现红斑；风邪燥血，肌肤失养，则起鳞屑；风邪往来肌腠，故发瘙痒。证属血热风盛。治以清热凉血消风，禤老根据经验以皮肤解毒汤加减。以红条紫草、生地、莪术、丹皮凉血，活血，解毒透疹；土茯苓、鱼腥草清热除湿解毒；徐长卿、防风、苏叶、白鲜皮祛风止痒；珍珠母镇静止痒；甘草泻热缓急。诸药和调，使血热得清，风邪得解，故患者皮疹消退迅速，瘙痒缓解。

案2 张某，女，42岁。

初诊：2009 年 4 月 29 日

主诉：因全身反复起斑疹伴瘙痒 1 月来诊。

现病史：患者 1 月前因外感后全身多处起椭圆形玫瑰色鳞屑斑疹，长轴与皮纹一致，伴痒感，曾在外院诊断为"玫瑰糠疹"，予盐酸西替利嗪、赛庚啶、葡萄糖酸钙、硫代硫酸钠等药物治疗后，皮损稍有好转，停药后反复出现。伴口干苦，便干，尿黄。

刻下症：全身多处起椭圆形玫瑰色鳞屑斑疹，长轴与皮纹一致，瘙痒，口干苦，便干，尿黄，纳可，眠差，舌红，苔黄腻，脉弦滑。

专科检查：全身多处起椭圆形玫瑰色鳞屑斑疹，长轴与皮纹一致。

中医诊断：风癣（风热挟湿）。

西医诊断：玫瑰糠疹。

治则治法：祛风止痒，清热利湿。

中药处方：皮肤解毒汤加减。

乌梅 15g	莪术 10g	红条紫草 15g	土茯苓 20g
丹皮 15g	徐长卿 15g	防风 15g	苏叶 15g
鱼腥草 15g	甘草 10g	生地 15g	白鲜皮 15g
珍珠母30g（先煎）		地龙干 15g	苡米 20g

其他治疗：消炎止痒霜，外用。

二诊：2009 年 5 月 6 日

皮疹颜色变淡、减少，瘙痒减轻，口干苦、便干、尿黄、眠差诸症好转。舌红，苔微黄，腻脉弦滑。

中药处方：

乌梅15g	莪术10g	红条紫草15g	土茯苓20g
丹皮15g	徐长卿15g	防风15g	苏叶15g
甘草10g	生地15g	白鲜皮15g	苦参15g
珍珠母30g（先煎）		地龙干15g	苡米20g

其他治疗：消炎止痒霜，外用。

三诊：2009年5月12日

皮疹基本消退，痒感消除，无口干口苦，大便通畅，纳眠一般。舌淡红，苔薄黄，脉弦细。

中药处方：

乌梅15g	莪术10g	红条紫草15g	土茯苓20g
丹皮15g	徐长卿15g	防风15g	苏叶15g
甘草10g	生地15g	白鲜皮15g	苦参15g
珍珠母30g（先煎）		地龙干15g	

其他治疗：祛风止痒片，5片，口服，每日3次。

按：本案患者因外感风热之邪，外邪蕴郁肌肤，闭塞腠理，日久不散，郁而化热，兼挟湿邪，湿热蕴阻，肤失濡润而成。口干苦，便干，尿黄，眠差，舌红，苔黄腻，脉弦滑是风热挟湿的表现。故治以祛风止痒，清热利湿，方用皮肤解毒汤，以徐长卿、防风、苏叶、白鲜皮祛风止痒走表，地龙干搜风止痒走里，苡米、土茯苓、苦参燥湿解毒，莪术、紫草、丹皮、生地清营血之热，行营分之瘀，乌梅收敛止痒，珍珠母镇静安眠，甘草调和诸药，表里兼清，是以肌理皮腠之风湿热邪渐散去，斑疹得去。

禤老认为本病虽然病因未明，但由于本病有自限性，愈后不易复发，故临床主要思路是促进皮疹消退，中医辨证治疗可缩短病程，缓解病人症状，并避去西药严重毒副作用。临床上有相当一部分患者在发病前或发病时伴有上呼吸道感染或咽喉炎、扁桃体炎等。这说明与感染因素有一定关系。临床在辨证的基础上选加一些具有抗病毒作用的中药如大青叶、板蓝根、紫草、金银花等，往往会取得更好的疗效。

第十六节　扁平苔藓

扁平苔藓是一种慢性或亚急性皮肤与黏膜的疾病，典型皮损为紫红色多角形扁平丘疹，常有口腔黏膜的损害。

西医对本病的病因及发病机制尚无定论。目前主要认为与以下因素有关：①自身免疫：认为是细胞介导的免疫反应为主，继发和伴随体液免疫反应。②遗传：特发性扁平苔藓有遗传易感性。③神经精神因素：扁平苔藓常在精神紧张、焦虑后发病或恶化。④感染：有报道扁平苔藓发病与细菌、念珠菌、螺旋体等感染有关。⑤药物：特别是磺胺类、金或汞制剂、链霉素、青霉胺等可引发本病。⑥慢性病灶：某些疾病如肝病、斑秃、白癜风、天疱疮、SLE、溃疡性结肠炎、慢性膀胱炎、肿瘤等可伴发扁平苔藓。⑦代谢和内分泌的异常。

目前西医的治疗主要或首选药物是糖皮质激素，其他对症治疗予抗组胺药物、维生素、烟酸、维A酸类药、免疫调节剂、抗疟药物等，对于顽固的病例可配合雷公藤多苷和免疫抑制剂如环孢素A、硫唑嘌呤、氨苯砜、反应停等综合治疗。物理疗法可采用光疗、激光治疗、放射线治疗及冷冻治疗。

本病慢性病程，可持续数月至数十年。发生在黏膜的损害，少数有癌变的可能。

禤老认为本病属中医学"紫癜风""松皮癣""干癣""风癣"等范畴。多因风热之邪搏结肌肤，郁而不畅，气滞血瘀而成，或日久耗伤阴血，血虚生风生燥，肌肤失养。阴虚则生内热，虚火上炎于口，或阴虚肝旺，恋湿下注于二阴而成。

在治疗中，禤老认为"风"与"瘀"为其主要病机。根据中医理论"风胜则痒"，初起皮损鲜红，瘙痒较甚者，常应用防风、荆芥等以祛风止痒，但病程日久，皮损肥厚者则非虫类之属难以搜风剔邪。"辄仗蠕动之物，以松透病根"。临床常用乌梢蛇、全蝎、僵蚕、露蜂房、蝉蜕、地龙干等。此外，由于本病病程缠绵，久病入络，致邪毒遏伏肌表腠理，瘀毒难以宣泄，药力难达病所，唯活血祛瘀可使气血得以畅达，瘀邪得以疏宣。因此，在辨证基础上遣用活血祛瘀尤为必要，有"治风先治血，血行风自灭"之意。

在日常调护中要叮嘱病人注意休息，消除精神紧张，减轻忧虑。消除感染病灶，限制刺激性饮食，纠正胃肠道功能紊乱。勿用热水洗浴或过度搔抓，以免产生同形反应而使皮损扩散。口腔黏膜受累者应避免酗酒、吸烟、义齿等刺激。

【验案举例】

案1 王某某，女，43岁。

初诊：2009年10月10日

主诉：因口腔黏膜白斑2月，全身暗红斑伴痒20天来诊。

现病史：缘患者发病前曾食大量海鲜，加之劳累，2009年8月初口腔黏膜出现白斑，伴粗糙不适感，先后在当地医院及某口腔医院就诊，查血常规（9月27日）白细胞4.03×10^9/L，尿常规（9月21日）潜血（++），自免8项（9月23日）：抗核抗体阳性，滴度：1:1000，抗SSA：阳性，心酶（9月21日）LDH 237U/L↑，α-羟丁酸脱氢酶198↑。诊断为扁平苔藓，先后羟氯喹片、阿维A、白芍总苷胶囊口服，他克莫司含漱未效。20天前在当地医院静滴青霉素、甲硝唑后双上肢出现红斑，迅速扩展至全身，伴明显瘙痒。发病以来无口腔溃疡，近期无恶寒发热。

刻下症：神清，精神可。口腔黏膜白斑伴不适感，口唇暗红斑，全身暗红斑伴少许脱屑伴明显瘙痒，日晒后加重，双侧手指伸侧、甲周见暗红斑，口干不苦，纳可，眠欠佳，二便调，舌暗淡，有齿印，苔黄白厚腻，脉弦细。

专科检查：口腔黏膜白斑伴不适感，口唇暗红斑，全身暗红斑伴少许脱屑伴明显瘙痒，日晒后加重，双侧手指伸侧、甲周见暗红斑。

中医诊断：紫白癜风（脾虚湿瘀互结）。

西医诊断：扁平苔藓。

治则治法：健脾利湿，活血止痒，佐以解毒。

中药处方：自拟方。

苍术10g	陈皮10g	厚朴10g	猪苓15g
茯苓15g	泽泻20g	白术15g	防风15g
白鲜皮15g	地肤子15g	丹皮15g	赤芍15g
甘草10g			

水煎服，每日1剂，7剂。

二诊：2009年10月20日

口腔黏膜白斑伴不适感，口唇暗红斑，全身暗红斑较前有所增多，瘙痒症状有所减轻，双侧手指伸侧、甲周见暗红斑，口干不苦，纳可，眠欠佳，二便调，舌暗淡有齿印，苔黄白厚腻，脉弦细。皮肤红斑广泛，有脾虚湿瘀化热之象，去苦温之品陈皮、苍术，酌加清热解毒中药紫草10g，蛇舌草15g，7剂。

三诊：2009年10月27日

口腔黏膜白斑、全身暗红斑较前减轻，轻度瘙痒，眠好转。舌淡暗，尖红，边有齿印，苔黄白厚腻，脉弦细。病之本在于脾胃虚，舌尖红，提示心火旺，中药加强健脾清心，上方去紫草，加太子参15g，生地15g。7剂。

四诊：2009年11月3日

口腔黏膜白斑、全身暗红斑大部分消退，有褶皱和压迫部位少许新出皮疹，轻度瘙痒，口干喜饮，纳眠可，舌淡暗，有齿印，苔黄白厚腻，脉弦细。口干喜饮，苔黄有化热表现。中药加石膏30g以清热生津。7剂。

五诊：2009年11月10日

口腔黏膜白斑、全身暗红斑基本消退，偶有轻度瘙痒，口腔新出散在溃疡伴轻微疼痛，口角少许糜烂，纳眠可，舌淡暗，有齿印，苔黄白厚腻，脉弦细。皮损消湿热瘀渐去，脾肾两虚之象渐显，口腔溃疡虚火上炎之象，汤剂以六味地黄丸加山栀子、生地、丹参、白术、青蒿。

六诊：2009年11月16日

口腔黏膜白斑、全身暗红斑消退，无瘙痒，口腔溃疡、口角糜烂减轻，纳眠可，舌淡暗，有齿印，苔黄白腻，脉弦细。病情基本稳定，继续巩固治疗。7剂。

七诊：2009年11月23日

全身未见红斑疹，无瘙痒，口腔黏膜未见明显白斑、溃疡，口角无糜烂，纳眠可。舌淡暗，有齿印，苔黄白厚腻，脉弦细。去青蒿继服7剂。

按：本案患者进食大量海鲜，加之劳累，损伤脾胃，湿热内生，脾虚湿瘀互结，瘀滞于口腔及肌肤，口腔黏膜白斑伴不适感，口唇暗红斑，全身、双手手指暗红斑，湿热伤阴，故脱屑。日晒为热邪，与湿热同气相求，故日晒后加重。湿热蕴结于脾胃故口干，热扰心神故眠欠佳。舌暗淡，有齿印，苔黄白厚腻，脉弦细，为脾虚湿瘀互结的表现。故治法先以健脾利湿、活血止痒，佐以解毒为法，药以甘淡渗湿、苦温燥湿、健脾利湿为主，辅以清热活血、祛风止痒、解毒，符合"急则治其标"的原则，后期湿热瘀渐去，皮损好转，脾肾两虚之象显，则以补肾健脾，活血解毒为法，宗六味地黄丸方，酌加活血解毒之品，以治其本，故获良效。本案针对疾病不同阶段而应用不同方药，体现了辨证施治乃是中医治病之金针，后期调理尤其体现了褚老补肾法治病的思想及其功底。

第十七节　过敏性紫癜

过敏性紫癜是一种过敏性毛细血管和细小血管的血管炎，引起血液和血浆外渗至皮下、黏膜下和浆膜下而出现皮肤或黏膜损害。好发于下肢，临床上以皮肤或黏膜发生紫红色瘀斑、瘀点，伴关节疼痛、腹部症状及肾脏损害为特征。本病多发于儿童及青年，以男性多见。发病前多有发热、头痛、咽痛、乏力等症状。病程约4～6周，但易复发。临床常分为四型：单纯型紫癜、胃肠型紫癜、关节型紫癜、肾型紫癜。

西医认为本病可能和感染（如细菌、病毒、寄生虫）有关。与药物（如青霉素、磺胺、阿司匹林、抗癫痫）等致敏有关。食物如虾蟹、贝类或蛋奶易引起过敏。

褚老认为，本病中医称为"葡萄疫"。多由禀赋不耐，热毒邪侵犯人体，风热相搏或热毒炽盛，扰动血络，导致血液运行不畅，迫血妄行，离经之血外溢肌肤而发斑，内渗于里，损伤肾络而尿血，内迫肠胃则便血。久则耗伤气血而成气虚血瘀所致而成。临床常将本证分以下四型论治。

1. 风热伤营

主症：皮疹突然发生，初起颜色鲜红，后渐变紫，分布较密，甚则皮损融合成片，伴有微痒、发热、咽痛等全身不适症状，或有关节疼痛；舌红，苔薄黄，脉浮数。

治法：疏风清热，凉血活血。

方药：消风散合血管炎方加减。

常用药：银花、防风、仙鹤草、墨旱莲、白茅根、茜根、乌梅、生地、丹皮、大蓟、小蓟、甘草、土茯苓、紫草、苏叶、徐长卿。

加减：关节疼痛加豨莶草、苡仁清热除湿止痛。伴发热、咽痛加牛蒡子、菊花。

2. 湿热蕴阻

主症：皮疹多发于下肢，间见黑色血疱，疱破糜烂；常伴腿踝肿痛，多见腹痛较甚，甚则便血或柏油样便，轻者腹微胀痛、纳呆、恶心、呕吐；舌红或带紫，苔白腻或黄腻，脉濡数。

治法：清利湿热，活血化瘀。

方药：四妙勇安汤合血管炎方。

常用药：银花藤、玄参、当归、甘草、仙鹤草、墨旱莲、白茅根、茜根、乌梅、生地、丹皮、小蓟、土茯苓、紫草、苏叶、徐长卿。

加减：湿热重者加苦参以清热燥湿。便血加大蓟、地榆。

3. 阴虚火旺

主症：病程较长反复发作，皮疹紫红其色不鲜，分布不密，伴低热、盗汗、舌红，无苔或光苔，脉细数。

治法：滋阴清热，凉血化斑。

方药：知柏地黄汤合血管炎方加减。

常用药：知母、丹皮、生地、茯苓、赤芍、仙鹤草、墨旱莲、白茅根、茜根、乌梅、生地、丹皮、小蓟、土茯苓、紫草、苏叶、徐长卿。

加减：盗汗者加浮小麦；兼有气阴虚，自汗、乏力、面色少华者加太子参。

4. 脾不统血

主症：起病缓慢，迁延日久，皮疹淡紫斑，分布稀疏；伴腹胀、便溏、恶心、纳呆、倦怠无力、面色萎黄；或间见心悸、头晕、舌淡，少苔，脉沉细或弱。

治法：健脾益气，活血化瘀。

方药：参苓白术散合血管炎方加减。

加减：兼血虚者，面色萎黄，四肢不温，可加当归、熟地、鸡血藤以补血活血。

褟老认为，本病采用中西医结合治疗可以缩短病程，减少和治疗并发症的发生。具体在临床中，对于过敏性紫癜早期无并发症者，可以纯中医治疗有很好的效果；对部分严重血管神经性水肿、关节肿痛、肠道出血等可酌情应用西药激素治疗，严重肾脏损害者可采用甲泼尼龙冲击治疗，对紫癜肾采用其他方法无效时可用免疫抑制剂。在此过程结合中医药治疗，可以提高本病的治愈率。

【验案举例】

案1 何某，男，9岁。

初诊：2012年1月7日

双小腿反复起瘀点、瘀斑2周。初起时有腹痛，曾在外院以糖皮质激素治疗，病情仍有加重，左手臂新起瘀点、瘀斑。

诊查：双小腿及左手臂较多瘀点、瘀斑，皮疹摸之有少许碍手感，自觉瘙痒。无腹胀痛，无关节痛。纳可，眠可，二便调。舌红，苔黄，脉滑。

中医诊断：葡萄疫。

西医诊断：过敏性紫癜。

辨证：湿热蕴阻。

治法：清利湿热，活血化瘀。

方药：四妙勇安汤合血管炎方。

银花藤20g	玄参20g	当归10g	甘草10g
白茅根15g	生地15g	土茯苓20g	白鲜皮15g
豨莶草15g	紫苏叶15g	徐长卿10g	地肤子15g

其他治疗：口服院内制剂利湿止痒片；外擦金粟兰酊搽剂。

二诊：治疗7天后复诊，四肢瘀点瘀斑有明显消退，颜色有明显减淡。无新起皮疹，瘙痒减轻。纳眠可，二便调。舌红，苔黄，脉弦。上方加小蓟10g、丹皮15g、墨旱莲15g。继续服用利湿止痒片。

服药1周后追踪病情，皮疹消退，无新起瘀点。

按：过敏性紫癜，中医称为"葡萄疫"，多发于儿童。病情相对较急重，治疗上比较棘手。临床上易见病情反复，缠绵难愈者。临床上以抓住"热""瘀"为主。本病初期多实证，以风热之邪为多。后期多虚证，在脏多见脾虚、肾虚之证；按气血津液辨证多见阴虚、气虚、血虚之证。且多虚实夹杂。治疗上以自拟血管炎方为基本方进行加减。初期见感受风热可配合消风散。热毒炽盛者可配合犀角地黄汤，犀角可用羚角代替。中后期脾气虚弱者，可配合参苓白术散加减，以益气健脾，凉血化瘀。更可加薄盖灵芝补五脏虚损，平衡阴阳，调和气血。补不留邪、补不留瘀。气阴虚者见多汗、盗汗，可加生脉饮，以太子参代替人参。太子参性平，气阴双补。较适合儿童患者。

案 2 陈某，男，5 岁。

初诊：2008 年 10 月 27 日

主诉：双下肢瘀斑、瘀点 1 月余。

现病史：1 月前感冒后双下肢出现散在紫癜样皮疹，压之不褪色，无疼痛，未经注意，皮损逐渐增多，伴有瘙痒，遂至我院门诊就诊。

刻下症：双下肢散密集性紫癜样皮疹，压之不褪色，稍瘙痒，无发热恶寒，无腹痛腹泻，无口干口苦，纳眠可，二便调。舌淡红，苔微黄，脉弦数。

专科检查：双下肢密集性紫癜样皮疹，压之不褪色，未见风团、水疱、糜烂、溃疡。

中医诊断：葡萄疫（风热伤营）。

西医诊断：过敏性紫癜。

治法治则：清热凉血，活血化瘀。

中药处方：小儿血管炎方加减。

仙鹤草 10g	墨旱莲 10g	白茅根 15g	茜根 10g
乌梅 10g	生地 10g	丹皮 10g	大小蓟 10g
甘草 5g	土茯苓 10g	薄盖灵芝 15g	

共 7 剂，每天 1 剂，煎服。

二诊：2008 年 12 月 1 日

双下肢密集性紫红色点状斑疹，压之不褪色皮疹未见新发，纳眠可，大便便溏，小便调。复查尿常规潜血（＋－），舌红苔微黄，脉滑。

中药处方：

仙鹤草 10g	墨旱莲 10g	白茅根 15g	茜根 10g
乌梅 10g	生地 10g	丹皮 10g	大小蓟 10g
甘草 5g	土茯苓 10g	薄盖灵芝 15g	芡实 15g
防风 10g			

共 7 剂，每天 1 剂，煎服。

其他治疗：健脾渗湿颗粒，1 袋，每日 3 次，口服，用 7 天。

三诊：2008 年 12 月 15 日

旧皮疹逐渐好转，未见皮疹新发，瘙痒减，近期上感，咽喉不适，纳眠可，二便调，舌红苔微黄，脉滑数。

中药处方：

仙鹤草 10g	墨旱莲 10g	白茅根 15g	茜根 10g
乌梅 10g	生地 10g	丹皮 10g	大小蓟 10g
甘草 5g	土茯苓 10g	薄盖灵芝 15g	芡实 15g
苏叶 10g	侧柏叶 10g	牛蒡子 10g	菊花 15g

共 7 剂，每天 1 剂，内服。

四诊：2009 年 1 月 6 日

旧皮疹消退明显，未见明显新发，皮疹未见明显瘙痒，近期服药后时觉胃部不适，无其他不适。

中药处方：

仙鹤草 10g	墨旱莲 10g	白茅根 15g	茜根 10g
乌梅 10g	生地 10g	大小蓟 10g	甘草 5g
土茯苓 10g	薄盖灵芝 10g	芡实 15g	苏叶 10g
侧柏叶 10g	牛蒡子 10g	姜竹茹 10g	赤芍 10g

共 7 剂，每天 1 剂，用法（内服）。

按：儿童过敏性紫癜好发人群：儿童的体质脾肺肾相对易虚。病情：后期多虚证，在脏多见脾虚、肾虚之证；虚实夹杂。治疗上以自拟血管炎方为基本方进行加减。中后期脾气虚弱者，可配合参苓白术散加减，以益气健脾，凉血化瘀。健脾渗湿颗粒是以参苓白术散为基础方的院内制剂，适宜于属脾虚湿困型儿童慢性湿疹等皮肤疾病。

第十八节　结节性红斑

结节性红斑是一种发生于皮下脂肪的结节性炎症性皮肤病。本病好发于小腿前侧部位。临床上以下肢胫前黄豆或更大的疼痛性结节为特征。本病多见于女性，男：女为 3∶6。多在 20～30 岁，发病前多有低热、全身不适或上呼吸道感染。部分病例可有轻微关节痛，以膝关节受累常见。西医认为本病与感染（如链球菌感染、结核菌、病毒、衣原体以及真菌）有关。与药物（如磺胺、口服避孕药）有关。与自身免疫性疾病有关，常见于白塞病、结节病、溃疡性结肠炎等疾病。与恶性肿瘤有关，如霍奇金病或非霍奇金病、白血病可出现结节性红斑。麻风性结节性红斑。

褶老认为，本病中医称为"瓜藤缠"。是由于素有蕴湿，郁久化热，湿热蕴结，壅结于血脉肌肤，致使经络阻隔，气血凝滞而致；或脾虚蕴湿不化，兼感寒邪，寒湿凝滞血脉肌肤。故临床上以湿热瘀阻及寒湿瘀阻为主。

急性期结节性红斑皮损颜色多鲜红，灼热肿胀疼痛。可伴发热、咽痛、口干口苦，下肢肌肉关节酸痛，大便干结，小便黄赤。舌红苔黄腻，脉弦数或滑。辨证属湿热瘀阻，治法以清热利湿，化瘀散结为主。褶老常以四妙勇安汤加减。银花藤20g、玄参15g、当归10g、甘草10g、延胡索15g、鸡血藤15g、白鲜皮15g、生地15g、柴胡10g、丹参20g、苡米20g、蒲公英15g、薄盖灵芝10g、乌梅10g、紫草15g、牛膝10g。方中银花藤、玄参清热解毒利湿；当归、紫草、生地、丹参、鸡血藤凉血活血散瘀；牛膝引血下行，利水消肿。苡仁、白鲜皮清热利湿祛风；薄盖灵芝补虚，调气血；甘草解毒、调和诸药。可根据临床症状加减：发热、咽干咽痛者加牛蒡子、桔梗；关节疼痛者加徐长卿、肿节风。

对于病程较长，结节颜色暗红，遇寒加重，此起彼落，缠绵不愈。伴畏寒肢冷，关节疼痛，腹胀，便溏，小便清长。舌淡苔薄白，脉沉缓或迟。辨证属寒湿瘀阻。治法以温经散寒，除湿通络为主。常选用当归四逆汤加减。药用：当归10g、肉桂2g、白芍10g、细辛2g、桃仁10g、红花10g、川芎10g、鸡血藤10g、苍术10g、丹参20g、炙甘草10g。方中肉桂、细辛温经散寒通络；当归、白芍、川芎、桃仁、红花、鸡血藤、丹参养血活血通络；苍术燥湿通络；炙甘草健脾除湿，调和诸药。如伴畏寒肢冷、关节疼痛者加附子、干姜；湿盛者加茯苓、白术。

适当的外治法，对缩短本病病程、减轻疼痛有积极的作用。如褶老常用四黄膏外敷红斑结节处，对于消肿止痛具有比较好的消炎作用。四黄膏含黄连、黄柏、大黄、黄芩，性味苦寒，均具有清热解毒消肿作用。

褶老亦重视饮食疗法。常嘱患者饮食要清淡，多喝温水，多吃蔬菜水果，发病期间忌饮酒、辛辣刺激之品。注意休息、避免多走路，抬高下肢。必要时还可选用下列药膳，对结节性红斑的恢复有一定的帮助。如可煲苡米粥。取炒薏苡仁30～60g，加大米适量煮粥，调咸、甜味均可，服食。用于结节性红斑，更适用于湿热型。

【验案举例】

案 1 曾某，男，20 岁。

初诊：2007 年 7 月 26 日

主诉：因双小腿伸侧红斑结节伴疼痛 1 年来诊。

现病史：患者 1 年前双小腿伸侧出现红斑肿胀，数个花生米大小的红色结节伴疼痛，曾外院就诊，诊断为结节性红斑，具体治疗不详，症状反复，遂到我院就诊。

刻下症：双小腿伸侧红斑、数个花生米大小的结节，疼痛，无瘙痒，纳眠可，二便调。

专科检查：双小腿伸侧散在红斑、数个花生米大小的结节，略高出皮肤，压痛。

中医诊断：瓜藤缠（风湿热结，气滞血瘀）。

西医诊断：结节性红斑。

治则治法：祛风清热利湿，化瘀散结。

中药处方：四妙勇安汤加减。

银花藤 20g	玄参 30g	当归 10g	甘草 10g
延胡索 15g	鸡血藤 20g	白鲜皮 15g	生地 20g
柴胡 15g	丹参 20g	苡米 20g	蒲公英 20g
薄盖灵芝 10g			

其他治疗：滋阴狼疮胶囊，5 粒，每日 3 次，口服。

二诊：2007 年 10 月 11 日

原有结节较前明显变小，色暗红，服药后原有结节较前明显变小，颜色变淡，无疼痛。舌淡红，苔薄白，脉弦细。

中药处方：服药后原有结节较前明显变小，颜色变淡，无疼痛。原方银花藤、当归、薄盖灵芝加量以加强清热活血之力，兼以扶正气。

银花藤 30g	玄参 30g	当归 15g	甘草 10g
延胡索 15g	鸡血藤 20g	白鲜皮 15g	生地 20g
柴胡 15g	丹参 20g	苡米 20g	蒲公英 20g
薄盖灵芝 15g			

其他治疗：滋阴狼疮胶囊，5 粒，每日 3 次，口服。

三诊：2007 年 12 月 18 日

原有结节已消退，遗留色素沉着。服药后原有结节已消退，无疼痛。舌淡红，苔薄白，脉弦细。

中药处方：服药后原有结节消退，无疼痛，前方加茜根凉血活血巩固疗效：

银花藤 30g	玄参 30g	当归 15g	甘草 10g
延胡索 15g	鸡血藤 20g	白鲜皮 15g	生地 20g
柴胡 15g	丹参 20g	苡米 20g	蒲公英 20g
薄盖灵芝 15g	茜根 15		

其他治疗：滋阴狼疮胶囊，5 粒，每日 3 次，口服。

四诊：2008 年 3 月 24 日

原有结节已消退。服药后原有结节已消退，无不适。舌淡红，苔薄白，脉弦细。

中药处方：原有结节消退，无不适为邪气已去，继续服药巩固。

银花藤 30g	玄参 30g	当归 15g	甘草 10g
延胡索 15g	鸡血藤 20g	白鲜皮 15g	生地 30g
柴胡 15g	丹参 20g	苡米 20g	蒲公英 20g
薄盖灵芝 15g	茜根 15g	五味子 10g	

其他治疗：滋阴狼疮胶囊，5 粒，每日 3 次，口服。

按：中医认为本病主要是由于外感风邪，内蕴湿热，风湿热邪下注肌肤，阻塞经络，气滞血瘀而成。患者双下腿伸侧红色结节为风湿热邪下注肌肤所致；双小腿疼痛为经络阻塞，气滞血瘀，不通则痛；舌淡红、苔薄白、脉弦细为风湿热结，气滞血瘀之象。证属风湿热结，气滞血瘀。故治以祛风清热利湿，化瘀散结，方用四妙勇安汤加减，方中忍冬藤、蒲公英清热解毒，玄参、生地、丹参清热凉血泻火，甘草清热解毒、缓急止痛，白鲜皮祛风，苡米利湿，延胡索、当归、鸡血藤利气止痛、活血散瘀，薄盖灵芝扶正，使风湿热邪分消，瘀结消散，疼痛消失，巩固收尾。

本病初起多为实证，治疗以祛风清热利湿、凉血活血散结为主；前期以实则泻之为法，兼以扶正；后期风湿热邪郁结易伤阴液，当适当养阴清热散结，故原方生地加量，加五味子以加强敛阴，巩固疗效。

案2 利某，女，23 岁。

初诊：2008 年 9 月 19 日

主诉：双小腿伸侧红斑结节、酸痛半年。

现病史：患者半年前无明显诱因双小腿伸侧出现红斑肿胀、结节，酸痛，伴头痛、咽痛等不适，当时到当地医院就诊，行病理活检示：考虑结节性红斑可能性大，遂按结节性红斑处理，曾激素治疗，病情有好转，停激素后反复，要求中医治疗。

刻下症：双下腿伸侧见 2 处花生米大小红色结节，双小腿酸痛，无瘙痒，无发热咽痛等不适，纳眠可，大便烂。舌暗红，苔薄黄，脉弦数。

中医诊断：瓜藤缠。

西医诊断：结节性红斑。

辨证：风湿热结，气滞血瘀。

治法：祛风清热利湿，化瘀散结。

处方：四妙勇安汤加减。

忍冬藤 20g	玄参 20g	当归 10g	甘草 10g
延胡索 15g	鱼腥草 15g	生地 15g	毛冬青 10g
土茯苓 20g	苡米 20g	地龙干 15g	白芍 15g
赤芍 15g			

其他治疗：金粟兰酊外擦；新癀片口服，2 片，每天 3 次。

二诊：服上方 7 剂，双下腿伸侧结节缩小如黄豆大小，颜色变淡。双小腿酸痛减轻，结节处轻度压痛，纳眠可，大便偏烂。舌暗红，苔微黄，脉弦。

处方：

忍冬藤 20g	玄参 20g	当归 10g	甘草 10g
延胡索 15g	芦根 15g	生地 15g	毛冬青 10g
土茯苓 20g	苡米 30g	地龙干 15g	白芍 15g
赤芍 15g	郁金 15g	防风 15g	

三诊：服上方 7 剂，结节消退，局部色素沉着。双小腿酸痛消失，皮损轻微压痛，纳眠可，大便基本成形，小便调。舌淡暗，苔微黄，脉弦。

见效明显，继守上方巩固：

忍冬藤 20g	玄参 20g	当归 10g	甘草 10g
延胡索 15g	芦根 15g	生地 15g	毛冬青 10g
土茯苓 20g	苡米 30g	地龙干 15g	白芍 15g
赤芍 15g	郁金 15g	防风 15g	

病情稳定，嘱继服 10 以巩固之。

按：中医认为本病主要是由于外感风邪，内蕴湿热，风湿热邪下注肌肤，阻塞经络，气滞血瘀而成。本案患者双下腿伸侧红色结节为风湿热邪下注肌肤所致；双小腿酸痛为经络阻塞，气滞血瘀所致；大便烂为湿盛；舌暗红、苔黄腻、脉弦数为风湿热结，气滞血瘀之象。证属风湿热结，气滞血瘀。故治以祛风清热利湿，化瘀散结，方用四妙勇安汤加减，方中忍冬藤、毛冬青清热解毒，玄参、生地、清热凉血泻火，甘草清热解毒、缓急止痛，防风祛风，土茯苓、苡米利湿，延胡索、郁金、当归、白芍、赤芍活血散瘀、利气止痛，地龙干通络散结，使风湿热邪分消，瘀结得散，疼痛得平，巩固收尾。

本病初起多为实证，治疗以祛风清热利湿、凉血活血散结为主；反复发作者常伴有脾虚，如本案患者大便不实为脾虚湿盛之象，治疗应在活血化瘀散结之中佐以健脾渗湿之品；后期风湿热邪郁结易伤阴液，当适当养阴清热散结，如本案后期则酌加芦根以养阴生津润络。

第十九节　多形红斑

多形红斑是一种急性炎症性皮肤病。临床表现以皮疹多形，有红斑、丘疹、风团、水疱等，特征性皮疹为靶形损害即虹膜状皮疹，有不同程度黏膜损害，少数有内脏损害。好发于春秋季节，有自限性。

西医认为本病可能是机体对多种抗原物质发生的免疫反应，其病因与以下因素有关：①感染因素：如与细菌（溶血性链球菌、葡萄球菌、沙门菌、白喉杆菌、变形杆菌、麻风杆菌、铜绿假单胞菌、肺炎球菌等）、立克次体、支原体（肺炎支原体）、螺旋体、衣原体、病毒（单纯疱疹病毒、腺病毒、科萨奇病毒、肠道病毒、水痘—带状疱疹病毒等）、真菌、寄生虫等感染有关。②药物因素：如抗生素（青霉素、氨苄西林、四环素、头孢类、环丙沙星、红霉素、米诺环素、磺胺等）、抗惊厥药、退热镇痛药、抗结核药、抗真菌药、其他药（如别嘌醇、砷）。③接触物。④内脏疾病：如结缔组织病、血管炎、白血病、非霍奇金淋巴瘤、多发性骨髓炎、髓样化生、红细胞增多症。⑤其他（如文身、食物、放射线、寒冷、日晒）。

西医治疗原则主要是病因明确者，针对病因治疗。全身治疗以抗组胺药为主，重者型可系统应用糖皮质激素，或静注免疫球蛋白。

禤老认为，本病属中医学的"雁疮""猫眼疮""血风疮""寒疮"等范畴。主要是由于禀赋不耐，血热或湿热内蕴，复感风热或风寒湿之邪；亦可因饮食失节、食入禁忌，致营卫不和，气血凝滞，拂郁肌肤；甚则毒热炽盛，内陷营血而成危候。

对于病毒感染因素引起的多形红斑，患者初起多有感冒症状，常有发热、咽痛、口干，大便干，小便黄，舌红，苔白或黄，脉弦滑或微数。皮损以红斑、风团为主。辨证属于风热证者，禤老常选用自拟皮肤解毒汤加减治疗，疗效比较满意。其主要药物组成为：土茯苓20g，莪术10g，乌梅15，徐长卿15，红条紫草15g，白芍15g，七叶一枝花10g，板蓝根20g，防风15g，白鲜皮15，甘草10g。可根据症情适当加减，咽痛者加地龙干15g、蝉蜕10g，以祛风化痰利咽；湿重者加苡仁20g以祛湿；热重者加黄芩15g以清解上焦之热；伴关节肿痛者加肿节风以活血止痛。

禤老指出，在多形红斑急性期或急重症时，宜在中医中药辨证论治的同时及早联合使用西药治疗，可显著缩短疗程，提高疗效。对于多形红斑患病日久者，禤老认为一定要注意患者的体质强弱，不可一味清热解毒、凉血祛风之品，以免攻伐太过，要注意扶正祛邪，注意养阴或益气健脾。常选用益气养阴、益气健脾药，如黄芪、太子参、白术、怀山药、石斛、芡实等，尤其部分多形红斑患者与免疫失衡、免疫力降低有关。在此基础上可予薄盖灵芝以平调阴阳。

禤老亦重视饮食调护。因为这类患者多与变态反应密切相关，故常嘱患者饮食要清淡，多吃蔬菜水果，发病期间忌食发物，易引起过敏食物如公鸡、鲤鱼、鱼鲮、虾、蟹、牛羊肉、榴莲、芒果、菠萝、鹅肉、鸭肉、竹笋等。

【验案举例】

案 郑某，女，41岁。

初诊：2009年3月31日

主诉：因四肢红斑瘙痒10天来诊。

现病史：患者10天前四肢散在出现红斑伴瘙痒，皮疹指甲大小，逐渐向周围扩大至钱币大小，中央色暗，呈虹膜状，未经特殊治疗。

刻下症：四肢散在虹膜状红斑，瘙痒，纳可，眠差，二便可，舌红苔黄腻，脉弦数。

专科检查：四肢散在红斑，皮疹钱币大小，中央色暗，呈虹膜状。

中医诊断：猫眼疮（血热内蕴，风热外袭）。

西医诊断：多形红斑。

治则治法：疏风清热，凉血解毒。

中药处方：皮肤解毒汤加减。

乌梅 15g	莪术 10g	土茯苓 20	丹皮 15
徐长卿 15g	防风 15g	苏叶 15g	苦参 15g
甘草 10g	生地 15g	白鲜皮 15g	黄芩 15g
浙贝 15g			

其他治疗：利湿止痒片，5片，口服，每日3次；盐酸西替利嗪片，10mg，口服，每日1次；消炎止痒霜，外用，1支；糠酸莫米松软膏，外用，1支；消炎止痒洗剂，外用。

二诊：2009年4月7日

红斑较前消退，瘙痒减轻，少许咳嗽，纳可，眠一般，二便可。舌红苔黄，脉弦数。

中药处方：

乌梅 15g	莪术 10g	土茯苓 20	丹皮 15
徐长卿 15g	防风 15g	苏叶 15g	苦参 15g
甘草 10g	生地 15g	白鲜皮 15g	黄芩 15g
川贝粒 5g			

其他治疗：同前。

三诊：2009年4月14日

皮疹消退，残留少许色素沉着，无瘙痒，咳嗽好转，纳眠可，二便调。舌稍红，苔微黄，脉弦细。

中药处方：

乌梅 15g	莪术 10g	土茯苓 20	丹皮 15
徐长卿 15g	防风 15g	苏叶 15g	苦参 15g
甘草 10g	生地 15g	白鲜皮 15g	黄芩 15g
川贝粒 5g	芦根 15g		

按：中医认为猫眼疮多由素体血热，复感风热之邪，邪扰血分，血热蒸肤而成。患者四肢散在红斑伴瘙痒，眠差，舌红苔黄腻，脉弦数俱为血热躁

扰的表现，证属血热证，故治以清热解毒凉血，方用皮肤解毒汤加减。方中土茯苓、苦参清热燥湿解毒，生地、黄芩清热凉血，徐长卿、防风、苏叶、白鲜皮疏风止痒，莪术、丹皮、浙贝活血散结，乌梅敛阴，甘草调和药性，全方俱清热解毒凉血散结之效。二诊时皮损好转，少许咳嗽，考虑为风热犯肺，改浙贝为川贝加强止咳化痰之力。三诊时皮损消失，瘙痒不显，咳嗽好转，脉象弦细，阴液稍显不足，在上方基础上加芦根以清热生津养阴，巩固疗效。后随访1月未见复发。

第二十节 痤 疮

痤疮是一种与性腺内分泌功能失调有关的毛囊、皮脂腺慢性炎症性皮肤病。好发于青少年颜面部位，临床上以面部的粉刺、丘疹、脓疱或结节、囊肿为特征，易反复发作。妇女发病有与月经周期相关的特点，皮疹常在月经前增多加重，月经后减轻，或伴有月经不调等症状。

西医认为痤疮是一种多因素的皮肤附属器官疾病，其详细发病机制目前尚未完全清楚。目前主要认为内分泌失调，血清或皮肤组织中雄性激素水平过高，皮脂分泌过多，毛囊导管角化过度，以及毛囊内微生物感染是痤疮发病的主要因素。除此之外免疫、遗传、血液流变学的改变等也被认为与痤疮的发病有关。在临床上，西医治疗主要采用抗生素、抗雄性激素类药物、维A酸类药物。但是抗雄性激素药物的长期内服，可造成不可避免的系统性不良反应；异维A酸虽能有效抑制皮脂腺分泌，在临床上取得较好疗效，但其具有的干燥和致畸等不良反应，限制了临床应用范围；由于抗生素的广泛应用，耐药短棒菌苗不断出现，抗生素治疗痤疮的效果受到严重的影响，因此治疗痤疮仍是临床上较为棘手的问题。

痤疮属中医的"肺风粉刺"范畴，纵观历代文献对粉刺的病因病机的认识，均认为是肺胃血热，上熏头面所致。如《外科正宗》说："粉刺属肺……总皆血热郁滞不散所致。"《医宗金鉴·外科心法要诀》云："此证由肺经血热而成。"1994年由王沛主编的《中医外科学》认为：肺热血热、肠胃湿热、脾虚痰湿为粉刺（痤疮）的病因，辨证分为血热证，治以凉血清热为主；湿热证，治以清热化湿通腑；痰湿证，治以健脾化痰利湿清热。

多年来，褟国维教授通过大量临床治疗观察发现，痤疮的发病除与肺胃血热有关外，其根本原因在于素体肾阴不足，肾之阴阳平衡失调和天癸相火过旺。由于肾阴不足，相火过旺，导致肺胃血热，上熏面部而发痤疮。今之痤疮患者，除了青少年外，30岁以上患者亦不少见，尤其妇女患者，更有明显增加之象。由于学习紧张，工作压力大，睡眠不足，生活不规律，饮食不节而病情加重。青少年生机勃勃，阳气旺盛，若素体肾阴不足，则易致肾之阴阳平衡失调，会导致女子二七、男子二八时相火亢盛，天癸过旺，过早发育，而生粉刺。况且青少年者，多喜食煎炸香口之品，又常勤读废寝，更易耗伤肾阴，致肾阴不足，相火过旺；而今之妇女痤疮者，多为职业女性，常伴月经不调，病情轻重亦与月经来潮有关，且往往有神倦、夜寐差、焦虑、经量少等肾阴不足之象，这与现代生活节奏紧张、工作压力大而导致内分泌失调有关。故褟国维教授提出痤疮主要致病机制是肾阴不足，冲任失调，相火妄动。治疗采取滋肾泻火，凉血解毒之法。现代研究已知，长期紧张、压力的影响下可刺激肾上腺分泌肾上腺素来应付压力所需，而肾上腺释放肾上腺素同时亦可制造雄激素，而雄激素会刺激皮脂腺分泌皮脂，而痤疮是一种毛囊皮脂腺的慢性炎症，发病主要与性腺、内分泌功能失调、皮脂腺分泌过多、毛囊内微生物感染和全血黏度增多等因素有关。皮脂当属中医"精"的范畴，属肾所藏。肾阴不足，相火过旺，虚火上扰，迫"精"外溢肌肤、皮毛，则皮脂增多，热蕴肌肤、皮毛则生痤疮。而从有关实验研究分析，滋阴育肾的中药可以调节人体的内分泌功能，减少皮脂腺分泌；清热解毒、凉血活血的中药有抑菌消炎和改善血液黏度作用。据此褟国维教授提出的肾阴不足，冲任失调，相火过旺的痤疮发病机制，阐发了当今社会环境对人的内分泌改变作用，内分泌与中医肾气的关系，从而解释了肾阴与痤疮的关系，在临床运用中确有指导意义。

根据上述病因病机，褟老以滋肾泻火、凉血解毒为治疗原则，采用传统知柏地黄丸和二至丸加减组成消痤汤：知母12g，黄柏12g，女贞子20g，生地黄15g，鱼腥草20g，墨旱莲20g，蒲公英15g，连翘15g，丹参25g，甘草5g。本方以女贞子、墨旱莲，滋肾阴，知母、黄柏，泄肾火，一补一泄，调整肾之阴阳于平衡；鱼腥草、蒲公英、连翘，清肺解毒，散结消肿；生地黄、丹参，凉血化瘀清热；甘草解毒清热并能调和诸药。加减法：大便秘结不通，加大黄10g（后下）、枳实12g通肺泄热；大便稀烂不畅，舌苔黄腻厚浊，去生地黄，加土茯苓 15g、茵陈蒿 20g 利湿清热解毒；失眠多梦严重者，加合欢皮 15g，茯苓 20g 宁心安神；口干口苦明显，肺胃火热盛，加生石膏 20g，地骨皮 15g，清泻肺胃之火。对于女性患者，在月经前加柴胡 10g、香附 10g，经期去丹参，加益母草 20g。

痤疮，俗称"青春痘"，是影响青少年容颜、带给青少年苦恼的常见皮肤疾患。禤老指出，除了药物治疗以外，日常生活中皮肤护理和饮食调理对预防和治疗痤疮也很重要。如易患痤疮的青少年往往脸上皮脂分泌过多，因此可以多用温水、硫磺皂洗脸，以保持面部干净清洁。饮食方面应少食甜食、多脂及辛辣煎炸刺激食物，多食益于痤疮的食物如大豆及其制品、银耳、黑木耳、芹菜、莴笋、苦瓜、丝瓜、黄瓜、冬瓜、西红柿、绿豆芽、橙、梨、西红柿、山楂等。同时也可利用一些日常食材做面膜进行自我护理以清热解毒散结。如：①绿豆粉适量，温水调成糊，每晚临睡前在洁面后涂患处。②杏仁 15g，将杏仁焙干研为细末，加鲜嫩丝瓜叶、茎各适量捣烂绞汁，调成糊状涂敷患处。③南瓜藤 150g，豆腐 50g，一起捣碎，绞取原汁涂患处。

【验案举例】

案1 杨某，女，24 岁。

初诊：2009 年 6 月 1 日

主诉：因面部痤疮病史 12 年，加重 1 年来诊。

现病史：患者自发育以来面部不定时出现散在的丘疹、粉刺，未经特殊治疗。2007 年服消炎药后面部皮疹加重，一直难以控制，特别是经前加重，外院治疗未见明显好转，特来我院门诊寻求中医治疗。

刻下症：面部散在粉刺、丘疹，见有小脓疱，以额头为多，伴面油增多，月经前加重，难入睡，胃纳可，二便调。舌尖红，苔薄白，脉细。

专科检查：面部散在粉刺、丘疹，见有小脓疱，以额头为多，伴面油增多。

中医诊断：肺风粉刺（肾阴不足，相火过旺）。

西医诊断：痤疮。

治则治法：滋阴降火。

中药处方：消痤汤加减。

丹参 20g	蔓荆子 15g	生地 20g	土茯苓 20g
桑椹子 20g	女贞子 20g	墨旱莲 15g	侧柏叶 15g

布渣叶 15g   益母草 15g   桑白皮 15g   甘草 10g

桑叶 10g

其他治疗：消痤灵口服液 10ml，口服，每日 3 次；三黄洗剂 100ml，加甲硝唑 10 片混合外用。

二诊：2009 年 6 月 15 日

面部粉刺脓疱减少，经前丘疹稍反复，丘疹颜色变淡，面油减少。旧皮损好转，经前少许新发，面油减少，纳眠好转。舌淡红，苔白腻，脉弦滑。

中药处方：

丹参 20g（后下）蔓荆子 15g   生地 20g   土茯苓 20g

桑椹子 20g   女贞子 20g   墨旱莲 15g   侧柏叶 15g

布渣叶 15g   益母草 15g   桑白皮 15g   甘草 10g

桑叶 15g

其他治疗：多西环素片，0.1g，口服，每日 2 次；消痤灵口服液，2 支，口服，每日 2 次；丹参针，双侧足三里穴位注射，1 次 / 周。

三诊：2009 年 7 月 13 日

面部皮疹消散，丘疹变平，本月经前无明显加重，遗留素色沉着。未见新起，纳眠可，二便调。舌淡红，苔黄，脉弦。

中药处方：

丹参 20g（后下）蔓荆子 15g   生地 20g   土茯苓 20g

桑椹子 20g   女贞子 20g   墨旱莲 15g   侧柏叶 15g

布渣叶 15g   蛇舌草 15g   桑白皮 15g   甘草 10g

桑叶 10g

按：中医传统认为该病是由肺胃血热上熏头面所致，女性多见经前丘疹反复加重。目前治疗痤疮主要运用清肺热、泻胃火、凉血解毒等法。治疗后病情稳定的时候，经前无加重是表现之一。禤老在多年的临床中发现，痤疮患者除了有肺胃血热的表现外，而且也不乏肾阴不足、冲任失调或相火妄动者。其提出的肾阴不足、冲任失调、相火妄动、熏蒸头面的痤疮发病机制，临床上确有指导意义。如本案患者平素肝肾不足，经期腹痛为疏泄不畅的表现；面部散在粉刺、丘疹，小脓疱，面油增多为肾阴不足、相火过旺，上熏头面所致；大便偏硬为阴液不足、大肠干涩之征；舌红，苔薄白，脉弦细为肾阴不足、相火过旺之征。证属肾阴不足、相火过旺，故治以滋阴降火，方用禤老经验方消痤汤加减，药以女贞子、墨旱莲、桑椹子滋肾阴，调整肾之阴阳于平衡；桑白皮清泻肺热；生地黄、丹参、侧柏叶、凉血化瘀清热；蛇舌草加强清热之力；土茯苓、布渣叶、桑叶除湿解毒、去油脂；蔓荆子祛头面之风；甘草解毒清热并调和诸药，共奏滋肾阴降相火而调整内环境，清血热祛脂解毒散结之效，从而达到标本兼治的目的。

案2 陈某，男，21岁。

初诊：2009年3月9日

主诉：因面部痤疮病史8年，加重1月来诊。

现病史：患者8年前开始面部出现丘疹、粉刺、结节、脓疱、囊肿，在外院治疗后症状反复。1月前患者因学习压力大，面部丘疹、粉刺、结节、脓疱、囊肿加重，经外院治疗后未见缓解，遂到我院门诊寻求中医治疗。

刻下症：面颈部散在粉刺、炎性丘疹、小脓疱、结节、囊肿，眠差，二便调。舌红，苔薄白，脉弦细。

专科检查：面颈部散在粉刺、炎性丘疹、小脓疱、结节、囊肿。

中医诊断：肺风粉刺（肾阴不足、相火过旺）。

西医诊断：聚合性痤疮。

治则治法：滋阴降火。

中药处方：消痤汤加减。

丹参20g（后下）	荆子15g	生地20g	土茯苓20g
桑椹子20g	女贞子20g	墨旱莲15g	侧柏叶15g
布渣叶15g	益母草15g	桑白皮15g	甘草10g
蛇舌草15g	桑叶10g	夏枯草15g	

其他治疗：赛庚啶片，每日3次，外用1包捣碎入三黄洗剂；三黄洗剂，每日3次，外用1瓶；消痤灵口服液，2支，口服，每日3次，多西环素片，0.2g，每日2次，口服；维生素B$_1$片，20mg，每日2次，口服。

二诊：2009年3月16日

面部丘疹好转，颜色变淡。原有脓疱、囊肿变小，眉旁仍有少许新出，睡眠好转。舌红，苔薄黄，脉弦细。

中药处方：

| 丹参20g（后下） | 荆子15g | 生地20g | 土茯苓20g |
| 桑椹子20g | 女贞子20g | 墨旱莲15g | 侧柏叶15g |

| 布渣叶 15g | 黄芩 15g | 桑白皮 15g | 蛇舌草 15g |
| 桑叶 10g | 夏枯草 15g | 甘草 10g | |

三诊：2009 年 3 月 23 日

面部丘疹好转，脓疱减少，囊肿变平，耳后有新出囊肿，纳眠可，二便调。舌淡红，苔白腻，脉弦细。

中药处方：

丹参 20g（后下）	荆子 15g	生地 30g	土茯苓 20g
桑椹子 20g	女贞子 20g	墨旱莲 15g	侧柏叶 15g
布渣叶 15g	黄芩 15g	浙贝 15g	蛇舌草 15g
桑叶 10g	夏枯草 15g	甘草 10g	

四诊：2009 年 3 月 30 日

面部丘疹好转，脓疱明显减少，丘疹、结节、囊肿变平，耳后有新出，纳眠可，二便调。舌淡红，苔黄，脉弦细。

中药处方：

丹参 20g（后下）	荆子 15g	生地 30g	土茯苓 20g
桑椹子 20g	女贞子 20g	墨旱莲 15g	侧柏叶 15g
布渣叶 15g	黄芩 15g	浙贝 15g	蛇舌草 15g
桑叶 10g	甘草 10g	川草薢 15g	

五诊：2009 年 4 月 9 日

面部丘疹好转，脓疱明显减少，丘疹、结节、囊肿变平，面部及颈部皮疹消散，丘疹变平，耳后有新出，纳眠可，二便调。舌淡红，苔黄，脉弦细。

中药处方：

丹参 20g（后下）	荆子 15g	生地 30g	土茯苓 20g
桑椹子 20g	女贞子 20g	墨旱莲 15g	侧柏叶 15g
布渣叶 15g	黄芩 15g	浙贝 15g	蛇舌草 15g
桑叶 10g	夏枯草 15g	甘草 10g	

六诊：2009 年 5 月 4 日

面部丘疹好转，脓疱明显减少，丘疹、结节、囊肿变平，耳后有新出，少许瘙痒，纳眠可，二便调。舌淡红，苔黄，脉弦细。

中药处方：

| 丹参 20g（后下） | 荆子 15g | 生地 30g | 土茯苓 20g |

桑椹子 20g	女贞子 20g	墨旱莲 15g	侧柏叶 15g
布渣叶 15g	黄芩 15g	浙贝 15g	蛇舌草 15g
桑叶 10g	夏枯草 15g	甘草 10g	桑白皮 15g

按：本案患者平素肾阴亏虚，面部散在粉刺、丘疹、小脓疱、结节、囊肿为肾阴不足、相火过旺，上熏头面所致；眠差，舌红，苔薄白，脉弦细为肾阴不足、相火过旺之诊。证属肾阴不足、相火过旺。当治以滋阴降火，方用禤老经验方消痤汤加减。药以女贞子、墨旱莲、桑椹子滋肾阴，调整肾之阴阳于平衡；桑白皮清泻肺热；生地黄、丹参、侧柏叶、益母草凉血化瘀清热；土茯苓、布渣叶、桑叶除湿解毒、去油脂；蔓荆子祛头面之风；甘草解毒清热并调和诸药，共奏滋肾阴降相火而调整内环境，清血热祛脂解毒之效。患者服药后皮损好转，为血热渐清，故予去蛇舌草之苦寒攻伐，加白鲜皮加强祛风止痒解毒之力，治疗上结合丹参穴位注射散结以消丘疹。

第二十一节　脂溢性皮炎

脂溢性皮炎是发生在皮脂溢出基础上的一种慢性炎症，以鲜红色或黄红色斑片，表面覆有油腻性鳞屑或痂皮为临床特征。一般好发于皮脂腺较多的部位。本病在老年人多见于前额和颞部，少见于鼻和颊，且男性多于女性。西医认为本病病因不明，可能与免疫、遗传、内分泌、神经和环境因素等有关。近年来研究认为脂溢性皮炎的发生与马拉色菌抗原致敏有关。易患脂溢性皮炎的个体，常于冬季因疲劳、情绪紧张或感染所激发，但许多人没有显著诱因，本病在冠状动脉供血不足和高血压、心衰患者中有较高的发病率。治疗原则为去脂、消炎、杀菌、止痒，常用皮质类固醇激素外擦，内服复合维生素 B、四环素等，效果欠佳，且容易反复发作。

本病属中医学的"白屑风""面油风"等范畴。中医认为本病主要是由于饮食不节，风邪外袭，湿热内蕴或阴虚内热，肝肾亏损所致。过食油腻、辛辣刺激性之物，胃肠运化失常，致水湿内停，郁而化热，湿热淤积肌肤；饮食不节，脾胃运化失常，内蕴积热，外感风热之邪，使之血热风燥，肤失涵养；风为阳邪，久郁不散，导致阴血暗伤，血虚阴伤，肌肤失其涵养，则郁而生风化燥。

褚老在多年临床中发现，本病反复发作，其根本原因是因肾阴不足，肾火过旺，上冲头面而发病，临床以肾阴虚证多见，治以养阴清热，采用加味二至丸治疗。常用组方：女贞子、墨旱莲各20g，桑椹子、生地各15g，丹参30g（后下），茯苓20g，鱼腥草、桑白皮、侧柏叶、布渣叶、益母草各15g，生甘草10g。本方主治：头面部红斑、丘疹，部分融合成片，部分上有细薄油腻性鳞屑，瘙痒，伴口干，心烦，失眠多梦，脱发，舌淡红苔薄黄，脉细数。加减法：瘙痒甚者加白鲜皮15g，祛风止痒；失眠多梦者加合欢皮、酸枣仁各15g，养心安神。

褚老指出，由于西医治疗疗效尚不能令人满意，而中医在整体观念的指导下治疗本病有较好疗效，故治疗上如无合并感染、无红皮症倾向，则应以中医治疗为主。

在日常生活中，应注意恰当生活调理，如少用热水肥皂洗头；避免各种机械性刺激，如篦头发等；加强皮肤护理，预防感染。饮食方面，忌食辛辣刺激食物，如烟酒、辣椒、咖啡、浓茶，少吃油腻甜食，多吃杂粮和新鲜蔬菜、水果。同时保持健康、乐观的心理，改善不良行为和饮食习惯，从日常生活方面来调整自己的整体情况，配合医生积极治疗等，对本病都有很好的辅助作用。

【验案举例】

案 1 陈某，女，23岁。

初诊：2009年3月16日

主诉：因面部起油腻红斑、脱屑伴瘙痒1月余来诊。

现病史：患者1年前面部油腻起红斑，伴瘙痒，搔抓后脱屑，逐渐加重，曾到广州中山大学第二附属医院就诊，诊断为"脂溢性皮炎"，具体治疗不详，症状稍有缓解，过后反复，随后到我院皮肤科门诊诊治，诊断同上，给予抗过敏治疗及中药调理，效果欠佳，遂求治于褚老。

刻下症：面部油腻，起红斑，瘙痒，散见脱屑，纳可，眠差多梦，大便2日一行，小便可，舌红苔薄黄，脉细数。

专科检查：面部油腻光亮，起红斑，散见脱屑。

中医诊断：面油风（肾阴不足，相火上熏）。

西医诊断：脂溢性皮炎。

治则治法：滋阴降火。

中药处方：脂溢性皮炎方加减。

丹参 20g（后下）蔓荆子 15g　　　生地 20g　　　　土茯苓 20g

桑椹子 20g　　　女贞子 20g　　　墨旱莲 15g　　　侧柏叶 15g

布渣叶 15g　　　桑白皮 15g　　　甘草 10g　　　　白鲜皮 15g

鱼腥草 15g　　　徐长卿 15g

其他治疗：咪唑斯汀片，10mg，口服，每日 1 次；祛风止痒片，5 片，口服，每日 3 次。

二诊：2009 年 3 月 26 日

服药后面部油腻变少，红斑部分消退，脱屑减少，瘙痒减轻，睡眠好转，稍口干，大便 1 日一行，质稍干。舌红，苔薄黄，脉细数。

中药处方：

丹参 20g（后下）蔓荆子 15g　　　生地 20g　　　　土茯苓 20g

桑椹子 20g　　　女贞子 20g　　　墨旱莲 15g　　　侧柏叶 15g

布渣叶 15g　　　桑白皮 15g　　　甘草 10g　　　　白鲜皮 15g

鱼腥草 15g　　　徐长卿 15g　　　合欢皮 15g　　　芦根 15g

防风 15g

其他治疗：咪唑斯汀片，10mg，口服，每日 1 次；利湿止痒片，5 片，口服，每日 3 次。三诊：2009 年 4 月 6 日

红斑消退，面部油腻不明显，无瘙痒，无口干，纳眠可，二便调。舌淡红，苔薄黄，脉细。

中药处方：

丹参 20g（后下）蔓荆子 15g　　　生地 20g　　　　土茯苓 20g

桑椹子 20g　　　女贞子 20g　　　墨旱莲 15g　　　侧柏叶 15g

布渣叶 15g　　　桑白皮 15g　　　甘草 10g　　　　白鲜皮 15g

鱼腥草 15g　　　徐长卿 15g　　　芦根 15g　　　　防风 15g

按：中医认为面油风主要是饮食不节，风邪外侵，湿热内蕴或阴虚内热，肝肾亏损所致。本案患者属后者，面部红斑油腻为肾阴不足，相火过旺，上熏头面所致；虚火上扰故，故眠差多梦；火旺津枯，故大便 2 日一行；舌红苔薄黄、脉细数俱为阴虚火旺之诊。证属肾阴不足，相火上熏。治当以滋阴降火为法，禤老用脂溢性皮炎方，方中桑椹子、女贞子、墨旱莲、生地黄、桑白皮养阴清热泻火；丹参、侧柏叶、布渣叶凉血活血去脂；土茯苓、鱼腥

草、白鲜皮解毒除湿，清热止痒；蔓荆子、徐长卿祛风止痒；合欢皮安神解郁；生甘草解毒清热并能调和诸药。诸药合用，滋肾阴而调整内环境，清血热而去脂解毒，从而达到标本兼治之目的。

案2 周某，女，15岁。

初诊：2007年8月16日

主诉：因头皮部脱屑瘙痒半年来诊。

现病史：半年前患者出现头皮瘙痒伴大片白色鳞屑脱落，时有脱发，无断发。多处中西医治疗后效果不明显，遂至我院就诊。

刻下症：头皮伴大片白色鳞屑脱落，瘙痒明显，时有脱发，无断发。舌红，苔微黄，脉弦滑。

既往史：颈背部花斑癣病史。

专科检查：头皮伴大片白色鳞屑脱落，时有脱发，无断发。

中医诊断：白屑风（风湿热盛）。

西医诊断：脂溢性皮炎。

治则治法：疏风清热，利湿止痒。

中药处方：脂溢性皮炎方加减。

丹参20g（后下）	蔓荆子15g	生地20g	茯苓15g
首乌15g	桑椹子20g	女贞子20g	墨旱莲15g
侧柏叶15g	甘草10g	蛇舌草15g	石上柏15g
绵茵陈15g	九节茶15g	防风15g	

其他治疗：金粟兰酊，外用；脂溢性外洗液S，外用；脂溢性外洗液B，外用；联苯苄唑乳膏，外用。

二诊：2008年1月10日

头皮伴大片白色鳞屑脱落，瘙痒稍减轻，脱发，无断发，纳眠可，二便调。舌红，苔微黄，脉弦滑。

中药处方：

丹参20g（后下）	蔓荆子15g	生地20g	茯苓15g
首乌15g	桑椹子20g	女贞子20g	墨旱莲15g
侧柏叶15g	甘草10g	蛇舌草15g	石上柏15g
绵茵陈15g	九节茶15g	白芍15g	

其他治疗：5%苯扎溴铵溶液，外用；75%乙醇，外用。

三诊：2008 年 3 月 18 日

头皮及颈背部粉红色斑疹，头部大片白色鳞屑脱落，瘙痒明显，脱发，无断发，纳差，二便调，精神倦怠。舌红，苔微黄，脉弦滑。

中药处方：

丹参 20g（后下）	蔓荆子 15g	生地 20g	茯苓 15g
首乌 15g	桑椹子 20g	女贞子 20g	墨旱莲 15g
侧柏叶 15g	甘草 10g	蛇舌草 15g	石上柏 15g
绵茵陈 15g	九节茶 15g	太子参 15g	

四诊：2008 年 8 月 18 日

头皮白色鳞屑脱落减少，颈背部皮损好转，瘙痒减轻，颈背部皮损好转，时有脱发，纳眠可，二便调。舌红，苔微黄，脉弦滑。

中药处方：

丹参 20g（后下）	蔓荆子 15g	生地 20g	茯苓 15g
首乌 15g	桑椹子 20g	女贞子 20g	墨旱莲 15g
侧柏叶 15g	甘草 10g	蛇舌草 15g	石上柏 15g
绵茵陈 15g	九节茶 15g	薄盖灵芝 15g	

其他治疗：消炎止痒霜，外用；尿素软膏，外用；金粟兰酊，外用。

五诊：2010 年 7 月 3 日

头皮白色鳞屑减少，瘙痒稍减轻纳眠可，二便调。舌红，苔微黄，脉弦滑。

中药处方：

丹参 20g（后下）	蔓荆子 15g	生地 20g	茯苓 15g
首乌 15g	桑椹子 20g	女贞子 20g	墨旱莲 15g
侧柏叶 15g	甘草 10g	蛇舌草 15g	石上柏 15g
绵茵陈 15g	九节茶 15g	薄盖灵芝 15g	

其他治疗：萘替芬酮康唑乳膏，外用；香莲外洗液，外用。

六诊：2010 年 7 月 15 日

头皮脱屑明显减少，小片脱落，瘙痒减轻，纳眠可，二便调。舌红，苔微黄，脉弦滑。

中药处方：

丹参 20g（后下）	蔓荆子 15g	生地 20g	茯苓 15g
布渣叶 15g	桑椹子 20g	女贞子 20g	墨旱莲 15g

側柏叶 15g　　　甘草 10g　　　　蛇舌草 15g　　　　石上柏 15g

绵茵陈 15g　　　薄盖灵芝 15g

按：中医认为，本病由于禀赋不耐，皮毛腠理不密，因感受风湿热毒邪（或接触某种物质），致风湿热毒诸邪搏结于皮肤所致。风湿热毒之邪外袭，与气血相搏，发于肌肤则发为脱屑瘙痒。舌红，苔微黄，脉弦滑则皆为风湿毒热毒内盛之征。治以疏风清热，利湿止痒。方用禤老脂溢性皮炎方加减，以生地、侧柏叶、丹参、蛇舌草凉血解毒，茯苓、绵茵陈、布渣叶清热利湿，蛇舌草、石上柏、九节茶抑制皮损，甘草调和顾中，患者脱发明显，加以桑椹子、女贞子、墨旱莲补肾以固发，薄盖灵芝调阴阳，增强体质，诸药合理搭配，切中疾病之病机，驱邪不伤正，最终使临床症状明显好转。

第二十二节　脂溢性脱发

1. 概述

雄激素源性脱发（AGA），又称早秃、男性型脱发，因往往伴有皮脂溢出，既往曾称之为脂溢性脱发。本病男女均可发病，但以 20～30 岁的男性较为多见，表现为头部皮肤油腻、脱屑，可伴瘙痒，额颞区及顶部渐进性脱发，继而形成高额，而枕区较少累及。整个病程比较缓慢，可达数十年。因该病严重影响患者外观，进而影响其生活质量，在现代社会越来越受到人们的重视。

西医病因及发病机制尚未完全阐明。目前认为是一种雄性激素依赖的常染色体遗传性秃发，雄激素、毛囊单位的雄激素受体、皮脂分泌过多、马拉色菌、精神因素等在发病中起重要作用。

中医学称之为油风、蛀发癣。最早见于清代王洪绪的《外科证治全生集》，以后许克昌的《外科证治全书》又载有"蛀发癣"之名。

2. 中医病因病机

禤老指出发为肾之华，肾气不足，肾阴亏虚，则发根不固而容易脱落。《诸病源候论》云："足少阴肾之经也，其华在发。冲任之脉。为十二经之海，谓之血海，其别络上唇口，若血盛则荣于须发，故须发美；若血气衰弱，经脉虚竭。不能荣润，故须发落。"明确指出脱发与经脉之气血盛衰有关。《外科正宗》亦云："油风乃血虚不能随气荣养肌肤，故毛发根空脱落成片。皮肤光亮，痒如虫行。此皆风热乘虚攻注而然。"肾为先天之本，肾气不足，则十二经之气亦不足，无力推动血液循行。而在经络循行之处停滞而成瘀。肌肤失养，不能荣养毛发，毛发根空虚而脱落。故肾气不足、肾阴亏虚是根本，局部经络气血不畅、瘀血停滞是其标。褚老认为皮脂亦属于人体体液系统的一部分，当属中医"精"的范畴，与肾的关系最为密切。以往中医对脂溢性皮肤病多限于从肺胃湿热辨治，而褚老则认为，皮脂溢出性皮肤病以肾阴虚证多见，皮脂属肾所藏，肾阴不足，相火过旺，虚火上扰，迫精外溢肌肤、皮毛，则皮脂分泌增多；热蕴肌肤、皮毛则生痤疮、脱屑；热郁化风则皮肤瘙痒、脱发。根据这个病因病机，采用滋肾阴、清湿热的原则加味二至丸补肝肾、益阴血、安五脏、清湿热治疗脂溢性皮肤病取得了较好疗效。中医认为，毛发不仅具有仪表功能，又是体内气血盛衰的外在标志。《杂病源流犀烛》曰："毛发也者，所以为一身之仪表。"肾主骨，其华在发，肝藏血，发为血之余……肾藏精，肝肾互为子母，精血互生。当肝肾得养，精足血旺，毛发则生长旺盛；反之，如果肝不藏血，肾精耗伤，则毛发失其滋养，故发枯脱落。七情所伤，肝气郁结，精血失于输布，以致毛发失荣，则往往是诱发或加重本病的重要原因之一。故肝肾不足是本病发病的中心环节。脂溢性脱发临床治疗困难，难以取效。其致病因素多，病情复杂，主要病因不仅是局部毛发功能的改变，更是整体功能的异常。

3. 中医治疗

因此临床应内外合治，标本兼顾，立足整体，尤其注意阴阳平衡以调节机体免疫功能为根本，全方位地采取多种给药途径和治疗手段，综合治疗。特别当本病处于活动期时，让患者解除思想顾虑，正确认识疾病，树立信心，密切同医生配合，坚持治疗是关键。

褚老治疗脂溢性脱发病常以二至丸合六味地黄汤为底，平补肝肾、养血生发。基本组方为：

松针 15g	蒲公英 20g	女贞子 20g	丹参 30g
丹皮 15g	茯苓 15g	山萸肉 15g	泽泻 15g
山药 15g	白蒺藜 15g	牡蛎 30g（先煎）	菟丝子 15g
甘草 10g			

此方以二至丸、六味地黄丸为组成核心，三补三泻，使肾水得充，肝木得养，则精血恢复上荣，又以菟丝子益滋补肝肾之力；白蒺藜祛风止痒，牡蛎潜阳，此二药针对风火而设，且牡蛎含大量锌，有益毛发生长；蒲公英清热燥湿，去油脂，对脱发治疗也有好处。北芪、薄盖灵芝均具有双向免疫调节作用，既能调节脂溢性脱发患者异常的免疫功能，又可促进毛发生长。

《本草纲目》记载"松针，气味苦、温、无毒，久服令人不老，轻身益气，主治风湿疮，生毛发，安五脏，守中，不饥延年。"《别录》谓其"主风湿疮，生毛发、安五脏。"现代研究表明松针富含丰富的维生素、氨基酸、胡萝卜素，还含有大量抗氧化性的低聚原花青素（OPC）。原花青素具有抗氧化、清除自由基活性、抗高血压、舒张血管、抗动脉粥样硬化、抗血小板凝聚及免疫调节活性等功效，还有抗菌、抗致突变、促毛发生长等作用。

褶老在组方中，时常加用薄盖灵芝以加强疗效。薄盖灵芝是灵芝科的一种药用真菌，其粗蛋白、粗脂肪、粗纤维、总糖、还原糖、和灰分等含量约为灵芝、紫芝子实体含量的两倍，其脂肪酸构成以油酸、亚麻酸等不饱和脂肪酸为主。实验研究表明，薄盖灵芝能增强巨噬细胞活化而分泌 IL-1，或抑制 T、B 淋巴细胞增殖反应，调节免疫。实践证实，本药味甘清香、平、无毒，安神、补肾、强精，对脱发、肿瘤、红斑狼疮、营养不良、肌炎确实有效，能提高人体免疫力，并有解毒的作用。

蒲公英现代研究含肌醇，有促进毛发生长的作用；生甘草清热生发，诸药合用，使精血充足，毛发得以濡养，故可取得满意疗效。

脂溢性皮肤病的发生与内分泌紊乱有关，要控制皮脂分泌过多，必须调整内环境及内分泌。褶老常加用知母、黄柏、生地黄、白芍药养阴清热泻火；丹参凉血活血去脂；白鲜皮解毒除湿，清热止痒；合欢皮、茯神安神解郁；生甘草解毒清热并能调和诸药。诸药合用，滋肾阴而调整内环境，清血热而去脂解毒，从而达到标本兼治之目的。

选用丹参治疗脂溢性脱发，近年研究表明，脂溢性皮肤病的发生与皮脂溢出，导致皮肤表面菌群失调使痤疮丙酸杆菌、马拉色菌大量生长繁殖有关，丹参味苦微寒，具有活血祛瘀、凉血解毒、祛脂除烦之功效，丹参所含的丹参酮具有抗菌消炎之功，对痤疮丙酸杆菌、马拉色菌有一定的抑制作用。褶老采用大剂量（每次 30～50g）丹参治疗皮脂溢出性皮肤病效果满意。特别值得一提的是，丹参须后下，因其所含的丹参酮久煎后易遭破坏，故不宜久煎。

禤老治疗脂溢性皮肤病擅用补肾法，其代表方加味二至丸具有滋肾阴而改善内环境，祛湿热而抑菌消炎的双重功效，从而达到标本兼治的目的，配合外治法疗效确切用药独到，量随证变。

禤老指出，除内服汤药外，配合适当的外治，往往事半功倍。外用药物可以经过皮肤渗透至毛囊周围及毛囊处，并可直接吸收至血液循环到全身有毛囊的部位。故禤老临床除了辨证治以益肾填精、养血调血外，还常以梅花针合神灯高效电磁波治疗仪照射疗法来配合治疗，以疏通经络，运行气血，改善脱发区血液循环；根据秃发区局部的皮肤变化情况，用梅花针轻巧而均匀地叩刺皮损区穴位，灵活选择弹刺手法。头皮微红轻度肿胀的脱发区采用轻叩手法；头皮无明显变化者采用中等刺激量叩刺，使局部头皮潮红充血；头皮凹陷，表面苍白光亮，应用重手法叩刺至少量渗血，每区 5 分钟。继以预热后，照射患部，距离或以患者自我感觉舒适为宜。这些方法对脱发病的治疗均有裨益。

【验案举例】

案 1　罗某，男，26 岁。

初诊：2009 年 12 月 9 日

主诉：因头部脱发伴头皮油腻数年来诊。

现病史：缘患者数年前发现额角、头顶头发易脱落，头皮油腻，微痒，伴有心烦、口苦，曾服维生素、中药治疗，效果欠佳。平素工作紧张，作息欠规律。

刻下症：额角、头顶头发易脱落，头皮油腻，微痒，伴有心烦、口苦，纳可，眠差，小便调，大便干结。舌红，苔黄，脉弦数。

专科检查：额角、头顶头发稀疏，头皮油腻。

中医诊断：发蛀脱发（肾阴不足）。

西医诊断：脂溢性脱发。

治则治法：滋阴降火，养发生发。

中药处方：脂溢性脱发方加减。

松针 15g	蒲公英 20g	女贞子 20g	丹参 20g（后下）
蔓荆子 15g	桑椹子 20g	墨旱莲 15g	侧柏叶 15g
生地 15g	茯苓 20g	白鲜皮 15g	桑叶 10g

布渣叶 15g   甘草 10g   桑寄生 15g

其他治疗：滋阴祛脂口服液，口服；祛脂生发酊外用；茶菊脂溢出性外洗液，外用。

二诊：2009 年 12 月 16 日

额角、头顶头发稀疏，脱发、头皮油腻减轻，纳可，夜眠一般，小便调，大便偏干。舌红，苔黄，脉弦数。

中药处方：

松针 20g	蒲公英 20g	女贞子 20g	丹参 20g（后下）
蔓荆子 15g	桑椹子 20g	墨旱莲 15g	侧柏叶 15g
生地 20g	茯苓 20g	白鲜皮 15g	桑叶 10g
布渣叶 15g	甘草 10g	桑寄生 15g	

其他治疗：滋阴祛脂口服液，口服；祛脂生发酊，外用；茶菊脂溢性外洗液，外用；丹参注射液，穴位注射（双足三里）。

三诊：2010 年 1 月 6 日

脱发减少，少许毫毛长出，油腻减少，无明显心烦口苦，纳眠可，二便可。舌红，苔黄，脉弦数。

中药处方：

松针 20g	蒲公英 20g	女贞子 20g	丹参 20g（后下）
蔓荆子 15g	桑椹子 20g	墨旱莲 15g	侧柏叶 15g
生地 20g	茯苓 20g	桑叶 10g	布渣叶 15g
甘草 10g	桑寄生 15g	薄盖灵芝 15g	覆盆子 15g

其他治疗：同前。

四诊：2010 年 2 月 10 日

脱发区基本长满细小毛发，头发干爽，无瘙痒，心烦口苦诸症平息，纳眠可，二便调，舌红，苔薄黄，脉弦细。

中药处方：

松针 20g	蒲公英 20g	女贞子 30g	丹参 20g（后下）
蔓荆子 15g	桑椹子 30g	墨旱莲 15g	侧柏叶 15g
生地 30g	制首乌 15	茯苓 20g	北芪 20g
桑叶 10g			

五诊：2010 年 6 月 2 日

脱发区长满细小毛发，无新发脱发，头发干爽，无瘙痒，纳眠可，二便调，舌红，少苔，脉弦细。

中药处方：

松针 20g	蒲公英 20g	女贞子 30g	丹参 20g（后下）
绵茵陈 15g	桑椹子 20g	墨旱莲 15g	生地 20g
茯苓 20g	北芪 50g	桑叶 15g	制首乌 15g
甘草 10g	桑寄生 15g	薄盖灵芝 15g	覆盆子 20g

按：本案患者平素工作紧张，作息欠规律，《内经》云"阳气者烦劳则张"，故患者相火易于浮亢，灼伤阴液则表现为大便干，舌红脉弦数；阴虚不能制阳，相火上熏头面则出现额角、头顶头发脱落，头皮油腻，瘙痒，心烦，口苦，眠差，苔黄等。证属肾阴不足，相火过旺，上熏头面。禤老常用自拟脂溢性脱发方加减，方中用生地、女贞子、墨旱莲、桑寄生滋阴、益肾、凉血，使肾阴得滋、相火得降，以治其本；白鲜皮泄热祛湿，散血中之滞热；蒲公英清泻肺热而凉血；丹参、侧柏叶活血祛瘀，西医学研究证明还有抑制皮脂腺分泌的作用；蔓荆子祛风止痒；桑叶、布渣叶化湿祛脂；松针、桑椹子养发荣发；茯苓、甘草健脾助诸药运转，使阴阳平，血热瘀滞除。患者药后脱发减少，头面油腻减轻，心烦口苦大便好转，为肾阴得滋，相火得降之象，故加大松针、生地用量加速头发长出。脂溢性脱发早期主要要控制油脂的过量分泌，后期稳定脱发量减少，即要考虑生发和巩固。患者经过治疗后脱发区长满细小毛发，后期相火已降，可去侧柏叶等凉血之品，头皮无瘙痒示风邪已去，可去蔓荆子，治疗则以巩固治疗效果为主，以补益肝肾为主，加大桑椹子、生地用量，发为血之余，入制首乌以补肝血，北芪加量至50g以补气养血，以保证生发有源。

案2 张某，男，46岁。

初诊：2000年3月18日

主诉：头发稀疏脱落1年。

现病史：1年来晨起枕巾落满脱发，最近头发已稀少。

刻下症：可望见头皮，瘙痒脱屑油腻，伴精神萎靡，眩晕耳鸣，腰膝酸软，失眠多梦，舌质红，苔薄，脉细数。

中医诊断：发蛀脱发（肾阴不足）。

西医诊断：脂溢性脱发。

治则治法：补益肝肾，滋阴生发。

中药处方：脂溢性脱发方加减。

蒲公英 30g	丹参 30g	桑椹子 15g	女贞子 20g
墨旱莲 20g	制首乌 15g	生地 15g	土茯苓 20g
布渣叶 10g	菟丝子 10g	生甘草 10g	

上药水煎服，日1剂，复渣再煎，分2次服。

其他治疗：外擦祛脂生发酊；脂溢洗液B，外洗。

经1月半的治疗而愈，1年后复查，未见复发。

按：中医学认为：精血同源，精血能互生，精足则血旺。"发为血之余"是说明发的调养来源于血；"发为肾之外候"则说明发虽由血滋养，但其生气则根源于肾气，因此发的生长与脱落，润泽与枯槁，均与肾的精气盛衰有关，若肾精亏虚则发枯不荣甚至脱落，禤老用加味二至丸平补肝肾、养血生发。方中女贞子、墨旱莲、桑椹子、制首乌、菟丝子补肝肾、填精血、养发生发；生地、丹参凉血活血；土茯苓、布渣叶清热利湿祛脂；蒲公英现代研究含肌醇，有促进毛发生长的作用；生甘草清热生发，诸药合用，使精血充足，毛发得以濡养，故可取得满意疗效。

第二十三节　斑　秃

1. 概述

斑秃为突然发生的非炎症性、非疤痕性的片状脱发。可发生于全身任何长毛的部位。若头发全部脱落称全秃，全身毛发均脱落称普秃。儿童斑秃发病年龄以学龄儿童多见，以局限性斑秃为主，少数为全秃或普秃。重型斑秃（脱发面积占头皮面积30%以上）、全秃及普秃患者往往发病年龄更早，病程更长，治疗更困难，即使长出毛发亦极易反复。30%的患者可出现指甲的改变，主要表现为甲凹点、白斑、甲粗糙和横沟等。甲改变、脱发面积大、反复发作、伴发其他自身免疫性疾病是预后不良的指征。斑秃病因尚未明了。可能与遗传、神经精神因素、内分泌失调及自身免疫等因素有关。西医学多数学者认为本病可能是针对生长期毛囊的器官特异性自身免疫性疾病。

2. 病因病机

斑秃属中医学的"油风"范畴。中医学认为本病由于血虚不能随气荣养皮肤，以致毛孔开张，风邪乘虚侵入，风盛血燥，发失所养而成片脱落；或因情志抑郁，肝气郁结，过分劳累，有伤心脾，气血化生不足，发失所养而致；肾藏精，主骨生髓，其华在发，肝肾不足，精血亏虚，发失所养为主要病机。头部肌肤气血瘀滞，发失所养亦为本病的病因之一。

禤老认为，皮肤病虽发于外，但其病因是由于体内阴阳气血的偏盛偏衰和脏腑之间功能活动的失调所致。而肾为先天之本，水火之脏，内寓真阴真阳，是人体阴阳之根，生命之源。真阴通过涵养肝木，上济心火等，对各脏腑组织起着滋润、濡养的作用。真阳对各脏腑组织起着温煦、生化的作用。真阴真阳是协调整体阴阳平衡的基础，肾精可以说是整体阴阳平衡的根源。肾阳为一身之阳，肾阳虚衰不能温煦气血形体，可见形寒怯冷；肾阳亏虚不能温煦血脉，则导致阴寒凝结，或寒凝经脉，发生雷诺现象、血栓闭塞性脉管炎、寒冷性过敏等疾患。此外，肾的精气亏损，可致头发失养、皮毛枯槁、脱发及其他虚损性皮肤病。

肾主骨，生髓充脑，其华在发，发的生长，赖血以养，故称"发为血之余"。但发的生机根源于肾。肾藏精，肾中精气充足，则血液化生有源，精化血，精血旺盛，则毛发粗壮而润泽，精血亏虚，则发枯至脱；故《素问·六节藏象论》"肺者，气之本，魄之处也，其华在毛，其充在皮……肾者，主蛰，封藏之本，精之处也，其华在发……"由于发为肾之外候，所以发之生长与脱落、润泽与枯槁，与肾精的盛衰有关。

禤老认为，肾的精气亏损，则不能化气生血，也不能化髓长骨养脑；肾阴不足，阴不制阳，虚火内生，而不能涵养肝木，以致肝肾精血不足，则不能封藏龙雷之火，故相火往往虚亢而上越。肝为刚脏，肝木精液耗伤，又往往兼生风燥，风火相煽，毛根煎灼亦是毛发失落的重要原因。相火妄动，则头晕头痛、心烦、口干、眠差、头油多，风盛故头皮瘙痒、屑多，究其根本，仍是肝肾阴虚，相火过旺。此类患者还往往伴有膝软、耳鸣、目眩、遗精滑泄、舌淡苔薄或苔剥、脉细或沉细或弦细等症状。

3. 中医治疗

治疗方面，禤老主张"补肾"，虚证以补，以摄为要，补可填虚，摄可密精，精血得补，更能助益毛发生长。其各型斑秃的基本方为：松针15g，蒲公英20g，熟地15g，丹皮15g，茯苓15g，山萸肉15g，泽泻15g，怀山药15g，白蒺藜15g，牡蛎（先煎）30g，甘草10g，菟丝子15g。肝肾亏虚明显的加桑寄生、女贞子益肝肾；兼有血瘀者，加侧柏叶、丹参各以活血化瘀；失眠多梦者，加合欢皮、酸枣仁，以宁心安神除烦；体质虚的加薄盖灵芝平调机体阴阳。前期着重滋补肝肾与潜阳息风并重，后期阳潜风息则逐渐加量用北芪、太子参以益气生发，首乌滋肝乌发，使气血俱足，上行颠顶以荣发根，故疗效较好。

分析其基本方，可以发现，褚老治疗斑秃，是以六味地黄汤为底。综观全方，重用熟地滋阴补肾，填精益髓，壮水之主为君药；山萸肉之色赤入心，味酸入肝，从左以纳于肾，补养肝肾，并能涩精，取肝肾同源之意，山药之色白入肺，味甘入脾，从右以纳于肾，补益脾阴，亦能固肾，皆为臣药。三药配合，肾肝脾三阴并补，是为三补，但熟地黄用量是山萸肉和山药之和，故仍以补肾为主。泽泻利湿而泄肾浊，并能减熟地黄之滋腻，茯苓淡渗脾湿，并助山药之健运，与泽泻共泻肾浊，助真阴得复其位，丹皮清泄虚热，并制山茱萸之温涩。三药称为三泻，均为佐药。六味合用，三补三泻，其中补药用量重于泻药，是以补为主，肝脾肾三阴并补，以补肾阴为主。同时补药的用量大于泻药的用量，以补为主。

菟丝子、女贞子、旱莲草、首乌等为佐，协同六味地黄汤以补肝肾；北芪补益中气而生发；牡蛎主降，滋阴潜阳，合茯苓、怀山药健脾胃；薄盖灵芝安神补虚、白蒺藜祛风活血疏肝共为佐；以松针、蒲公英，皆有促毛发生长之特能，亦为佐药；甘草调和诸药为使。同时，"善补阴者，必于阳中求阴，则阴得阳升，而源泉不竭"。本方在大队滋阴中药中加入菟丝子补肾阳，补而不燥，又有北芪补气，全方具阳中求阴之妙，用药动静结合，滋补肝肾为主，兼补脾胃，先后天之本同补，切中斑秃发病的中心环节。

松针是褚老治疗脱发病的经验用药，明《本草纲目》记载"松针，气味苦、温、无毒，久服令人不老，轻身益气，主治风湿疮，生毛发，安五脏，守中，不饥延年"。魏晋《名医别录》上品卷第一载"松叶，味苦温，主治风湿痹气，生毛发，安五脏，守中，不饥，延年"。现代研究表明松针富含原花青素，具有抗氧化、清除自由基活性、免疫调节及促毛发生长等多种生物学功效。

现代中药药理研究表明，上述滋补肝肾中药及北芪、薄盖灵芝均具有双向免疫调节作用，还可促进毛发生长的功能；北芪、首乌、女贞子等中药有效成分体外实验均具有促毛乳头细胞增生、促毛生长的功用。

由于"发为肾之候""肾……其华在发"，本病常可见肾虚之象，而肝藏血，肝血同源，故补肾之余，当兼顾肝血。但治疗时一要慎温燥，由于血为发之余，血属阴，不论肾虚，还是肝肾两虚，应用补肝肾等法时，应以滋养温润之品为宜，慎用温燥之品如肉桂、附子、大剂量党参等；二要慎消散，由于油风主要是由内风所致，与外感风邪不相干，故不可见风则过用消散祛风之品，以免耗伤阴液。

因此，禤老斑秃方无论在理论上还是临床疗效方面，均不失为治疗斑秃理想的验方，具有较高的临床推广价值。

【验案举例】

案1 朱某，男，12岁。

初诊：2009年3月2日

主诉：因头顶斑片状脱发3年来诊。

现病史：患者3年前无诱因发现一斑片状脱发区，未特殊治疗，后病情进展，渐出现数个铜币大小脱发区，遂多家医院诊治，具体情况不详，效果欠佳。

刻下症：头顶数个铜币大小脱发区，边界清楚，懒言乏力，纳差，二便可，舌淡红，苔白，脉细弱。

专科检查：头顶数个铜币大小脱发区，边界清楚，拔发试验（+）。

中医诊断：油风（脾肾两虚）。

西医诊断：斑秃。

治则治法：滋补肝肾，填精益发。

中药处方：六味地黄丸合四君子汤加减。

松针15g	蒲公英20g	熟地15g	丹皮15g
茯苓15g	党参15g	白术15g	甘草10g
山萸肉15g	泽泻15g	怀山药15g	白蒺藜15g
牡蛎30g（先煎）甘草10g		菟丝子15g	北芪15g

其他治疗：固肾健脾口服液，2支，每日3次，口服，乌发生发酊，外用。

二诊：2009年4月27日

头顶数个铜币大小脱发区，未见扩大，毛囊情况稳定。脱发未见加重，乏力、纳差改善，二便可。舌淡红，苔薄白，脉细弱。

中药处方：

松针 15g	蒲公英 20g	熟地 15g	丹皮 15g
茯苓 15g	党参 15g	白术 15g	甘草 10g
山萸肉 15g	泽泻 15g	怀山药 15g	甘草 10g
菟丝子 15g	北芪 15g	薄盖灵芝 15g	桑寄生 15g

其他治疗：固肾健脾口服液，2支，每日3次，口服；乌发生发酊，外用。

三诊：2009年3月26日

头发无继续脱落，多个脱发区长出大量毫毛，自觉精力充沛，食欲佳，眠可，二便调。舌淡红，苔薄白，脉弦细。

中药处方：

松针 15g	蒲公英 20g	熟地 15g	丹皮 15g
茯苓 15g	党参 15g	白术 15g	甘草 10g
山萸肉 15g	首乌 15g	怀山药 15g	甘草 10g
菟丝子 15g	北芪 20g	薄盖灵芝 15g	桑寄生 15g

其他治疗：固肾健脾口服液，2支，每日3次，口服，乌发生发酊，外用。

四诊：2009年5月27日

数个脱发区毫毛长至2cm，变粗、变黑。头发基本长出，身体状况好转，精神佳，纳眠可，二便调。舌淡红，苔薄白，脉缓弱。

中药处方：

松针 15g	蒲公英 20g	熟地 15g	丹皮 15g
茯苓 15g	党参 15g	白术 15g	甘草 10g
山萸肉 15g	首乌 15g	怀山药 15g	甘草 10g
菟丝子 15g	北芪 20g	薄盖灵芝 15g	桑寄生 15g

按：中医认为肾主骨，其华在发，肝藏血，发为血之余，肝肾精血不足则发根不固而容易脱落，而脾胃为升降之枢纽，脾虚则精血无由上达。该患者头顶见数个脱发区，此为肝肾精血不能濡养毛发，而其懒言乏力，纳差则为脾虚之象，舌淡红、苔薄白、脉细弱俱为脾肾两虚之征。证属脾肾两虚，故滋肾填精益发同时，当顾其脾，故方用六味地黄丸合四君子汤加减，并加桑寄生、菟丝子等益其补肝肾之力，白蒺藜祛风，牡蛎潜阳，松针、蒲公英、北芪、首乌益发生发，薄盖灵芝平调机体阴阳，甘草调和诸药，使精血之源

充足，枢纽通畅，故毛发恢复生长。

此案当注意补肾与健脾的关系，治疗脱发填精为必要之步骤，然填精之品难免滋腻败脾，况且本案患者本已露脾虚之象，故填精的同时，应配合大量健脾之味，轴动则轮转，故疗效良好，可见"须知中土要扶持"绝非虚言。

案2 陈某，14岁，女。

初诊：2008年7月1日

主诉：因头部多发片状脱发4年来诊。

现病史：患者于4年前无诱因下出现多发头部片状脱发，伴头油多，头皮瘙痒，多次至外院治疗效果不佳，未能控制脱发，脱发斑扩大，增多，遂来我院就诊。

刻下症：头顶部颞部多个脱发斑，头皮瘙痒，头油多，精神萎靡，面色淡暗，纳可，眠差，二便调。舌暗红，苔微黄，脉细。

专科检查：头部见多个脱发斑，脱发斑处头皮光滑稍有凹陷，毛囊萎缩，无头油增多。拔发试验（+）。

中医诊断：油风（肝肾不足，相火过旺）。

西医诊断：重症斑秃。

治则治法：滋养肝肾，清热养阴。

中药处方：六味地黄丸加减。

松针 20g	蒲公英 20g	熟地 30g	丹皮 15g
茯苓 20g	山萸肉 15g	泽泻 15g	山药 15g
首乌 15g	牡蛎 30g	甘草 10g	菟丝子 15g
绵茵陈 15g	女贞子 20g	乌梅 15g	桑寄生 15g

其他治疗：滋阴祛脂口服液，2支，每日3次，口服；祛脂生发酊1瓶，外用；脂溢性外洗液S1瓶，外用。

二诊：2008年7月16日

精神好转，面色淡暗，头发基本脱光，头皮光滑，部分毛囊清晰可见，头油较多，脱发区触之稍粗糙，头皮瘙痒，眠差多梦，二便调。舌暗红，苔黄，脉细。

中药处方：

松针 20g	蒲公英 20g	生地 20g	丹皮 15g
茯苓 20g	山萸肉 15g	泽泻 15g	山药 15g

首乌 15g	牡蛎 30g	甘草 10g	菟丝子 15g
绵茵陈 15g	薄盖灵芝 15g	女贞子 30g	乌梅 15g

其他治疗：滋阴祛脂口服液，2 支，每日 3 次，口服；祛脂生发酊 1 瓶，外用；脂溢性外洗液 1 瓶，外用。

三诊：2008 年 8 月 15 日

精神可，面色较前好转，头部脱发区可见少许绒毛长出，纤白短小，部分毛囊清晰可见，头油较前减少，头皮瘙痒，纳眠可，二便调。舌暗，苔微黄，脉弦。

中药处方：

松针 20g	蒲公英 20g	生地 30g	丹皮 15g
茯苓 20g	山萸肉 15g	泽泻 15g	山药 15g
黄芪 15g	甘草 10g	菟丝子 15g	绵茵陈 15g
薄盖灵芝 15g	乌梅 15g	女贞子 15g	覆盆子 15g

其他治疗：滋阴祛脂口服液，2 支，每日 3 次，口服；金粟兰酊 1 瓶，外用；香莲外洗液 1 瓶，外用。

四诊：2008 年 9 月 14 日

精神可，面色好转，部分脱发区长满毛发，头发干爽，新生毛发未见脱落，头油正常，头皮瘙痒消失，纳眠可，二便调，舌暗淡，苔微微黄，脉弦。

中药处方：

松针 20g	蒲公英 20g	生地 30g	丹皮 15g
茯苓 20g	山萸肉 15g	泽泻 15g	山药 15g
黄芪 30g	甘草 10g	菟丝子 15g	绵茵陈 15g
薄盖灵芝 15g	乌梅 15g	女贞子 15g	覆盆子 15g

其他治疗：滋阴祛脂口服液，2 支，每日 3 次，口服；金粟兰酊 1 瓶，外用。

五诊：2008 年 10 月 13 日

精神可，脱发区基本长满毛发，头发干爽，新生毛发未见脱落，未见明显不适，纳眠可，二便调。舌暗淡，苔微黄，脉弦。

中药处方：

松针 20g	蒲公英 20g	生地 30g	丹皮 15g
茯苓 20g	山萸肉 15g	泽泻 15g	山药 15g
黄芪 40g	甘草 10g	菟丝子 15g	绵茵陈 15g

薄盖灵芝 15g   乌梅 15g   女贞子 15g   覆盆子 15g

按：中医认为，头油风多因素体血热，复感风邪，郁阻毛窍，影响毛发生长；或因嗜食肥甘厚腻、烟酒、辛辣致脾胃运化失调，湿热内生，上蒸头面，侵蚀发根而致毛发脱落；褟老则认为素体禀赋不足，思虑过度，而致精血亏虚，毛发失养而脱落也是导致头油风的一个重要原因。本案患儿 10 岁发病，属先天肝肾不足，毛发失养，发为本病，加之患儿处于生长发育阶段，相火过旺，上炎颠顶，熏蒸毛发，致皮脂外泄。故治疗以滋养肝肾，养阴清热为法。以六味地黄汤为基本方加减治疗，方中松针、蒲公英具有生毛发作用，茵陈具有清热利湿祛脂作用，乌梅有收敛固摄皮脂，黄芪、覆盆子益气固肾，薄盖灵芝平调机体阴阳，菟丝子、女贞子补益肝肾。

案3 温某，女，26 岁。

初诊：2009 年 12 月 7 日

主诉：因头发全部脱落 3 年来诊。

现病史：患者 3 年前无明显诱因出现头发脱落（具体数目不详），当时患者未予特殊处理。随后头发脱落加重，梳头时脱落约一握，头发出现多处空白区致全部脱落，遂来我院就诊。

刻下症：头发全部脱光，头皮光滑无凹陷，毛囊基本未见黑头，无瘙痒，无头油增多，纳眠可，二便调。舌淡红，苔微黄，脉弦数。

专科检查：头发全部脱光，头皮光滑无凹陷，毛囊基本未见黑头，无头油增多。

中医诊断：头油风（肝肾不足）。

西医诊断：全秃。

治则治法：补益肝肾，填精益发。

中药处方：六味地黄丸加减。

松针 15g	蒲公英 20g	熟地 15g	丹皮 15g
茯苓 15g	山萸肉 15g	覆盆子 15g	怀山药 15g
白蒺藜 15g	牡蛎 30g（先煎）	甘草 10g	菟丝子 15g
薄盖灵芝 15g	女贞子 15g	首乌 15g	

其他治疗：薄芝片，3 片，每日 2 次，口服；滋阴祛脂生发口服液，1 支，每日 3 次，口服；乌发生发酊，外用；茶菊脂溢性外洗液，10ml，每日 1 次，外用。

二诊：2009 年 12 月 21 日

未见新生头发。药后无变化。纳眠可，二便调。舌淡红，苔微黄，脉弦数。

中药处方：药后未见新发生长，前方去牡蛎、首乌、熟地，加生地、北芪以补气养阴，桔梗引药上行。

松针 15g	蒲公英 20g	生地 15g	丹皮 15g
茯苓 15g	山萸肉 15g	覆盆子 15g	怀山药 15g
白蒺藜 15g	北芪 20g	甘草 10g	菟丝子 15g
薄盖灵芝 15g	女贞子 15g	桔梗 12g	

其他治疗：薄芝片，3 片，每日 2 次，口服；滋阴祛脂生发口服液，2 支，每日 3 次，口服；乌发生发酊，外用；茶菊脂溢性外洗液，10ml，每日 1 次，外用。

三诊：2010 年 1 月 4 日

少许新出白发，药后长出少许新出白发。纳眠可，二便调。舌淡红，苔微黄，脉弦数。

中药处方：药后新发生长，加松针、茯苓、北芪加强补气健脾生发之力。

松针 20g	蒲公英 20g	生地 15g	丹皮 15g
茯苓 20g	山萸肉 15g	覆盆子 15g	怀山药 15g
白蒺藜 15g	北芪 35g	甘草 10g	菟丝子 15g
薄盖灵芝 15g	女贞子 15g	桔梗 12g	

其他治疗：乌发生发酊，外用；薄芝片，3 片，每日 2 次，口服；滋阴祛脂生发口服液，2 支，每日 3 次，口服。

四诊：2010 年 2 月 1 日

新出白发较前增多，药后新生白发较前增多。纳眠可，二便调。舌淡红，苔微黄，腻脉弦数。

中药处方：药后新发生长较多，加大北芪用量以加强补气之力，舌苔微黄腻，加石菖蒲以祛湿和中。随访 5 个月，现较多白色毛发，继续用药。

松针 20g	蒲公英 20g	生地 20g	丹皮 15g
茯苓 20g	山萸肉 15g	覆盆子 15g	怀山药 15g
白蒺藜 15g	北芪 45g	甘草 10g	菟丝子 15g
薄盖灵芝 15g	女贞子 15g	石菖蒲 10g（后下）	

其他治疗：乌发生发酊，外用；固肾健脾口服液，2 支，每日 3 次，口

服；茶菊脂溢性外洗液，每日 2 次，外用。

五诊：2010 年 3 月 1 日

新出白发较前增多，部分灰白色，药后新生白发逐渐增多。纳眠可，二便调。舌红，苔薄白，脉弦。

中药处方：患者毛发逐渐增多，山萸肉、北芪逐渐加量，加蕤仁肉加强补肝肾，益气养阴之力。继续用药。

松针 20g	蒲公英 20g	何首乌 15g	丹皮 15g
茯苓 20g	山萸肉 15g	覆盆子 15g	怀山药 15g
白蒺藜 15g	甘草 10g	吐丝子 15g	女贞子 30g
桑寄生 15g	积雪草 15g	薄盖灵芝 10g	黄芪 15g

其他治疗：乌发生发酊，外用；固肾健脾口服液，2 支，每日 3 次，口服；茶菊脂溢性外洗液，每日 2 次，外用。

六诊：2010 年 3 月 22 日

新出白发较前明显增多，部分灰白色。药后新生白发明显增多。纳眠可，二便调。舌红，苔薄白，脉弦。

中药处方：患者毛发明显增多为肝肾精血充足之象。继续巩固用药。

松针 20g	蒲公英 20g	生地 20g	丹皮 15g
茯苓 20g	山萸肉 20g	覆盆子 15g	怀山药 15g
白蒺藜 15g	北芪 50g	甘草 10g	菟丝子 15g
薄盖灵芝 15g	女贞子 15g	川芎 15g	

其他治疗：固肾健脾口服液，2 支，每日 3 次，口服；乌发生发酊，外用；茶菊脂溢性外洗液，每日 2 次，外用。

按：中医认为肾主骨，"其华在发"，肝藏血，"发为血之余"。《诸病源候论》指出"足少阳胆之经也，其荣在须，足少阴肾之经也，其华在发。冲任之脉，为十二经之海，其别络上唇口。若血盛则荣于须发，故须发美；若气血衰弱，经脉虚竭，不能荣润，故须发脱落"。故肝肾不足，气血亏虚，则毛发失于滋养而脱落。患者平素肝肾不足，精血不能上荣，兼之虚火上灼毛根故发为头发脱落；舌淡红，苔微黄，脉弦数，为肝肾阴精不足之诊。证属肝肾不足，故治以滋补肝肾，填精益发。方用六味地黄丸加味，在六味地黄丸滋阴补肾基础上，加菟丝子、女贞子、山萸肉、覆盆子滋补肝肾，发为血之余，加熟地、首乌养血生发，牡蛎潜阳，松针、蒲公英、北芪益发生发，薄盖灵芝平调机体阴阳，甘草调和诸药，使精血之源充足，毛发得以濡养，故肾精足而毛发生。

褚老治疗脱发前期着重滋补肝肾与潜阳息风并重，后期阳潜风息则逐渐加量用北芪以益气生发，使气血俱足，上行颠顶以荣发根，故疗效较好。药后新发生长明显增多，发为血之余，加川芎，北芪、山萸肉逐渐加量以加强益气活血，补益肝肾之力，随访 5 个月，即现较多灰白色毛发，渐成茁壮之势。

第二十四节　剥脱性唇炎

1. 概述

剥脱性唇炎是发生在唇部的一种较为常见的口腔黏膜疾病，主要表现为唇部原发性脱屑和慢性炎症。

剥脱性唇炎病因不明，可继发于脂溢性皮炎、特应性皮炎、银屑病等皮肤病，也与经常性日光暴露和习惯性舔唇有关。唇膏、牙膏和漱口液中的刺激性物质以及服用维 A 酸药物可引起唇炎，念珠菌亦是致病因素之一。患者可能伴有情绪方面的变化。

剥脱性唇炎多见于青少年女性，常发生在下唇，炎症局限于唇红缘处。皮疹先发于下唇的中部，而后逐渐扩展到整个下唇或上唇。轻者仅为局部脱屑，重者可见肿胀、水疱、糜烂、结痂，长期不愈者可表现为浸润肥厚、干燥皲裂，伴有疼痛、触痛、针刺感或烧灼感。病程经过缓慢，反复发作，可持续数月到数年不等。

西医治疗的原则是去除能够发现的致病因素，口服 B 族维生素对本病有益。局部外用糖皮质激素制剂通常有效，当出现皲裂时，可以使用 1% 硝酸银或氧化锌软膏。本病也可应用他克莫司软膏治疗，抗抑郁治疗有一定疗效。

2. 中医治疗

褚老认为，本病属于中医学"唇风""唇疮"的范畴。《内经》曰："口唇者，脾之官也。"脾开窍于口，其华在唇；足阳明胃经挟口环唇，下交承浆，故唇部疾患与脾胃关系密切。本病多因偏食辛辣厚味，脾胃湿热内蕴，郁久化火，复感风邪，风火相搏，上扰熏灼口唇；或因外感风邪，入里化热，火热炽盛，上蒸于唇，日久灼津伤阴，阴虚血燥，唇肤失养所致。中医治疗总的法则是祛风清热、凉血润燥，在方法上应内外合治，标本兼顾。

根据唇风的皮损形态表现，一般可分为胃经风火、风湿热困、阴虚血燥三个证型进行治疗。急性发作期临床上常见患者唇部肿胀稍红、糜烂、渗液、结痂，自觉痒痛、灼热，不思饮食，脘腹胀满，尿黄，舌红，苔薄黄或黄腻，脉滑数。辨证为风湿热证，禤老认为治当清热除湿、祛风止痒为法，常选用自拟的验方皮肤解毒汤加减治疗，疗效非常满意。其主要药物组成有：乌梅15g、莪术10g、红条紫草15g、土茯苓20g、丹皮15g、防风15g、徐长卿15g、苏叶15g、生地15g、甘草10g、白鲜皮15g、地龙干15g、鱼腥草15g、蝉蜕15g、珍珠母30g（先煎）。方中徐长卿、防风、苏叶、白鲜皮、地龙干、蝉蜕祛风止痒，乌梅润肤止痒、清热除烦，生地、丹皮、紫草清血分之热，鱼腥草泻气分热，土茯苓、苦参利湿解毒，莪术破血化瘀、消肿止痛，珍珠母镇静安眠，甘草泻热缓急，诸药合调，使得风湿热各有出路，则肿胀可消，痒痛可止。禤老强调本病虽为风热湿邪上扰口唇，但因素体脾虚湿聚，风热之邪合而留之，故不可过于攻伐，症状缓解后当以健脾固本为治，可加党参、山药、白术、茯苓、炒扁豆、薏苡仁、砂仁健脾益气、化湿和胃。

禤老治疗本病注重中医外治法的运用，他认为糖皮质激素药膏虽起效快，但停药后容易反复，且会引起唇黏膜萎缩、变薄、色素沉着和药物依赖等不良反应，故不宜长期使用。而外用中药不仅可直达病所，提高疗效，而且疗效稳固、持久、无明显不良反应。唇部干裂和痛痒者，禤老常选用青黛散加麻油调匀，或用黄连膏、蛋黄油、甘草油外搽；糜烂、渗液者，可用10%黄柏溶液外洗或湿敷，也可用白鲜皮15g、蛇床子10g、川槿皮10g、地肤子30g、苦参30g，煎水滤渣后湿敷患处。同时配合体针、耳针、耳穴压豆、下唇局部三棱针点刺放血等其他疗法，效果颇佳。

禤老强调去除各种致病因素是防治本病的重要措施，常嘱患者要纠正舔唇、咬唇、强行撕脱皮屑等不良习惯，避免日晒、风吹、接触刺激性化学物质与食物、过度疲劳以及精神紧张、焦虑、抑郁等不良情绪；饮食宜清淡，忌食辛辣煎炸之品，戒除烟酒，劳逸结合，保持心情舒畅。

【验案举例】

案　温某，男，40岁。

初诊：2009 年 4 月 17 日

主诉：因反复双唇肿胀干燥脱屑伴瘙痒 10 余年来诊。

现病史：患者 10 余年前出现下唇肿胀、干燥、脱屑，外涂润肤品后，症状无好转，逐渐蔓延至上唇，至当地医院就诊，予激素药膏外用症状无明显改善，病情反复发作。

刻下症：神清，精神可，双唇肿胀、干燥、脱屑，唇纹加深，伴瘙痒，纳眠可，二便调，舌暗红，苔微黄腻，脉弦滑。

专科检查：双唇肿胀、干燥、脱屑，唇纹加深。

中医诊断：唇风（风湿热证）。

西医诊断：剥脱性唇炎。

治则治法：清热利湿，化瘀解毒，祛风止痒。

中药处方：自拟皮肤解毒汤加减。

乌梅 15g	莪术 10g	红条紫草 15g	土茯苓 20g
丹皮 15g	徐长卿 15g	防风 15g	苏叶 15g
玄参 15g	甘草 10g	生地 15g	白鲜皮 15g
珍珠母 30g（先煎）		地龙干 15g	蝉蜕 15g

共 7 剂，水煎服，每日 1 剂。

二诊：2009 年 4 月 24 日

服药后双唇肿胀、干燥、脱屑好转，唇纹稍变浅，双唇瘙痒好转，纳眠可，二便调，舌红，苔白微腻，脉弦。此湿热之邪渐去，瘀毒得解，故诸症好转，故原方生地加至 20g，续服 21 剂，煎服法同前。随访 3 月无再发。

按：剥脱性唇炎发病原因不明，病程缠绵，西医外用皮质类固醇软膏治疗，常在停药后反复。中医认为此病为风热化火，或饮食不节，胃火上炎所致。本患者久居岭南之地，故为风湿热邪外袭口周而发为此病，病久入络，瘀毒内生，治以清热利湿、祛风止痒、化瘀解毒为法，拟方皮肤解毒汤加减，方中乌梅、莪术、红条紫草、土茯苓、丹皮以清热利湿、凉血活血，加白鲜皮、苏叶、徐长卿、防风、蝉蜕、地龙干以祛风止痒，生地、玄参以清热凉血、养阴生津，珍珠母重镇熄风，甘草调和诸药。

第二十五节　白癜风

1. 概述

白癜风是一种原发性的、局限性或泛发性皮肤色素脱失症。临床上的以皮肤颜色减退、变白、境界鲜明、无自觉症状为特征。

本病为多因性疾病，病因因人而有差异，有的病因单一，有的多种因素互为因果，有的无法查出诱发因素。近年来研究表明白癜风可能的致病因素可能有遗传、神经精神因素、黑素细胞自毁、自免发病、细胞因子因素、自由基因素、微量元素相对缺乏等多种病因学说。一般认为，其发病是具有遗传素质的个体，在多种内外因子的激发下表现为免疫功能、神经精神及内分泌、代谢功能等各方面的紊乱，导致酶系统的抑制或黑素细胞的破坏或使黑素体的生成或黑化障碍，致色素脱失。

西医治疗的目的为给予局部异常的黑素细胞再生黑素的能力或刺激黑素细胞的形成，促进其发育及再生以产生较多黑素，阻止疾病继续发展，使皮损周边色素区变淡。针对进展期、稳定期白癜风，可选用激素内服外用、光疗等方法。

2. 病因病机

白癜风易诊难治，迄今为止仍没有特效的疗法。祖国传统医学有较好疗效。中医古代文献对此记载较早，《诸病源候论》曰"白癜者，面及颈项身体皮肉色变白，与肉色不同、亦不痒痛"，《圣济总录》曰"白癜风如雪色、毛发亦变"，《验方新编》指出"白癜风又名白驳风，多生头面，白如云片是也"。这些症状均与西医学的白癜风有相似之处。对此病的病因病机古代医家认为这类疾病一是风邪为患，具有发无定处、无明显痛苦、病程较长等性质。《诸病源候论》认为"白癜""此亦是风邪搏于皮肤、血气不和所生也"，如《证治准绳》指出"白驳"是"肺风流注皮肤之间，久而不去所致"。《普济方》认为"白癜风"是"肺脏壅热，风邪乘之，风热相并，传流营卫，壅滞肌肉，久不消散，故成此也"。《医学入门》认为"赤白癜乃肝风搏于皮肤，血气不和所生也"。《本草经疏》认为"白癜风"是肝脏血虚生风所致，"盖肝为风木之位，藏血之脏，血虚则发热，热甚则生风"。二是认为与气血有关。《外科正宗》认为白斑可因气滞血瘀而产生，"紫白癜风乃是一体而分二种也。紫因血滞、白因气滞，总因热体风湿所受，凝滞毛孔，气血不行所致"。清·王清任《医林改错》则明确提出"白癜风，血瘀于皮里"。并创制的"通窍活血汤"，主张用活血祛瘀治疗本病，为后世研究本病开拓了新途径，从以上可看出，古代医家认为本病涉及肺、肝、心三脏，与外风，内热、外湿、气、血有关，病机是气血不和或气血瘀滞，病位在皮肤和肌肉。

3. 治疗经验

褟老认为本病病机有三：其一，如《医宗金鉴·白驳风》云"由风邪搏于皮肤，致令气血失和"。风湿之邪搏于肌肤，气血失畅，血不荣肤所致，常用白蒺藜、白芷、蝉蜕、浮萍、苍术等。其二，对于因情志损伤、情志抑郁、肝失调畅，气血失和，肌肤失养，常用鸡血藤、丹参、红花、赤芍、川芎。其三，由于本病持续时间长，久病伤损之肝肾亏虚，常用女贞子、墨旱莲、首乌、补骨脂、蒺藜等。褟老认为治病之宗在于平调阴阳，因此在上述病机的认识上选用黑白配对的方药进行治疗，其用药有：菟丝子、白蒺藜、墨旱莲、白芍、玄参、浮萍、乌豆衣、白芷、生牡蛎、女贞子、补骨脂、丹皮、白术。以黑白配对，达到阴阳平衡、祛风疏风除湿、理血和血、调补肝肾之功效。西医学认为补骨脂、刺蒺藜、白芷等有上调酪氨酸酶活性，加速黑色素生成作用。补骨脂中古补骨脂素和异构补骨脂素等呋喃香豆素类物质，能提高皮肤对紫外线的敏感性，抑制表皮中巯基，增加酪氨酸酶活性刺激黑色素细胞恢复功能而再生色素。女贞子可明显提高机体免疫力，增强机体抗御外邪的能力，白鲜皮可使皮肤的黑色素和酪氨酸活性增加。结合文献报道，活血祛风及滋补肝肾中药有激活酪氨酸酶活性作用。

褟老认为，治疗方法上应内治和外治相结合，标本同治，如在药物治疗同时配合适当日晒或光照疗法，以及在辨证的基础上加入光感性强的药物如补骨脂、白蒺藜、白芷等，往往可以提高疗效。一些活血化瘀药如自然铜、川芎、红花、当归尾的应用，亦有一定作用。

本病治疗困难，疗程较长，部分停药后容易复发，严重影响美观，患者常常存在心理负担。因此褟老对本病十分注重心理疗法，予适当的心理安慰，减轻患者心理负担，以增加患者依从性，提高患者疗效。在日常护理方面，褟老常嘱咐患者避免滥用外涂药物，尤其是颜面部，可适当进行日光浴，但不宜曝晒；避免服用维生素 C、含维生素 C 的药物。保持心情舒畅，劳逸结合，积极配合治疗，治疗起效、痊愈后巩固一段时期治疗有助于防止病期的复发。

褟老治疗白癜风经验见下。

（1）风血相搏

主症：皮损边界不清，不断发展，舌淡红，苔白，脉弦细。

治法：调血祛风。

方药：刺蒺藜、浮萍、赤芍、熟地各 15g，当归、甘草各 10g，白芷、苍耳子各 9g，川芎 6g。

（2）肝肾不足

主症：皮损边界清楚，边缘整齐，斑内毛发变白，发病时间较长，静止不扩展，舌淡红，脉弦细弱。

治法：滋补肝肾。

方药：墨旱莲、女贞子、白芍、乌梅各 15g，山萸肉、熟地、丹皮、山药、泽泻、茯苓各 12g，甘草 10g。

（3）气滞血瘀

主症：皮损边界清楚，边缘呈深褐色，局部可轻度刺痛，舌暗有瘀点或瘀斑，脉细涩。

治法：行气活血。

方药：桃仁 10g，红花 5g，赤芍 15g，川芎 5g，大枣 10g，老葱根 5 根，生姜 5 片。

临床配合外搽白蚀酊（乌梅 300g，菟丝子 200g，刺蒺藜 100g，甘草 100g，大黄 50g，桂枝 50g，上药晒干研碎，浸泡于 3000ml75% 酒精中 15 天，过滤后装于 100ml 瓶中备用）或白蚀散（雄黄、硫黄、密陀僧各 25g，白芷、白附子各 20g，大黄、甘草各 15g，轻粉 3g，冰片 1g，制成散剂，用生黄瓜切片，趁湿蘸药散用力摩擦患处，每日 2 次）或采用吹烘疗法，以白蚀散调成 20% 霜剂，涂于患处，用电吹风筒之热风吹烘，每周 2 次，每次 15 分钟。

褟老认为，白癜风是一种顽固难治的局部色素脱失的常见皮肤病，临床如能按上述辨证治疗进行内外结合处理，外治法数种交替应用，一般均可取得较满意的疗效。

【验案举例】

案 1 韦某，9 岁，女性。

初诊：2008 年 11 月 1 日

主诉：因右足内侧白斑 2 周来诊。

现病史：2 周前发现右足内侧白斑，无痒痛，当地医院诊断"白癜风"，外用药物后效果不佳。

刻下症：右足内侧见一铜币大小白斑，无痒痛等不适，纳眠可，二便调，舌淡，苔白，脉细弱。

中医诊断：白驳风（风邪伏阻，气血失和，肝肾不足）。

西医诊断：白癜风。

治则治以：祛风通络，调和气血，滋补肝肾。

中药处方：方拟白癜风汤加减。

菟丝子 15g	白蒺藜 15g	玄参 15g	白芍 15g
丹皮 15g	牡蛎 30g（先煎）	乌梅 15g	白鲜皮 15g
乌豆衣 20g	白术 15g	甘草 10g	白芷 10g
丝瓜络 15g	墨旱莲 20g		

水煎服，日 1 剂。

嘱多食坚果（白果、核桃、花生、葵花子、栗子、莲子、南瓜子、松子、西瓜子、杏仁）、豆类和豆制品、黑芝麻、动物肝脏等。禁食鱼虾海味、禁饮酒。不吃或少吃富含维生素 C 的食物如西红柿、苹果、橘子等，不可过食辛辣等刺激性食物。

二诊：2008 年 12 月 3 日

皮损处散见几个绿豆大小色素岛，白斑面积无扩大。皮损见色素岛为风邪渐去，气血渐和，肌肤得养的表现，加补骨脂以固肾、调和气血，增加黑色素合成。

三诊：2008 年 12 月 31 日

症同前，补骨脂不可久用，改为浮萍祛风邪，促进黑色素合成。

四诊：2009 年 1 月 27 日

色素岛明显增多，考虑风邪渐去，患儿舌质淡，上方加当归养血和血。

五诊：2009 年 2 月 24 日

皮损基本痊愈，无色素脱失，上方当归减量至 5g 续服 1 月以巩固疗效。

按：白癜风是一种原发性的局限性或泛发性皮肤色素脱失性皮肤病。临床上诊断容易但治疗困难，影响美容，影响患者的生活质量。褟老在长期临床实践中总结认为，白癜风病机有三：一如《医宗金鉴·白驳风》所云"由风邪搏于皮肤，致令气血失和"，风湿之邪搏于肌肤，气血失畅，血不荣肤所致，治疗上常用白蒺藜、白芷、蝉蜕、浮萍、苍术等祛内外之风。二是对于因情志损伤或因白癜风致情志抑郁，肝失条畅，气血失和，肌肤失养，常用鸡血藤、丹参、红花、赤芍、川芎等以养血活血祛风。三是本病久病伤损，肝肾亏虚，肤色的晦明存亡，既依赖于肝肾精血的濡养，又需要肾气的温煦和肝气的条达，故常用女贞子、墨旱莲、何首乌、补骨脂之品以补益肝肾，白蒺藜、白芍以柔肝疏肝。

平调阴阳，治病之宗。褟老治疗白癜风在于"谨察阴阳所在而调之"，选药以黑白配对，达到阴阳平衡。其经验方——白癜风方基本组成为菟丝子、白蒺藜、白芍、白鲜皮、白术、甘草、丝瓜络、墨旱莲、补骨脂，其中菟丝子以补肾固精养肝，加养阴益肾的墨旱莲、女贞子和补肾助阳的补骨脂以达肾阴阳平衡，再加平肝疏肝的白蒺藜、白芍，共起调补肝肾之功。白鲜皮祛风燥湿，白术健脾渗湿，共奏祛风除湿之功。丹皮活血凉血，丝瓜络通经络。诸药合用，达到祛风除湿、理血活血、调补肝肾之功。现代药理表明，补骨脂、白蒺藜、白芷、白鲜皮、浮萍有上调酪氨酸酶活性，加速黑色素生成的作用，女贞子可明显提高机体免疫力，更为白癜风方的应用提供了理论依据。

案2 蒋某，14岁，男性。

初诊：2009年6月6日

现病史：2年前发现眶周、颈部大小不等边界清楚白斑，无伴瘙痒脱屑等不适，1年前曾治疗，未予巩固，近复发。

刻下症：眶周、颈部多处大小不等白斑，边界清楚，部分见皮岛，无瘙痒，口干，纳可，眠一般，二便调，舌红，苔少，脉弦细。

中医诊断：白驳风（肝肾不足，气血不和）。

西医诊断：白癜风。

治则治法：滋补肝肾，调和气血。

中药处方：方拟白癜风方加减。

菟丝子 15g	白蒺藜 15g	墨旱莲 20g	白芍 15g
乌梅 15g	白芷 10g	玄参 15g	牡蛎 30g

浮萍 15g　　　乌豆衣 15g　　　白鲜皮 15g　　　丹皮 15 g

甘草 10g　　　羌活 10g

水煎服，日 1 剂。

嘱患儿调摄精神，稳定情绪，调整饮食，绝对禁食鱼虾海味、禁饮酒，不吃或少吃富含维生素 C 的食物如西红柿、苹果、橘子等，不可过食辛辣等刺激性食物，避免皮肤外伤。

二诊：2009 年 6 月 19 日

症同前，无口干，上方加补骨脂以补益肝肾。

三诊：2009 年 7 月 11 日

白斑可见少许皮岛，去补骨脂，加女贞子，与墨旱莲合为二至丸补益肝肾之阴。

四诊：2009 年 8 月 28 日

皮岛增多，继续上方巩固疗效。以上方加减治疗共 5 月后白斑基本痊愈。

按：白癜风病因不明，西医认为可能与自身免疫功能紊乱，使黑色素小体合成障碍有关，目前仍无疗效肯定的治疗方法。古今医书认为本病与风邪入侵密切相关，其病因病机为外受风邪，跌扑损伤，内由情志内伤，亡血伤精等导致风血相搏，气血失和，瘀血阻络，血不养肤而发病，而素体表虚、肝肾不足是风邪易入的根本原因。本病患儿发病日久，有家族史，症见皮损乳白色，局限于面部，病情发展缓慢，皮肤干燥，舌质红，苔少，脉弦细，为肝肾不足之象。证属肝肾不足，气血不和，治宜补益肝肾，辅以活血、潜镇息风。方拟白癜风方加减，方以女贞子、墨旱莲补肝肾之虚；白蒺藜、羌活祛风，以药对白芍－乌梅、白芷－玄参、白鲜皮－乌豆衣以养血祛风、黑白配对，有平衡阴阳之妙，药证相合，故能取得较好效果。

第二十六节　红斑狼疮

1. 概述

红斑狼疮为自身免疫性疾病之一，属结缔组织病范围，为一个病谱性疾病，病谱的一端为盘状红斑狼疮（DLE），另一端为系统性红斑狼疮（SLE），其间有亚急性皮肤型红斑狼疮，深部红斑狼疮等亚型。红斑狼疮的发病缓慢，临床表现多样、变化多端、盘状红斑狼疮损害以局部皮肤为主，系统性红斑狼疮常累及多个脏器、系统。

近年来本病有日渐增多的趋势，其中 SLE 的患病率在 10 ～ 100/10 万人，而 SLE 患者亲族中患病率可达到 0.4% ～ 5%。女性发病率明显高于男性（约 7 ～ 10∶1），平均发病年龄 27 ～ 29 岁；盘状红斑、蝶形红斑、光敏感、血液中有很多自身抗体等为本病特征。

西医学认为红斑狼疮是因遗传、内分泌和环境因素等综合作用引起免疫功能紊乱产生过量的自身抗体而发病。

西医治疗以激素及免疫抑制剂应用为基础。

褚老认为，本病属中医学的"红蝴蝶疮""马缨丹""日晒疮""痹证""水肿""心悸""胁痛""温热发斑"等范围。中医认为本病总由先天禀赋不足，肝肾亏虚，虚火上炎所致。因肝主藏血，肾主藏精，精血不足，易致阴虚火旺，虚火上炎，兼因腠理不密，外邪入侵，两热相搏，热毒入里，瘀阻脉络，内伤及脏腑，外阻于肌肤所致。盘状红蝴蝶疮多由热毒蕴结肌肤，上泛头面而生。热毒内传脏腑则发为系统性红斑狼疮，热毒炽盛，燔灼营血，阻隔经络则可见高热，肌肉酸楚，关节疼痛；邪热渐退，阴虚火旺，则又多表现为低热，疲乏，唇干舌红，盗汗；肝气郁结，久而化火，而致气血凝滞；病久可致气血两虚而致心阳不足；病的后期每多阴损及阳，阴阳失调，累及脏腑，以致脾肾阳虚，水湿泛滥，膀胱气化失权而见便溏溲少，四肢清冷，下肢甚至全身浮肿等症；热毒炽盛之证可以相继或反复出现，甚或热毒内陷，热盛动风。本病多虚实夹杂，常因劳累、外感、情志失调、创伤、日照、药毒、产后等引发。

2. 中医治疗

红斑狼疮临床表现繁多纷乱，虚实错综复杂，各有不同，治疗也应按不同的临床表现和不同阶段进行，本病正虚是主要因素，外邪是致病条件，故本病中医治疗总的法则是抓住扶正与祛邪二端。邪犯人体，当时可无症状，后因某种因素的激发，病邪会乘虚与正气相搏而发病，因此扶正应视为基本大法。另外应辨证与辨病相结合。

褚国维教授论治系统性红斑狼疮有丰富的临床经验。总结其经验，有以下几点。

（1）病机以肾虚为本；辨证宜与辨病相结合。

由于本病损害涉及多个器官、组织，临床表现复杂多端，病势缠绵，反复难愈。各医家对其病机认识及辨证分型均不尽相同，有血瘀论，有热毒论，有阴虚论等，治法颇多，观点不一。本病发病无论外感、内伤，或饮食劳欲情志所诱，诸多因素必本于机体正气亏虚，肾元不足。肾为先天之本，水火之宅，亦为一身阴阳之根本，肾虚不足，百病由是而生。先天禀赋不足，肾阴虚损，热毒内炽，是导致本病的主要原因。肾虚时五脏六腑皆不足，邪毒易侵犯各脏。血属阴，气属阳，阴阳不调，则血流不畅，故易造成气血失运而致经络阻滞，形成经脉滞涩；水亏火旺，津液不足，肤失濡养，腠理不密，遇日光照射邪毒化火，迫血妄行则发生红斑。或因久病失养，耗伤气阴致使虚火内生、内燥出现。

本病虽以肾虚为本，但常见诸多毒瘀标实之象，人体是一个有机的整体，本病因禀赋不足，或七情内伤，或劳累过度，以致阴阳失衡，气血失和，经络受阻。风火寒湿之邪极易乘虚入侵，兼因腠理不密，日光暴晒，外受热毒，热毒入里，瘀阻脉络，而内伤脏腑，外阻肌肤。热毒炽盛，燔灼营血，可引起急性发作，疾病后期又多阴损及阳，累及心、肝、脾、肾等脏，表现为上实下虚，上热下寒，水火不济，阴阳失调的复杂症候。故实为本虚标实之证。观之临床，SLE 早期表现往往不典型，有时仅以一项症状、体征或实验异常为主要依据，常不能确诊或误诊为其他疾病。从而不能及早正确治疗而致误治或恶化。而毒瘀痹阻的标实之象，或多或少，或隐或现，或以为主，或以兼夹，本虚标实，变化多端，局部致皮肤、肌肉、关节受累，甚则心肝脾肺肾五脏六腑俱损，临床表现复杂，病情反复迁延，故临床辨证须明辨虚实、主次，要抓主要矛盾，宜辨病与辨证相结合。首先运用西医学检验手段，对本病进行确诊，然后再运用中医四诊八纲进行辨证分型施治。针对病程不同阶段的具体情况投方用药，将中医辨证论治原则与临床实践紧密结合，方可取得满意疗效。

（2）补肾阴，标本兼治；宜药治食疗并重。

本病虽病情多变、病机复杂，但总属真阴不足，阴虚血虚为本，虚虚实实之中，肾阴亏虚而瘀毒内蕴是贯穿病程之主线，补肾滋阴应为其治疗前提。该病慢性活动期，患者以阴虚内热最为常见，可贯穿在整个病程和各个证候中，包括早期、轻症病例，有浆膜炎、血细胞减少、肾脏等内脏损害病例，以及相对稳定和恢复期、缓解期病例。病程中阴虚内热常与血热、瘀热互结且较易为外邪所诱发而急性发作；急性发作病例，以气营热盛为主，等邪热退后，病势向阴虚内热转化。其中狼疮性肾炎的中晚期伴有低蛋白血症、肾性高血压、肾功能不全者，常由阴虚内热转为气阴两虚、脾肾两虚、阴阳两虚。治疗应以养阴固本贯穿始终。养阴的含义有补阴、清热、生津、润燥等4个方面。其常选用生地黄、麦门冬、玄参、何首乌、石斛、炙龟甲、玉竹、炙鳖甲、枸杞子、南沙参、北沙参、太子参、芦根、知母等滋肾补阴，养血柔肝之品以固其本，喜用六味地黄丸、杞菊地黄丸、左归丸、大补阴丸、增液汤、沙参麦冬汤等方。

古代亦有"医食同源"之说。药物具四气五味，饮食物亦不例外。SLE是一种慢性消耗性疾病，宜药治食疗并重，食物依其食性有平补、清补、温补三大类。狼疮病人阴虚的多，内热、血热而有热象的多，故食物应以清补、平补为主，参合温补。对部分脾肾两虚、气血两亏的人才需要以温补、平补为主，参合清补。同时选用松软可口的食物，尤其须选用新鲜、营养丰富、容易消化的食物，如海洋生物，包括牡蛎、乌贼、短鞘章鱼、食用蛤、海参、鱼鳔等，此类食物，具有滋阴养血、补肾益精功效，含有大量的大分子胶原蛋白以及肌红蛋白、胱氨酸等营养物质，易于人体的吸收与利用。某些食用真菌类，新鲜水果及蔬菜，也由于鲜美可口、富含人类所需的多种物质也可选用。总之，食谱不宜太简单，营养成分要均衡，不必毫无根据地忌口。

（3）实事求是，强调防治结合；重疗效，提倡中西并举。

目前激素和免疫抑制剂等是治疗 SLE 有效的方法，但长期大剂量应用有一定的不良反应，有时甚至大于其治疗作用。SLE 常累及多个脏器系统，病情重、发展快、预后差，有时会出现危急症候，临床应用西药的抢救措施是很有必要的，在临床实践中应实事求是，重实际疗效，提倡中西结合治疗。近年在本病中西医结合的治疗领域中，片面夸大了雷公藤近期疗效的优点，忽视了它对肝、肾、骨髓以及免疫系统的远期不可逆的毒性损害。对本病不单纯是治疗问题，而应是治中有防，防中有治，必须强调防治结合，尤其强调各内脏损害的早期发现，早期治疗。主张在疾病初期，病情活动期，有高热、关节痛、斑疹等，以激素治疗为主，迅速给药，保护重要脏器，同时采用清热解毒凉血护阴的中药。病情控制后，由于炎症病变的破坏与消耗，机体抵抗力降低，加之大剂量应用激素，引起机体的代谢和内分泌紊乱、水、电解质平衡失调。从中医角度看是毒热耗伤阴血，体内气血两伤。产生如神倦乏力，心烦不眠，五心烦热，低热缠绵，自汗盗汗，舌红少苔等症状，辨证为肾阴血阴亏耗，气阴两伤，阴阳失调。治宜扶正驱邪，养阴益气，调和阴阳。此时应以中药为主，调节整体阴阳气血及脏腑功能，增强免疫力。在患者早期而症状较轻、病情较稳定时，多单纯应用中药或以中药为主进行治疗 SLE，避免或减轻激素的不良反应。另一方面在病情允许激素减量时，不宜骤然减撤，同时在减激素的过程中重视发挥中医药的作用。辨证的基础上常选用具有激素及免疫抑制作用的中药。如人参、黄芪、党参、甘草、肉桂、鹿茸、冬虫夏草、杜仲、补骨脂、白花蛇舌草、穿心莲、延胡索、法半夏、雷公藤及火把花根等。

【验案举例】

案1 蔡某，女，45 岁。

初诊：2009 年 2 月 18 日

主诉：因面颊、鼻梁红斑 1 月余来诊。

现病史：面颊、鼻梁红斑 1 月余，先为小片红色斑片，微痒，继而扩大至双颊、鼻梁，遇热加重，曾外院先后诊断为"脂溢性皮炎""系统性红斑狼疮"，予以治疗后红斑无消退，近查抗 ANA：阳性，滴度：1∶320，抗 SSA：阳性，血常规正常，要求中医治疗。

刻下症：面颊、鼻梁红斑，遇热加重，无瘙痒，身倦乏力，午后低热，无关节痛，无口腔溃疡，纳眠可，二便调，舌红，苔薄白，脉弦细。

既往史、过敏史、家族史等无特殊。

专科检查：面颊、鼻梁红斑境界清楚。

理化检查：抗 ANA：阳性，滴度：1∶320，抗 SSA：阳性，血常规正常。

中医诊断：红蝴蝶疮（阴虚内热）。

西医诊断：亚急性皮肤型红斑狼疮。

治则治法：滋阴清热。

中药处方：六味地黄丸加减。

生地 15g	蕤仁肉 15g	丹皮 15g	茯苓 15g
泽泻 15g	怀山药 15g	益母草 15g	甘草 5g
青蒿 5g（后下）	薄盖灵芝 15g	石决明 30g（先煎）	
知母 15g			

其他治疗：滋阴狼疮胶囊，5 粒，口服，每日 3 次。

二诊：面颊、鼻梁红斑较前变淡，低热已退，身倦乏力好转，纳眠可，二便调。舌红，苔薄白，脉弦细。

中药处方：

生地 15g	蕤仁肉 15g	丹皮 15g	茯苓 15g
泽泻 15g	怀山药 15g	益母草 15g	甘草 5g
青蒿 5g（后下）	薄盖灵芝 15g	石决明 30g（先煎）	
知母 15g	芦根 15g	石斛 15g	

其他治疗：滋阴狼疮胶囊，5 粒，口服，每日 3 次。

三诊：面颊、鼻梁红斑较前变淡，自觉好转，红斑间有反复，无发热，身倦乏力好转，纳眠可，二便可。舌稍红，苔微黄，脉弦细。

中药处方：

生地 30g	蕤仁肉 15g	丹皮 15g	茯苓 15g
泽泻 15g	怀山药 15g	益母草 15g	甘草 5g
青蒿 5g（后下）	薄盖灵芝 15g	石决明 30g（先煎）	
知母 15g	芦根 15g	石斛 15g	

其他治疗：滋阴狼疮胶囊，5 粒，口服，每日 3 次。

四诊：面颊、鼻梁红斑较前消退，无发热、关节痛，眠欠佳，二便可。舌淡红，苔白，脉弦细。

中药处方：

生地 30g	蕤仁肉 15g	丹皮 15g	茯苓 15g
泽泻 15g	怀山药 15g	益母草 15g	甘草 5g
青蒿 5g（后下）	薄盖灵芝 15g	石决明 30g（先煎）	
知母 15g	石斛 15g	珍珠母 30g（先煎）	

其他治疗：滋阴狼疮胶囊，5 粒，口服，每日 3 次。

五诊：面颊、鼻梁红斑基本消退，稍乏力，无发热等不适，眠好转，二便调。舌淡红，苔白，脉细。

中药处方：

熟地 20g	蕤仁肉 15g	丹皮 15g	茯苓 15g
泽泻 15g	怀山药 15g	益母草 15g	甘草 5g
青蒿 5g（后下）	薄盖灵芝 15g	石决明 30g（先煎）	
知母 15g	石斛 15g	珍珠母 30g（先煎）	

其他治疗：滋阴狼疮胶囊，5粒，口服，每日3次。

六诊：面部、鼻梁红斑消退，红斑无反复，乏力好转，无低热、关节痛、口腔溃疡等不适，纳眠可，二便调，舌淡红，苔白微腻，脉弦细。

中药处方：

熟地 20g	蕤仁肉 15g	丹皮 15g	茯苓 15g
泽泻 15g	怀山药 15g	益母草 15g	甘草 5g
青蒿 5g（后下）	薄盖灵芝 15g	石斛 15g	

其他治疗：滋阴狼疮胶囊，5粒，口服，每日3次。

按：禤老认为红蝴蝶疮多因素体禀赋不足，肾阴亏耗，阴阳失调，气血失和，风火寒湿之邪乘虚入侵，兼因腠理不密，日光曝晒，热毒入里，瘀阻脉络，内伤脏腑，外阻肌肤，发为面颊、鼻梁红斑。阴虚内热，则午后低热；虚热耗伤气阴则身倦乏力；舌红、薄白，脉弦细为阴虚内热之象。证属阴虚内热。故辨证属阴虚内热证，治法以滋阴清热为法，以六味地黄丸加减，方中蕤仁肉、怀山药、熟地滋补肝肾，生地、石决明、知母、珍珠母降虚火，青蒿清虚热，丹皮、益母草行瘀泻热，石斛、芦根养阴复液，茯苓、泽泻健运中焦，薄盖灵芝平调阴阳，甘草调和诸药，诸药滋阴潜阳，祛湿行瘀，标本兼治，故患者服药后诸症改善，理化指标好转，机体阴阳逐渐趋向平衡。

案2 胡某，女，58岁。

初诊：2009年8月5日

主诉：因面部蝶形红斑伴关节疼痛半年来诊。

现病史：半年前患者面部出现蝶形红斑，双侧指关节疼痛，时有低热，无口腔溃疡。至南方医院就诊，诊断为系统性红斑狼疮（具体诊疗经过不详）。现维持口服泼尼松15mg，每日1次。

刻下症：面部红斑，遇光加重，双上肢指关节疼痛，时感低热及烦躁，无口腔溃疡，胃脘部烧心感伴泛酸，口干无口苦，纳眠可，二便调。舌红，苔微黄，脉弦细。

专科检查：面部蝶形红斑，无口腔溃疡，无甲周瘀斑，拔发试验（+）。

理化检查：南方医院查ANA阳性，定量237.7；尿常规：潜血：1+；血沉（ESR）：29mm/h；免疫6项：IgA：0.55g/L，IgM：0.29g/L，C_3：1.98，C_4：0.5；血常规、肝功、肾功未见明显异常。

中医诊断：红蝴蝶斑（阴虚火旺）。

西医诊断：系统性红斑狼疮。

治则治法：滋阴补肾，清热凉血。

中药处方：六味地黄丸加减。

蕤仁肉 15g	熟地 15g	丹皮 15g	怀山药 15g
茯苓 15g	益母草 15g	生地 15g	青蒿 5g（后下）
甘草 5g	海螵蛸 20g（后下）		浙贝 15g
延胡索 15g			

其他治疗：滋阴狼疮胶囊，5 片，每日 3 次，口服；泼尼松，15mg，每日 1 次，口服；钙尔奇 D，0.6g，每日 1 次，口服；雷尼替丁，0.15g，每日 2 次，口服。

二诊：2009 年 8 月 26 日

面部蝶形红斑。患者诉用药后病情稳定，胃脘部不适、指关节疼痛稍好转，近期上感，鼻塞，头痛。舌红，苔微黄，脉弦数。

中药处方：

蕤仁肉 15g	熟地 15g	丹皮 15g	怀山药 15g
茯苓 15g	益母草 15g	生地 15g	青蒿 5g（后下）
甘草 5g	海螵蛸 20g（后下）		浙贝 15g
延胡索 15g	鸡血藤 15g	薄盖灵芝 10g	蔓荆子 15g

其他治疗：滋阴狼疮胶囊，5 片，每日 3 次，口服；泼尼松，15mg，每日 1 次，口服；钙尔奇 D，0.6g，每日 1 次，口服；雷尼替丁，0.15g，每日 2 次，口服。

三诊：2009 年 9 月 9 日

面部蝶形红斑颜色较前变淡。病情稳定，轻微头痛。舌红，苔微黄，脉弦细。

中药处方：

蕤仁肉 15g	熟地 15g	丹皮 15g	怀山药 15g
茯苓 15g	益母草 15g	生地 15g	青蒿 5g（后下）
甘草 5g	海螵蛸 20g（后下）		浙贝 15g
延胡索 15g	鸡血藤 15g	薄盖灵芝 10g	蔓荆子 15g

其他治疗：滋阴狼疮胶囊，5 片，每日 3 次，口服；泼尼松，15mg，每

日 1 次，口服；钙尔奇 D，0.6g，每日 1 次，口服；雷尼替丁，0.15g，每日 2 次，口服。

四诊：2009 年 9 月 23 日

面部红斑较前明显变淡。病情稳定，双手轻微麻木感，已无头痛。舌红，苔微黄，脉弦。

中药处方：

蕤仁肉 15g	熟地 15g	丹皮 15g	怀山药 15g
茯苓 15g	益母草 15g	生地 15g	青蒿 5g（后下）
甘草 5g	海螵蛸 20g（后下）		浙贝 15g
延胡索 15g			

其他治疗：滋阴狼疮胶囊，5 片，每日 3 次，口服；泼尼松，15mg，每日 1 次，口服；钙尔奇 D，0.6g，每日 1 次，口服；雷尼替丁，0.15g，每日 2 次，口服；硫酸羟氯喹，0.2g，每日 2 次，口服。

五诊：2009 年 11 月 18 日

面部红斑基本消退。病情稳定，双手轻微麻木感。舌淡红，苔微黄，脉弦。

中药处方：

蕤仁肉 15g	熟地 15g	丹皮 15g	怀山药 15g
茯苓 15g	益母草 15g	生地 15g	青蒿 5g（后下）
甘草 5g	海螵蛸 20g（后下）		浙贝 15g
延胡索 15g			

其他治疗：滋阴狼疮胶囊，5 片，每日 3 次，口服；泼尼松，15mg，每日 1 次，口服；钙尔奇 D，0.6g，每日 1 次，口服；雷尼替丁，0.15g，每日 2 次，口服；硫酸羟氯喹，0.2g，每日 2 次，口服。

按：中医多认为红蝴蝶斑是因先天禀赋不足，复加日光暴晒，或者情志抑郁，或者药物中毒等多种因素，导致阴阳气血失于平衡，气血运行不畅，气滞血瘀，阻于经络或脏腑而至面部红斑，关节疼痛；禤老认为本病急性期以热毒炽盛证多见，缓解期以阴虚内热证、脾肾阳虚证多见，病位在经络血脉，病久可累及全身多脏器多系统，病情随着病邪侵害的脏腑不同而表现不同的症状。该患者乃因先天禀赋不足，加之平时嗜食辛辣燥热之品，故致肾阴不足，肾主骨，肾虚可见双上肢指关节疼痛；胃阴不足，故见胃脘部烧心感伴泛酸。阴虚日久化热伤津，热毒外溢肌肤，则见面部红斑，口干。舌红，苔微黄，脉弦细，均为阴虚火旺之证。因此治疗以滋阴补肾、清热凉血为宗旨，以六味地黄汤为基本方加减治疗，方中配以生地、青蒿清热凉血解毒，益母草活血通络，菟丝肉益气补肾、调节免疫，甘草调和诸药。现病情稳定，复查补体转为正常，考虑疗效可，效不更方。

案3 梁某，女，22岁。

初诊：2009年12月28日

主诉：因面部、双手足红斑、丘疹伴痛4月来诊。

现病史：患者于今年8月左手指指尖出现红斑、丘疹，自觉疼痛。随后双手手指及手背出现类似皮疹，指尖较为密集，自觉疼痛，1月前出现四肢关节疼痛，晨起明显。3周前，患者面部、前胸及右足拇趾出现红斑、丘疹，自觉疼痛。2周前，患者就诊当地医院，考虑为真菌性皮肤病，予抗真菌外用药物治疗，经治疗，病情无缓解。近日患者出现颈部淋巴结肿大疼痛。

刻下症：神清，精神尚可，低热，双面颊、前胸、双手足散见红斑、丘疹，自觉疼痛，双肩关节、膝关节疼痛，晨起明显，时有腰酸痛，口干，纳可，眠一般，二便调，舌淡红，苔薄黄，脉细。

专科检查：双面颊、前胸、双手足散见红斑、丘疹。双面颊、前胸散在绿豆至黄豆大小浸润性红斑、丘疹。双手及右拇趾见散在暗红色斑疹，双手指皮疹较为密集。未见口腔溃疡，无明显网状青斑，雷诺征（－）。

理化检查：2009年12月20日查白细胞：3.39×10^9/L，中性粒细胞0.336，淋巴细胞0.54，单粒细胞0.121，中性粒细胞1.14×10^9/L，红细胞5.76×10^9/L。尿常规：白细胞（＋），蛋白（＋），潜血（＋）。血沉：21mm/h。自免12项：ANA（＋），颗粒型，1：320，抗SSA（＋），抗Sm（＋），抗U1-RNP（＋）。风湿3项无异常。

中医诊断：红蝴蝶疮（阴虚内热）。

西医诊断：系统性红斑狼疮。

治则治法：滋阴清热，活血通络。

中药处方：六味地黄丸加减。

生地15g	苡米30g	丹皮15g	山萸肉15g
泽泻15g	鱼腥草10g	土茯苓30g	首乌藤15g
赤芍20g	鸡血藤15g	秦艽15g	甘草5g

其他治疗：泼尼松，30mg，口服，每日1次；碳酸钙维D$_3$片，0.6g，口服，每日1次；盐酸雷尼替丁胶囊，0.15g，口服，每日1次；滋阴狼疮胶囊，5粒，口服，每日3次。

二诊：2010年1月4日

双面颊、前胸、双手足皮疹转淡。无发热，精神可，双面颊、前胸、双手足皮疹转淡，手足皮疹疼痛减轻。双肩关节、膝关节疼痛缓解。口干，纳眠可，二便调。舌淡红，苔薄黄，脉细。

中药处方：六味地黄丸加减。

生地 15g	丹皮 15g	山萸肉 15g	泽泻 15g
首乌藤 15g	赤芍 20g	鸡血藤 15g	秦艽 15g
甘草 5g	地骨皮 15g	青蒿 10g	玄参 15g

其他治疗：泼尼松，30mg，口服，每日1次；碳酸钙维D$_3$片，0.6g，口服，每日1次；盐酸雷尼替丁胶囊，0.15g，口服，每日1次；滋阴狼疮胶囊，5粒，口服，每日3次。

三诊：2010年1月18日

双面颊、前胸、双手足皮疹进一步转淡。无发热，双面颊、前胸、双手足皮疹进一步转淡，手足皮疹轻微疼痛。口干缓解，纳眠可，二便调。舌淡红，苔薄黄，脉细。

复查：补体C$_3$ 0.74g/L，总补体CH$_{50}$ 17U/ml；尿常规、血常规未见明显异常。

中药处方：六味地黄丸加减。

生地 15g	丹皮 15g	山萸肉 15g	泽泻 15g
太子参 15g	赤芍 20g	鸡血藤 15g	秦艽 15g
甘草 5g	地骨皮 15g	青蒿 10g	玄参 15g
芡实 15g			

其他治疗：泼尼松，30mg，口服，每日1次；碳酸钙维D$_3$片，0.6g，口服，每日1次；盐酸雷尼替丁胶囊，0.15g，口服，每日1次；滋阴狼疮胶囊，5粒，口服，每日3次。

四诊：2010年2月1日

双面颊、前胸、双手足皮疹转暗。无发热，双面颊、前胸、双手足皮疹转暗，手足皮疹无疼痛。无口干，无腰痛，纳眠可，二便调。舌淡红，苔薄黄，脉细。

中药处方：六味地黄丸加减。

生地 15g	丹皮 15g	山萸肉 15g	泽泻 15g
太子参 15g	赤芍 20g	鸡血藤 15g	秦艽 15g
甘草 5g	地骨皮 15g	青蒿 10g	玄参 15g
芡实 15g	薄盖灵芝 15g		

其他治疗：

泼尼松，30mg，口服，每日 1 次；碳酸钙维 D_3 片，0.6g，口服，每日 1 次；盐酸雷尼替丁胶囊，0.15g，口服，每日 1 次；滋阴狼疮胶囊，5 粒，口服，每日 3 次。

按：本病属中医"红蝴蝶疮"范畴，患者先天禀赋不耐，素体阴虚，血分有热，日久成瘀，而发为本病。阴虚内热故见皮肤红斑、丘疹并低热；脉络瘀阻，故见关节疼痛；内热津伤，故见口干；肝肾不足故见腰痛；虚热躁扰故见眠差；舌淡红、苔薄黄、脉细俱是阴虚内热之象。故治以滋阴清热，活血通络，禤老善用六味地黄汤加减，用生地、丹皮、赤芍、玄参凉血清热行瘀，地骨皮、青蒿清虚热，山萸肉敛虚火，泽泻、苡米、土茯苓泻经络之壅阻，鸡血藤、秦艽通络止痛，太子参益气养阴，芡实消尿蛋白，夜交藤宁神安眠，薄盖灵芝平调阴阳，紧扣病机，处方精当，对红斑狼疮患者疗效明显，诸症缓解迅速，配合西药激素，可减轻病情进一步发展，又可减少激素带来的不良反应，体现中医以人为本的治病理念。

案4 陈某，女，27 岁。

初诊：2009 年 11 月 17 日

主诉：因确诊 SLE 2 年，关节疼痛 9 天来诊。

现病史：患者 2007 年 1 月出现关节酸痛，恶寒发热，同年 3 月在汕头市中心医院住院治疗时出现面部碟形红斑，诊断为 SLE，予皮质激素治疗（具体不详），出院后口服泼尼松最大 40mg/d，一直门诊随诊治疗，激素逐渐减量，病情控制可。2008 年 7 月至 10 月患者曾反复出现 3 次肺部感染，至汕头中心医院门诊治疗，与抗感染、泼尼松最大 45mg/d 口服，病情控制，激素逐渐减至泼尼松 25mg/d。今年 10 月因肺部感染在我院皮肤科住院治疗，激素加量至甲强龙 40mg 静滴，出院后逐渐减量至 32mg/d，病情控制尚可。11 月 8日因天气转冷及劳累后出现关节疼痛，并逐渐加重，在当地医院和本院骨科诊治效果欠佳，要求中医治疗。

刻下症：神清，精神稍疲倦。双侧指、趾甲周及双手掌可见少量暗红斑，无痒痛，面部未见蝶形红斑，左侧髋关节、膝关节疼痛，手足冷，动辄汗出，纳可，眠欠佳，二便调，舌淡红，苔薄白，脉沉细。

专科检查：双侧指、趾甲周及双手掌可见少量暗红斑，双手指甲变褐色，下腹、双下肢散见褐色萎缩纹，面部未见蝶形红斑，左膝关节轻度肿胀，有压痛，左侧髋关节未见明显红肿，无口腔溃疡，头发无稀疏，无雷诺现象。

理化检查：2007年3月查 ANA（+），1:360，抗 Sm 抗体阳性，补体 C_3:0.57g/L。

中医诊断：红蝴蝶疮（肝肾不足）。

西医诊断：系统性红斑狼疮。

治则治法：补益肝肾，温经止痛。

中药处方：六味地黄丸、桂枝芍药知母汤。

熟地 30g	山萸肉 10g	怀山药 30g	丹皮 10g
茯苓 15g	泽泻 10g	杜仲 15g	桂枝 12g
熟附子 15g（先煎）		生姜 15g	白芍 9g
白术 15g	麻黄 6g	防风 15g	甘草 6g

其他治疗：泼尼松，32mg，每日1次，口服；碳酸钙维 D_3 片，0.6g，每日1次，口服；盐酸雷尼替丁胶囊，0.15g，每日1次，口服；骨松宝，3粒，每日2次，口服；西乐葆，1粒，每日2次，口服；左膝外敷四黄蜜水。

二诊

双侧指、趾甲周及双手掌可见少量暗红斑，左膝关节轻度肿胀减轻。精神好转，左侧髋关节、膝关节疼痛减轻，双侧指、趾甲周及双手掌可见少量暗红斑，无痒痛，手足冷，动辄汗出，睡眠好转，二便调。舌淡红，苔薄白，脉沉细。

理化检查：自免：抗核抗体 ANA：阳性，核型：颗粒型，效价：1:3200，抗 Sm：阳性，抗 U1-RNP：阳性；抗心磷脂抗体（定性）：阴性；左膝关节正侧位片：左髋关节、左膝关节未见明确骨质异常，周围软组织肿胀明显。

中药处方：六味地黄丸、桂枝芍药知母汤。

熟地 30g	山萸肉 10g	怀山药 30g	丹皮 10g
茯苓 15g	泽泻 10g	杜仲 15g	桂枝 12g
熟附子 15g（先煎）		生姜 15g	白芍 9g

白术 15g　　　　麻黄 6g　　　　防风 15g　　　　甘草 6g

秦艽 15g

其他治疗：泼尼松，32mg，每日 1 次，口服；碳酸钙维 D₃ 片，0.6g，每日 1 次，口服；盐酸雷尼替丁胶囊，0.15g，每日 1 次，口服；骨松宝，3 粒，每日 2 次，口服；西乐葆，1 粒，每日 2 次，口服；左膝外敷四黄蜜水。

三诊

双手掌可见少量暗红斑，精神可，左侧髋关节、膝关节疼痛减轻，双侧指、趾甲周及双手掌可见少量暗红斑，无痒痛，汗出减轻，偶有腰酸，纳眠可。舌淡红，苔薄白，脉沉细。

中药处方：

熟地 30g　　　　山萸肉 10g　　　　怀山药 30g　　　　丹皮 10g

茯苓 15g　　　　泽泻 10g　　　　杜仲 15g　　　　桂枝 12g

熟附子 15g（先煎）　　　　　　生姜 15g　　　　白芍 9g

白术 15g　　　　麻黄 6g　　　　防风 15g　　　　甘草 6g

秦艽 15g　　　　川牛膝 15g

其他治疗：泼尼松，32mg，每日 1 次，口服；碳酸钙维 D₃ 片，0.6g，每日 1 次，口服；盐酸雷尼替丁胶囊，0.15g，每日 1 次，口服；骨松宝，3 粒，每日 2 次，口服；西乐葆，1 粒，每日 2 次，口服；左膝外敷四黄蜜水。

四诊

双侧指、趾甲周及双手掌可见少量暗红斑。神清，精神可，左侧髋关节、膝关节疼痛基本缓解，双侧指、趾甲周及双手掌可见少量暗红斑，无痒痛，腰酸消失，纳眠可，二便调。舌淡红，苔薄白，脉沉细。

中药处方：

熟地 30g　　　　山萸肉 10g　　　　怀山药 30g　　　　丹皮 10g

茯苓 15g　　　　泽泻 10g　　　　杜仲 15g　　　　桂枝 12g

熟附子 15g（先煎）　　　　　　生姜 15g　　　　白芍 9g

白术 15g　　　　麻黄 6g　　　　防风 15　　　　甘草 6g

秦艽 15g　　　　川牛膝 15g　　　　玄参 10g

其他治疗：泼尼松，32mg，每日 1 次，口服；碳酸钙维 D₃ 片，0.6g，每日 1 次，口服；盐酸雷尼替丁胶囊，0.15g，每日 1 次，口服；骨松宝，3 粒，每日 2 次，口服；西乐葆，1 粒，每日 2 次，口服；左膝外敷四黄蜜水。

按：中医认为红蝴蝶疮多因素体禀赋不足，肾阴亏耗，阴阳失调，气血失和，热毒瘀阻脉络，内伤脏腑，外阻肌肤而致，久之阴损及阳，则表现为阴阳两虚。本案患者先天禀赋不足，肝肾亏虚，虚火外越，热瘀肌肤，故见皮肤暗红斑；阴液亏耗，关节失养，故髋关节、膝关节疼痛；阴损及阳，故手足冷，动辄汗出；心肾不交故眠差。舌淡红，苔薄白，脉沉细为肝肾不足之象。故治之以补益肝肾，温经止痛，褚老用六味地黄丸合桂枝芍药知母汤加减，又暗合肾气丸之意，阴阳并补，使肾气生长，经脉恢复濡养，又以牛膝益补肝肾，玄参泻火败毒，秦艽通经止痛，使得标本兼治，故症状缓解迅速。但因此病中西医缺乏特效疗法，病情复杂，嘱其长期服用激素及温补肝肾中药以巩固疗效。

第二十七节　硬皮病

硬皮病是一种以皮肤和内脏胶原纤维进行性硬化炎特征的结缔组织病，本病呈慢性经过，既可能仅累及皮肤，也可能既累及皮肤同时也累及内脏。

本病好发于中青年，女性发病率约为男性的 3 倍。按累及范围可分为局限性硬皮病和系统性硬皮病两型。其病因不明，系统性硬皮病主要有自身免疫学说、血管学说和胶原合成异常学说，局限性硬皮病可能与外伤或感染有关。其发病机制的核心为各种病理途径激活了成纤维细胞，从而合成多胶原，导致皮肤和内脏器官的纤维化。

西医治疗以激素应用为基础，并结合抗硬化、扩血管、抗凝等。

褚老认为，本病属中医学的"皮痹""皮痹阻"等范畴。它以皮肤浮肿，继之皮肤变硬、萎缩为主要症状，属五体痹之一。外感风寒湿邪是本病主要病因，先天禀赋不足或情志失调、饮食劳倦是发病的内在因素。外邪侵袭、痰浊瘀血及气血阴阳不足，皮肤之经络瘀阻，皮肤失养是皮痹的基本病机。涉及的脏腑主要是肺、脾、肾三脏。初起多肺、脾阳虚，兼风、寒、湿邪痹阻经脉；中后期多脾、肾阳虚，寒凝血瘀，肌肤失养。治疗上予通经活络、活血化瘀及温补肺脾肾为法。褚老常选用当归四逆汤和阳和汤化裁进行治疗，收效满意。常用方为：北芪 20g，当归 10g，熟地 15g，白芥子 5g，鸡血藤 20g，丹参 20g，甘草 10g，白芍 15g，炙麻黄 5g，积雪草 15g，鹿角胶 10g（烊服），薄盖灵芝 10g。若脾虚夹湿者，加茯苓 15g、白术 10g，以健脾利湿；若关节僵硬疼痛者，加威灵仙 15g、防风 15g、桂枝 10g、乳香 5g、没药 5g，以活血通痹止痛；若气虚体弱者，加重黄芪至 30～60g、人参 6g、黄精 30g，以益气补虚；若阳虚内寒甚者，加附子 6g、肉桂 3g、炮姜 6g，以温阳散寒。

在以上辨证论治方中，禤老常加入一味积雪草，积雪草又名崩大碗、落得打。味苦、辛，性寒。归肝、脾、肾经。功能清热利湿，解毒消肿，主治跌打损伤、湿热黄疸、中暑腹泻、尿频涩痛、热疖疮毒、咽喉肿痛、湿疹肤痒等病症。南方地区盛夏至立秋，气候炎热潮湿，民间常选用此类药煲汤服用，有很好的清热下火作用。但现代药理研究发现，此药中含有一种成分积雪草苷，能抑制胶原纤维，具有抑制纤维组织增生的作用；促进皮肤生长，并有抑制皮肤溃疡的作用；镇静安定作用。常用于治疗肺病、肝病、肾病等的纤维化；黄疸型肝炎；肾炎蛋白尿；以及硬皮病和皮肌炎。禤老衷中参西，指出崩大碗能促进真皮层中胶原蛋白形成，又能防止皮肤水肿，使皮肤变得柔软、光滑、有弹性。故常用于治疗硬皮病肿胀期，有比较好的效果。但需要注意的是，若一次服用剂量过大，会引起眩晕，一般以 15～30g 为宜，大剂量一般不超过 60g。

【验案举例】

案 1 周某，女，12 岁。

初诊：1998 年 8 月 10 日

主诉：因左上肢及肩背皮肤变硬 1 月余来诊。

现病史：患者 1 年前无明显诱因下出现左上肢及肩背皮肤变硬，无明显痒痛，活动未受限，一直未予特殊处理。1 月前患者家属发现皮肤僵硬明显加重，凹陷明显，抬手困难，至当地医院就诊，考虑为硬皮病，予西药（具体不详）治疗后症状未见明显改善，遂来我院皮肤科门诊要求中药治疗。

刻下症：左上肢及肩背皮肤凹陷，颜色暗淡，僵硬，触之硬如额头，无痒痛，活动受限，纳眠可，大便调，夜尿增多，时有遗尿，舌淡暗，苔白腻，脉沉紧。

专科检查：左上肢及肩背皮肤凹陷，颜色暗淡，僵硬，触之硬如额头，无痒痛，活动受限。

中医诊断：皮痹（肾阳不足，寒凝经脉）。

西医诊断：局限性硬皮病。

治则治法：补肾温阳，通络活血。

中药处方：当归四逆汤加减。

北芪 15g	当归 10g	熟地 15g	白芥子 5g
鸡血藤 20g	丹参 20g	甘草 10g	白芍 15g
徐长卿 15g	炙麻黄 5g	积雪草 15g	鹿角胶 10g（烊服）
薄盖灵芝 10g			

其他治疗：滋阴狼疮胶囊，5片，每日3次，口服；薄芝片，3片，每日3次，口服。

二诊：左上肢及肩背皮肤凹陷较前平复、变软，触之较额头柔软，活动较前改善，纳眠可，大便调，遗尿较前减少，夜尿多。舌淡暗，苔白腻，脉沉细。

中药处方：

北芪 20g	当归 10g	熟地 15g	白芥子 5g
鸡血藤 20g	丹参 20g	甘草 10g	白芍 15g
徐长卿 15g	炙麻黄 5g	积雪草 15g	白术 10g
鹿角胶 10g（烊服）		薄盖灵芝 10g	

其他治疗：滋阴狼疮胶囊，5片，每日3次，口服；薄芝片，3片，每日3次，口服。

三诊：左上肢及肩背皮肤凹陷较前平复、变软，触之硬如鼻尖，活动改善，纳眠可，大便调，夜尿减少，舌暗红，苔白，脉沉弦。

中药处方：

北芪 25g	当归 15g	熟地 20g	白芥子 10g
鸡血藤 30g	丹参 20g	甘草 10g	白芍 15g
徐长卿 15g	积雪草 15g	白术 10g	威灵仙 15g
鹿角胶 10g（烊服）		薄盖灵芝 10g	

其他治疗：滋阴狼疮胶囊，5片，每日3次，口服；薄芝片，3片，每日3次，口服。

四诊：左上肢及肩背皮肤凹陷较前柔软，触之硬如鼻尖，活动改善，易感冒，纳眠可，二便调。舌暗红，苔白，脉弦细。

中药处方：

北芪 30g	当归 15g	熟地 20g	白芥子 10g

鸡血藤 30g	丹参 20g	甘草 10g	川芎 10g
白芍 15g	徐长卿 15g	积雪草 15g	白术 10g
薄盖灵芝 10g	炙麻黄 10g	防风 15g	

其他治疗：滋阴狼疮胶囊，5片，每日3次，口服；薄芝片，3片，每日3次，口服。

按：本病中医称为"皮痹"，《素问·痹论》谓："痹在于骨则重，在于脉则血凝而不流，在于筋则屈不伸，在于肉则不仁，在于皮则寒。"本病多由肾阳不足，致肌表不固，寒邪留滞，经脉阻滞不通，气血瘀阻，肌肤闭塞失养而成，西医称之为局限性硬皮病，多由免疫功能失常或胶原合成异常造成。因此中医治疗上常以补肾温阳通络活血为法，拟方当归四逆汤加减，以北芪、鹿角胶温补肾阳，熟地、薄盖灵芝益肾填精，白术益气健脾，白芥子、炙麻黄温阳固表，鸡血藤、丹参、当归活血通络，白芍柔筋，徐长卿、威灵仙、川芎通络行气，积雪草、薄盖灵芝、北芪等药物现代研究具有调节免疫力功能，再以甘草调和诸药。服药1年后患者皮损逐渐好转，易感冒为肌表不固，加防风、炙麻黄以固表驱寒。患者服药后病情逐渐好转，随诊未见加重。

案2 沈某，女，11岁。

初诊：2008年12月6日

主诉：因四肢皮肤硬化萎缩4年来诊。

现病史：4年前开始双大腿内侧皮肤肿胀、萎缩、凹陷，外院确诊"硬皮病"，逐渐延及双上肢，前臂、上臂局部皮肤萎缩，服中西药效果不佳，遂到我院就诊。

刻下症：双大腿内侧皮肤肿胀、萎缩、凹陷，前臂、上臂局部皮肤萎缩，纳眠一般，大便溏，舌淡红苔白，脉弦紧。

专科检查：双大腿内侧皮肤肿胀、萎缩、凹陷，前臂、上臂局部皮肤萎缩。

理化检查：4月11日查：ANA（+）：1∶100，补体、血常规未见异常。

中医诊断：皮痹（寒湿凝滞）。

西医诊断：硬皮病。

治则治法：温经通络。

中药处方：阳和汤加减。

黄芪 15g	当归 10g	熟地 15g	白芥子 10g
鸡血藤 15g	丹参 15g	甘草 10g	赤芍 15g
怀牛膝 15g	鹿角胶 10g（烊化）		积雪草 15g
薄盖灵芝 15g	川芎 15g		

其他治疗：胸腺肽片，15mg，口服，每日 1 次；薄芝片，3 片，口服，每日 2 次；龙血竭胶囊，3 粒，口服，每日 3 次。

二诊：下肢皮损肿胀消退，局部萎缩、凹陷，前臂、上臂局部皮肤萎缩。舌淡红，苔白，脉弦紧。

中药处方：

黄芪 30g	当归 10g	熟地 15g	白芥子 15g
鸡血藤 15g	丹参 15g	甘草 10g	赤芍 15g
怀牛膝 15g	鹿角胶 20g（烊化）		积雪草 15g
薄盖灵芝 15g	川芎 15g		

其他治疗：胸腺肽片，15mg，口服，每日 1 次；薄芝片，3 片，口服，每日 2 次；龙血竭胶囊，3 粒，口服，每日 3 次。

三诊：局部萎缩皮肤变软，恢复弹性，伴色素沉着，便溏好转，纳眠可。舌淡，苔白，脉弦。

中药处方：

黄芪 50g	当归 10g	熟地 15g	白芥子 15g
鸡血藤 15g	丹参 15g	甘草 10g	赤芍 15g
怀牛膝 15g	鹿角胶 20g（烊化）		积雪草 15g
薄盖灵芝 15g	川芎 15g	干姜 15g	

其他治疗：胸腺肽片，15mg，口服，每日 1 次；薄芝片，3 片，口服，每日 2 次；龙血竭胶囊，3 粒，口服，每日 3 次。

四诊：萎缩、硬化的皮肤变平，逐渐恢复弹性，纳眠可，大便成形。舌淡红，苔白，脉弦。

中药处方：

黄芪 50g	当归 10g	熟地 15g	白芥子 15g
鸡血藤 15g	丹参 15g	甘草 10g	白芍 15g
怀牛膝 15g	鹿角胶 20g（烊化）		积雪草 15g
薄盖灵芝 15g	川芎 15g	干姜 15g	

其他治疗：薄芝片，3片，口服，每日2次；龙血竭胶囊，3粒，口服，每日3次。

五诊：硬化、萎缩皮肤恢复弹性、润泽，边缘色素沉着，纳眠可，二便调。舌淡红，苔薄白，脉细弱。

中药处方：

黄芪 30g	当归 10g	熟地 15g	白芥子 15g
鸡血藤 15g	丹参 15g	甘草 10g	白芍 15g
怀牛膝 15g	鹿角胶 20g（烊化）		积雪草 15g
薄盖灵芝 15g	丹参 15g		

其他治疗：薄芝片，3片，口服，每日2次。

按：《类证治裁·痹证》曰："诸痹，……良由营卫先虚，腠理不密，风寒湿乘虚内袭。正气为邪所阻，不能宣行，因而留滞，气血凝涩，久而成痹。"《素问·痹论》："痹在于骨则重，在于脉则血凝而不流，在于筋则屈而不伸……"故中医认为硬皮病主要由肺、脾、肾阳虚，致营卫不固、腠理不密，寒湿之邪乘虚内袭。体弱阳虚不能化寒燥湿，寒湿凝滞，使气滞血瘀、经络阻隔、肌肤脏腑痹塞不通而成。大便溏，舌淡红苔白，脉弦紧俱是内有寒湿之征。治以温经通络，方以阳和汤加味，以鹿角胶温经通络，北芪补气通络，白芥子化痰通络，当归、熟地、鸡血藤、丹参、丹参、白芍调理气血，怀牛膝补益肝肾，从根本论治，使得阳气复而寒湿去，硬化萎缩之肌肤恢复濡养，最终恢复弹性。此类疾病缠绵难愈，故用药须大于常人，但必须在精确辨证基础上使用，步步为营，有条不紊，方能终收良效。

第二十八节　皮肌炎

1. 概述

皮肌炎是一种累及皮肤及肌肉的弥漫性炎症性疾病。临床上皮肤损害以面部，尤其是以眼睑为中心的水肿性紫红色斑为特征。肌肉的炎症和变性引起四肢近端肌无力、酸痛及肿胀，可伴有关节、心肌等多器官损害。各年龄均可发病，小儿皮肌炎占本病的15%～20%，女孩多于男孩为3：2，发病年龄3～10岁。

西医认为皮肌炎是一种累及皮肤和肌肉的非感染性的急性、亚急性或慢性炎症性疾病，为自身免疫性结缔组织病之一。本病病因和发病机制尚不十分明了，涉及的因素主要有免疫、感染、肿瘤、遗传等。

西医治疗以激素及免疫抑制应用为基础。

本病相当于中医学"肌痹""痿证"的范畴。中医认为皮肌炎主要是由于禀赋不耐，气血亏虚于内，风湿热邪侵于外而成。禀赋不耐，先天不足或七情内扰，气机逆转，致使卫气不固，复值风寒湿邪外袭，阻于肌肤，蕴结化热，内灼脏腑，外蒸肌肤而成红肿疼痛；饮食不节，过食肥甘，损伤脾胃或久犯湿邪，湿困脾胃，湿浊内生，郁而化热。湿热交阻，浸淫肌肉，流注关节而致红肿疼痛；久病不愈，气血内伤，津精暗耗，致气血亏虚，肌肉关节失养而痿痹乏力。

2. 治疗方法

褚老认为皮肌炎与《诸病源候论·虚劳风痿痹不随候》中所述"风寒湿之气合为痹，病在于阴，其人苦筋骨痿枯，身体疼痛，此为痿痹之病"有相似之处。其病机主要为：热毒炽盛、气血两燔；脾肾阳虚、卫阳不固；风寒湿之邪侵袭肌肤，阻滞经络，气血运行不畅；脾虚致肌肉无力，四肢不举。临床上主要按以下三型辨证论治。

（1）热毒炽盛型：多见于急性期，皮疹紫红肿胀，肌肉、关节疼痛，无力，伴胸闷、口渴，舌质红，苔黄厚，脉弦数。治法：清热解毒，活血止痛。以普济消毒饮合清瘟败毒饮加减治疗。

（2）脾虚寒湿型：多见于缓解期，皮疹为暗红斑块，肌肉疼痛无力，纳呆便溏，舌淡，苔白，脉沉缓。治法：健脾利湿，活血止痛。以四君子汤加减治疗。

（3）肾阳不足型：多见于慢性期，肤色暗红带紫，肌肉萎缩，关节疼痛，肢端紫绀发凉，自汗怕冷，面色白，舌淡，苔白，脉沉细。治法：温肾壮阳。以右归丸加减治疗。

褚老认为，皮肌炎是一种慢性难治性的自身免疫性疾病，治疗应根据病情的轻重、缓急和病程的早期后期不同而采用相应的中医、西医或中西医结合治疗措施。

一般早期、急性期中医治疗应以清热解毒祛邪为主；后期、慢性期应以益气补脾扶正为主。中医认为脾主肌肉，脾为后天之本，气血化生之源，所以中医补脾法应贯穿皮肌炎的整个治疗过程中，尤其发病后期病情重者应温补脾阳，大补气血，可大剂量应用北芪、党参、白术、熟地、当归、川芎等，必要时选用人参（高丽参）。另外在发病后期常常脾虚及肾，导致脾肾两虚，病人表现为全身肌肉明显萎缩，活动受限，腰膝酸软，气短乏力，舌淡无华，脉沉细无力，此时应脾肾双补，用十全大补汤和右归丸加减。同时配合针灸、理疗等方法治疗。

对于皮肌炎重症病人宜中西医结合治疗，在中医辨证施治的同时，配合应用类固醇激素和免疫抑制剂。类固醇激素的治疗剂量及用药时间长短，应根据临床及血清肌酶决定，泼尼松一般常用量是每天每 kg 体重 1mg，待病情稳定后逐渐减量，最后以每天 15mg 维持 1 年以上。如果病情加重，血清肌酶显著升高，肌无力症状明显并出现吞咽和呼吸受影响，可用甲基泼尼松龙冲击治疗，每天静脉滴注甲基泼尼松龙 1g，连续 3 天。长期大量应用类固醇激素要注意其不良反应，特别是当肌酶正常，但以下肢肌无力为主的肌无力得不到改善时，应考虑可能有激素性肌病，可适当减少激素用量及补钾。

实践证明，中西医结合治疗可以较快控制病情，减少皮质激素带来的不良反应，提高病人的生存质量。另外，皮肌炎病人应定期做全身相关查体，排除内脏肿瘤。因为临床发现约 10% ~ 20% 的病人可伴有内脏恶性肿瘤，可发生于皮肌炎的前、中、后期，以消化道的肿瘤多见。但儿童皮肌炎患者伴发恶性肿瘤者少，一般不超过 1%。一旦发现恶性肿瘤要积极治疗，有的病人在恶性肿瘤治愈后，皮肌炎可明显得到改善。

3. 日常调护

褚老指出，皮肌炎在日常生活中需注意以下调护。

（1）生活调护

急性期应卧床休息，避免日晒和受凉感冒。

局部可用物理治疗，加强功能锻炼和局部按摩，防止肌肉萎缩和关节僵硬。

（2）饮食调护

合理安排饮食，保证充分的维生素和蛋白摄入。

忌食肥甘厚味、生冷、辛辣之品，以免伤脾化湿。

药膳通常以健脾补肾为主，有山药、薏苡仁、土茯苓、冬虫夏草、当归、枸杞子、阿胶、灵芝、紫河车等。

（3）精神心理调护

情志失调是诱发或加重皮肌炎的病因之一，因此患者应避免精神过度紧张或恶性精神刺激和过度劳累，保持乐观心境，树立战胜疾病的信念，适度参加一些有益心身健康的文体活动以促进病情缓解。

【验案举例】

案 李某，男，54岁。

初诊：2012年4月26日

主诉：因全身反复出现红斑、瘙痒伴肌肉酸痛数月来诊。

现病史：患者数月前全身反复出现红斑、瘙痒伴肌肉酸痛，夜间加重，伴皮肤干燥，肌肉萎缩，乏力，口腔溃疡，曾多次诊疗，行皮肤活检术确诊为皮肌炎，现为求中医治疗，到我院门诊就诊。

刻下症：全身多处红斑、瘙痒，皮肤干燥，肌肉酸痛、萎缩，乏力，口腔溃疡，额部和上眼睑水肿性红斑和皮肤异色样变，纳眠可，二便调，舌尖红，苔薄白，脉细。

专科检查：全身多处红斑，皮肤干燥，肌肉萎缩，口腔溃疡，额部和上眼睑水肿性红斑和皮肤异色样变。

理化检查：2009年12月14日查ANA阳性：1：100，肌酶、肌红蛋白、尿常规正常。血常规基本无异常。

中医诊断：肌痹（脾肾不足）。

西医诊断：皮肌炎。

治则治法：补肾健脾。

中药处方：六味地黄丸加减。

木棉花15g	川加皮15g	防风15g	薄盖灵芝15g
苡米20g	生地30g	熟地15g	山萸肉20g
丹皮15g	茯苓20g	鸡血藤20g	山药20g
黄芪60g	甘草5g	芡实20g	

其他治疗：滋阴狼疮胶囊，5粒，口服，每日3次；修疡口服液，1支，口服，每日3次。

二诊：皮损好转，仍有肌肉萎缩，口腔溃疡。药后好转，肌肉酸痛减轻。舌淡红，苔微黄腻，脉弦。

中药处方：药后好转，肌肉酸痛减轻为邪有去路，药后仍有肌肉萎缩，口腔溃疡，鸡血藤加量以养血活血。

木棉花 15g	川加皮 15g	防风 15g	薄盖灵芝 15g
苡米 20g	生地 30g	熟地 15g	山萸肉 20g
丹皮 15g	茯苓 20g	鸡血藤 20g	山药 20g
黄芪 60g	甘草 5g	芡实 20g	

其他治疗：滋阴狼疮胶囊，5粒，口服，每日3次；薄芝片，3支，口服，每日2次。

三诊：皮损好转，颜色变淡。药后好转，下蹲稍困难。舌淡红，苔微黄，脉弦。

理化检查：近期查血常规、尿常规、ANA谱、补体、肌红蛋白未见异常，CK：191U/L。

中药处方：药后好转，下蹲困难，易木棉花为白术以补气健脾以营养肌肉，继续治疗。

白术 10g	川加皮 15g	防风 15g	薄盖灵芝 15g
苡米 20g	生地 30g	熟地 15g	山萸肉 20g
丹皮 15g	茯苓 20g	鸡血藤 20g	山药 20g
黄芪 60g	甘草 5g	芡实 20g	

其他治疗：滋阴狼疮胶囊，5粒，口服，每日3次；薄芝片，3支，口服，每日2次。

四诊：皮损好转，颜色变淡。药后好转，仍有下蹲困难。口干。舌淡红，苔微黄，脉弦。

中药处方：药后好转，口干，加石斛以养阴生津。

白术 15g	川加皮 15g	防风 15g	薄盖灵芝 15g
苡米 20g	生地 30g	熟地 15g	山萸肉 20g
丹皮 15g	茯苓 20g	鸡血藤 30g	山药 20g
黄芪 60g	甘草 5g	芡实 20g	石斛 15g

其他治疗：滋阴狼疮胶囊，5粒，口服，每日3次；薄芝片，3支，口服，每日2次。

五诊：皮损明显好转，红斑基本消退，颜色变淡。药后明显好转，无明显不适。舌淡红，苔白，脉弦。

药后明显改善为气血充足，经络畅通，肌肉得养。继续服药：

白术 15g	杜仲 15g	防风 15g	薄盖灵芝 15g
苡米 20g	生地 30g	石斛 20g	山萸肉 20g
丹皮 15g	茯苓 20g	鸡血藤 20g	山药 20g
黄芪 60g	甘草 5g	芡实 20g	

其他治疗：滋阴狼疮胶囊，5粒，口服，每日3次；薄芝片，3支，口服，每日2次。

按：中医认为本病主要是禀赋不耐，气血亏虚于内，风湿热邪侵于外而成。湿热交阻，气血凝滞，经络闭阻而发为红斑水肿、肌痛，后期气阴两虚而肌肉萎缩。褚老认为皮肌炎的发病与脾肾不足有关。脾肾亏虚，卫阳不固，风湿热邪侵袭皮肤，阻滞经络，气血运行不畅则发为肌痹；脾主肌肉，主四肢，脾虚则肌肉无力，四肢不举。舌淡红、苔薄白、脉细均为脾肾不足之征，辨证属脾肾不足，治以补肾健脾，方用六味地黄丸加减，加川五加皮、芡实以补肾强筋骨，木棉花清热祛湿，薄盖灵芝、鸡血藤、黄芪补体养血活血，甘草调和诸药。药后诸症明显改善，白术、石斛加量，加杜仲以加强健脾补肾养阴之力。

第二十九节　天疱疮

1. 概述

天疱疮是一种自身免疫性皮肤黏膜大疱病，临床上以成批发生的松弛性大疱、组织病理有棘细胞松解所致的表皮内水疱为特征。一般好发于中年人，年龄越大的患者预后越差。

西医认为本病是一种自身免疫性疾病，这是由于患者血清中存在自身抗体，滴度与临床病变轻重相关。皮肤直接免疫荧光检查有明显的天疱疮抗体沉积，沉积部位与病变部位一致。天疱疮临床分为五型：①寻常型天疱疮；②落叶型天疱疮；③诱导型天疱疮；④细胞间 IgA 皮病；⑤副肿瘤性天疱疮。

西医治疗多以糖皮质激素为主以控制皮疹。也可联合免疫抑制剂治疗。其他可大剂量静脉丙球冲击治疗，可以很快缓解病情。对于副肿瘤性天疱疮以治疗肿瘤为主。

本病属中医学的"火赤疮""天疱疮""蜘蛛疮"等范畴。

2.治疗方法

褟老认为，本病急性期以热毒炽盛多见。多因心火盛，脾湿蕴蒸，外受风湿热毒之邪，内外合邪，熏蒸不解，发于肌肤。病程日久，湿热化燥，灼津耗气，致气阴两伤，故后期以气阴两伤夹湿热多见。湿热毒邪始终贯穿病程全过程。

（1）热毒型

主症：发病急，水疱迅速扩大，松弛破裂糜烂，糜烂面鲜红，身热，心烦，口渴欲饮，便秘，舌质红绛，苔黄，脉细数。

治法：清热解毒，凉血清营。

方药：六味地黄丸加青蒿鳖甲汤加减。

丹皮、生地、青蒿、知母、赤芍、白花蛇舌草、肿节风、山茱萸或薏仁肉、生甘草、茯苓、山药。

方解：丹皮、知母、赤芍凉血解热毒，生地凉血滋阴生津，白花蛇舌草、肿节风清热解毒，茯苓、山药、山萸肉补脾肾，甘草解毒并调和诸药。

加减：如咽痛者加诃子；红斑面积大者加紫草。

（2）湿热型

主症：红斑水疱散在，糜烂渗出流水较多，疲倦肢乏，食欲不振，心烦口渴，口舌糜烂，便秘或腹泻，尿黄，舌红，苔黄腻，脉濡数。

治法：清心泻火，健脾除湿。

方药：六味地黄汤合四妙丸加减。

丹皮、生地黄、茯苓、苡仁、泽泻、山茱萸、白花蛇舌草、牛膝、鸡血藤、甘草、益母草。

方解：丹皮、生地清心凉血泻火，茯苓、苡仁、牛膝健脾利水渗湿，白花蛇舌草清热解毒；甘草调和诸药。鸡血藤、益母草养血活血利水，使祛邪不伤正。

加减：发热或热重者加青蒿、知母；纳呆湿重者加陈皮、姜竹茹、鸡内金；口腔糜烂者加黄芩、诃子、石斛。

（3）气阴两伤，阴虚内热

主症：病程日久，水疱时起时伏，以鳞屑、结痂为主，口渴不欲饮，烦躁少眠，消瘦乏力，咽干唇燥，懒言，舌质淡或有裂纹，少苔，脉沉细。

治法：益气养阴，清热解毒。

方药：六味地黄丸合参麦饮加减。

丹皮、生地黄、鸡血藤、熟地、甘草、麦冬、太子参、黄芪、五味子、玄参、薄盖灵芝、青蒿。

方解：太子参、黄芪、五味子益气养阴收敛；生地、麦冬养阴清热，生津润燥，配以丹皮、青蒿清虚热；熟地、鸡血藤养血活血散瘀；薄盖灵芝补虚、调和阴阳；甘草调和诸药。

加减：心烦失眠者，加茯神、柏子仁；唇燥咽干者加葛根、石斛。

褚老认为，本病属重症皮肤病，一经确诊应采用中西医结合治疗方法，早期足量地使用糖皮质激素。西药可迅速控制和缓解症状，中药在减轻西药不良反应、缩短病程、恢复病人体质等方面有较好的疗效。

外治法是以保护皮肤、预防感染为原则。应选用性质温和、无刺激性的洗剂、粉剂或软膏，必要时进行湿敷等处理。

3. 日常调护

（1）生活调护

平素应适当锻炼，增强体质，减少患病机会。

已患本病的老年患者，应住院治疗。尽量卧床休息，减少消耗，积极配合医护人员的治疗方案。

加强皮肤护理，预防感染。

（2）饮食调护

因本病消耗较大，故应高蛋白、高维生素饮食，多饮水，同时食物应易消化，以减轻患者口腔疼痛。

（3）精神心理调护

本病患者常住院治疗，因此应建立良好的医患关系。帮助患者正确对待疾病，树立战胜疾病的信心，主动积极地配合治疗。

【验案举例】

案1　姜某，男，43岁。

初诊：2008年12月17日

主诉：因全身反复起红斑水疱3年来诊。

现病史：3年前无明显诱因背部起红斑水疱，破后渗液、瘙痒、疼痛，渐扩散至面部、四肢、腹部，曾在中山大学附属医院就诊，诊断为"天疱疮"，短期应用激素，皮疹得到控制，后因患者恐惧激素不良反应逐渐停药，要求中医治疗。

刻下症：背部、面部、四肢、腹部散在多个米粒至黄豆大小水疱，疱周围红晕，破后留有糜烂面，表面覆以油腻性痂皮，舌淡红，苔白腻，脉弦滑。

既往史、过敏史、家族史等无特殊。

专科检查：背部、面部、四肢、腹部散在多个米粒至黄豆大小水疱，疱周围红晕，尼氏征阳性，破后留有糜烂面，表面覆以油腻性痂皮，口腔部无水疱。

理化检查：无。

中医诊断：火赤疮（脾虚湿盛）。

西医诊断：天疱疮。

治则治法：健脾除湿。

中药处方：自拟方加减。

银花 15g	茯苓 15g	白术 15g	山栀子 15g
蛇舌草 30g	车前子 15g	北芪 15g	白鲜皮 20g
马齿苋 20g			

其他治疗：三黄洗剂外搽。

二诊：2008 年 12 月 31 日

皮损大部分已干燥、结痂，部分区域已脱屑，未出新疹，纳眠可，二便调。舌淡红，苔白腻，脉弦。

中药处方：

银花 15g	茯苓 15g	白术 15g	山栀子 15g
蛇舌草 30g	车前子 15g	北芪 15g	白鲜皮 20g
马齿苋 20g	红条紫草 15g	地肤子 15g	

其他治疗：三黄洗剂外搽。

三诊：2009 年 1 月 30 日

皮损基本消退，无新起，无痒痛，纳眠可，二便调。舌淡红，苔白，脉细弱。

中药处方：

| 银花 15g | 茯苓 15g | 白术 15g | 山栀子 15g |

蛇舌草 30g　　　车前子 15g　　　　北芪 15g　　　　白鲜皮 20g

马齿苋 20g　　　地肤子 15g

按：中医认为天疱疮多因心火妄动，脾虚失运，湿浊内停，郁久化热，心火脾湿交蒸，兼以风热、暑湿之邪外袭，侵入肺经，不得疏泄，熏蒸不解，外越肌肤而发。舌淡红，苔白腻，脉弦滑是脾虚湿盛之象。根据辨证以健脾除湿为法，自拟方药，以茯苓、白术、车前子健脾利湿以治其本，银花、山栀子、马齿苋紫草清热解毒，地肤子、白鲜皮祛风止痒，使湿、火、风都得以祛除，肌肤恢复血养，则临床治愈。继以丸药巩固治疗。

案 2　杨某，男，19 岁。

初诊：2009 年 10 月 16 日

现病史：患者全身起红斑、水疱 1 年余。在院外诊断"天疱疮"，予糖皮质激素治疗。现每天口服泼尼松 50mg。患者欲求中医治疗。

刻下症：患者全身散在暗红斑、结痂，有新起水疱，疱壁薄，易破裂，出现糜烂面。无明显发热恶寒。纳眠可，二便调。舌淡红，苔白腻，脉弦数。

中医诊断：天疱疮。

西医诊断：天疱疮。

辨证：阴虚，热毒。

治法：清热解毒，凉血活血。

中药处方：

丹皮 15g　　　青蒿 10g（后下）生地 15g　　　　熟地 15g

薤仁肉 15g　　茯苓 15g　　　崩大碗 15g　　　生地 15g

九节茶 15g　　怀山药 15g　　薄盖灵芝 15g　　甘草 5g

其他治疗：口服滋阴狼疮胶囊。同时继服泼尼松 40mg，并予护胃、补钙药物治疗。

二诊：上方服药 7 剂，皮疹有消退，无新发的皮疹。纳眠可，二便调。舌淡红，苔白腻，脉弦。

中药处方：

丹皮 15g　　　青蒿 10g（后下）生地 15g　　　　熟地 15g

薤仁肉 15g　　茯苓 15g　　　生地 15g　　　　九节茶 15g

怀山药 15g　　薄盖灵芝 15g　　甘草 5g　　　　益母草 15g

同时激素减量至 40mg，口服。继以滋阴狼疮胶囊，口服。

三诊：上方服药 7 天。皮疹有消退，无明显新发的皮疹。舌红苔白腻，脉弦。口腔黏膜溃疡减轻。上方加蛇舌草 15g、石上柏 15g、知母 15g，加强清热解毒之功。

四诊：上方服药 7 天后，病情稳定，无新起皮损。患者激素减量至 30mg 口服。上方加麦冬、蒲公英、白芍、鸡内金口服，加强养阴健胃之功。

患者病情明显缓解，定期门诊复诊，以基本方加减治疗。泼尼松减量减量 15mg。临床观察至今已 3 年。患者病情稳定。无新发的皮疹。未见长期泼尼松的明显不良反应。生活质量较好。

按：本病多急性起病，慢性经过。病程较长。多于素体肾阴不足，阴虚内热，外感风热、湿热之邪。故治疗本病除了祛邪之外，要注意补养肾阴。才能使机体恢复正常免疫状态，达到阴平阳秘。使用六味地黄丸为基本方，随证加减，即是出于这种病因病机的考虑。病程中后期均可加薄盖灵芝，有调节免疫，调和阴阳之功。

天疱疮的西医主要治疗中，用药离不开糖皮质激素，且一般用量及疗程相对较长。糖皮质激素长期大量使用后不良反应较多。联合中医中药治疗，可以较好地改善症状，加快激素的递减。

第三十节　生殖器疱疹

1.概述

生殖器疱疹是由单纯疱疹病毒（HSV）引起的常见的病毒性传播疾病。单纯疱疹病毒分为两个型别：HSV-1 和 HSV-2。HSV-1 和 HSV-2 可以在同一个体内发生感染和复发。一般而言，HSV-1 引起人体上半身（腰以上）感染，HSV-2 多感染人体下半身（腰以下），与性传播密切相关，因而人们过去习惯认为生殖器疱疹即是 HSV-2 引起的感染。

近年来调查报告表明，由于性行为方式的混乱，HSV 两型混合感染的病例在不断增多。原来主要由 HSV-2 感染的原发性生殖器疱疹现在大约 25% ～ 30% 是由 HSV-1 引起。复发性生殖器疱疹病毒感染，虽然 60% ～ 80% 由 HSV-2 所致，但 HSV-1 也占 14% ～ 25%。生殖器疱疹的流行与年龄、性别和种族等原因密切相关。同时有文献记载，男性伴侣为生殖器疱疹阳性者，3/4 女性检查 HSV 为阳性，而女性伴侣为生殖器疱疹阳性者，不足 1/2 的男性感染 HSV。女性患者发病率明显高于男性患者，其原因似乎与性激素和感染敏感部位不同有关。同时黑种人男女发病率明显高于白种人。其他相关因素还涉及人们的社会经济状况、系统受教育程度、居住环境、所在地区及其婚姻状况等。同时也受性行为（诸如性交频率、性交方式、是否使用避孕用具等）和性交伴侣数等影响。

2.治疗

西医治疗原则抗病毒为主，由于本病无法根治，易于复发，所以本病治疗以减少复发频率、减轻复发症状为目的。

褚老认为生殖器疱疹属"阴疮""阴疳""瘙疳"之范畴，该病发于外阴，病在下焦，与肝、脾、肾关系最密切。多因房事不洁，从外感受湿热淫毒，困阻外阴皮肤黏膜和下焦经络，外阴生殖器出现水疱、糜烂、灼热刺痛。反复发作者，耗气伤阴，导致肝肾阴虚，脾虚湿困，正虚邪恋，遇劳遇热则发。

生殖器疱疹临床分为原发性和复发性两种。复发性生殖器疱疹又分为发作期和非发作期两个阶段。所以治疗应按不同的临床表现和阶段进行辨证论治，分型治疗。总的原则是：①原发性生殖器疱疹应及时积极治疗，防止复发，治宜清热利湿解毒。②复发性生殖器疱疹发作期应以清热利湿解毒祛邪为主，佐以扶正；非发作期应以滋补肝肾，益气健脾、扶正为主，佐以利湿解毒祛邪或扶正祛邪并重。③对于复发次数频繁，症状较重的病人可中西医结合进行治疗。④生殖器疱疹发作有皮损时，可内治和外治相结合，加速皮疹愈合。

临床上原发性生殖器疱疹和复发性生殖器疱疹发作期多表现为下焦肝经湿热证，复发性生殖器疱疹非发作期多表现为湿毒内困，正虚邪恋证。治疗上疱疹发作期应以清热解毒利湿祛邪为主，以龙胆泻肝汤加减；非发作期应以益气养阴，健脾利湿扶正为主，以知柏八味丸加减。

3.日常调理

由于生殖器疱疹的发病是由于 HSV 感染所致，因而要注意防止致病因素对身体的侵袭。同时更要重视饮食调理，加强身体抗病能力，避免反复发作，为此应注意以下几点。

（1）性生活调理

生殖器疱疹是一种性传播性疾病，所以对性行为应注意控制，避免生殖器疱疹活动期的性接触，更好地采用屏障式避孕保护措施，以减少性伴侣间生殖器疱疹传播的危险性。同时转变性行为方式，杜绝多性伴，禁止卖淫嫖娟等危险性行为，洁身自爱，达到预防生殖器疱疹的根本目的。

在性需求中，要尽量减少性冲动，减少性交次数，夫妻之间应充分理解对方，积极治疗，配合医生，达到治愈的目的。

（2）饮食调理

少吃煎炸辛热的食品。忌饮酒。

适当增加具有滋肾健脾养阴的食物：①怀山药30g，玉竹30g，薏苡仁50g，煲汤。②新鲜土茯苓30g，水鱼1只煲汤。③北芪30g，杞子20g，煲汤。

（3）加强身体锻炼，增强体质，提高自身的抗病能力和免疫功能。

（4）精神调理

正确对待本病，解除不必要的精神负担，参加一些有益身心健康的娱乐活动。

【验案举例】

案 张某，女，28岁。

初诊：2009年1月1日

主诉：因反复外阴起水疱、溃疡6年来诊。

现病史：缘2003前3月先于大阴唇外侧起绿豆大小簇状水疱，自觉刺痛，水疱可自破，形成溃疡，然后愈合。初起未曾注意，后每逢劳累及月经周期或饮食辛辣均易发作。2004年5月遂至当皮肤性病医院就诊，查HSV—2IgM（＋）、IgG（＋），并行局部皮损HSV—2DNA测检（＋），诊断为复发性生殖器疱疹。患者先后注射干扰素、胸腺肽及口服阿昔洛韦，但病情仍反复，甚时每月复发2次。近1年来一直口服丽珠威，发作1～2次。现已婚，因一直服用丽珠威未敢怀孕，再者该药费用较贵，经济负担大，又担心该药长期服用有肾毒性。遂于2009年1月转诊至禤老寻求中医治疗。

刻下症：精神抑郁，十分焦虑，面色萎黄，胃纳差，睡眠易醒，二便调。月经量少。舌红，苔薄黄，脉细数。

西医诊断：复发性生殖器疱疹。

中医诊断：阴疮（湿热下注，气阴亏虚）。

治法：清肝胆湿热，益气健脾养阴。

自拟方：

诃子 15g	牛蒡子 15g	苡米 30g	板蓝根 15g
红条紫草 10g	鸡内金 10g	七叶一枝花 10g	淫羊藿 15g
北芪 15g	薄盖灵芝 10g	白术 15	茯苓 15g
甘草 6g			

共 14 剂，日 1 剂，水煎服。

另予疣毒净外洗液坐浴，每周 3 次，每次 15 分钟（月经期停用）。

二诊：服药 2 周后患者复诊，面带微笑，诉其间月经来潮一次，未见复发（既往此期间易复发），目前已停服丽珠威。胃纳好转，睡眠较前平稳，此次月经量较前增多。余症同前。效不更方，为方便用药，将一诊处方中药饮片改为免煎颗粒，继服 2 周；疣毒净外洗液用法如前。

三诊：患者精神明显转佳，较前开朗。胃纳、睡眠均转佳。面色有红润之色。舌红，苔薄白，脉细。服药 1 月以来未见复发。上方去牛蒡子、板蓝根、红条紫草，加党参、石斛，继以免煎颗粒口服 1 月。外洗方同前。嘱患者加强体育锻炼以增强体质。

四诊：服药 2 月以来未见复发。精神较佳，体重增加，面部红润，胃纳、睡眠可，二便调。舌红，苔薄白，脉细。嘱其隔日服药 1 月，以观是否有复发。外洗方可每周 1～2 次。

五诊：患者就诊 3 个月以来，外阴疱疹未见复发。体质明显增强。予院内制剂虎芪胶囊（主要成分与三诊处方类似）口服 3 个月以巩固疗效。

随访：患者诉接受半年治疗以来，未见外阴疱疹复发。后间断服用虎芪胶囊及疣毒净外洗液外洗，未再使用其他治疗药物。2009 年下半年仅复发一次，症状较轻微，较快痊愈。

2010 年初该患者怀孕，咨询过禤老关于其妊娠与疱疹间的相关问题，禤老鼓励其放下思想负担，做好正常孕检，停止服药及外用药物。如生产时未见疱疹复发，可正常产道分娩。2010 年 10 底，患者传来生产喜讯，正常分娩一男婴，母子健康。

按：复发性生殖器疱疹（RGH）主要是由单纯疱疹病毒－Ⅱ（HSV-Ⅱ）感染生殖器部位皮肤黏膜所引起的炎症、水疱、溃疡性疾病，是最常见的性传播疾病之一。该病危害严重，复发率高，在女性可引起不孕、流产或新生儿死亡。生殖器疱疹在由病毒引起的性传播疾病中，发病率是最高的，患者终生有泌尿生殖道单纯疱疹病毒的间歇性活动。目前，对生殖器疱疹的治疗，尚无根治的办法，单纯应用抗病毒西药治疗并无理想的效果，它不仅价格昂贵，使一些病人难以承受，而且出现了一些明显的不良反应。

禤国维认为，本病由于机体内蕴湿热，因不洁性交而染毒邪，湿热毒邪相结于肝胆二经，下注二阴而生疱疹，反复发作者则由于热邪伤阴，肝脾肾受损，而使湿热内困所致。针对本病病机及发病的不同阶段（发作期、非发作期），结合患者的体质进行中医药辨证施治，可达长期稳定，减少发作频率、减轻发作症状。

禤老根据自己的临床经验，在辨证的基础上，结合现代中药药理的理论，制定出治疗病毒性疾病的基本方：诃子、牛蒡子、苡米（苡仁）、板蓝根、红条紫草、鸡内金、七叶一枝花、淫羊藿等。本病案是在上述理论指导下进行辨证施治的。在发作频繁期间，以清肝胆湿热为主，佐以益气健脾养阴；发作减少后，处于稳定时期，以益气健脾养阴为主，以清肝胆湿热为辅。方中诃子、牛蒡子、苡米（苡仁）、板蓝根、红条紫草、鸡内金、七叶一枝花、淫羊藿共奏清湿祛湿解毒之功效，在大量清热利湿解毒类药中加鸡内金以防伤脾胃，加淫羊藿以防过于寒凉。同时加北芪、薄盖灵芝、白术、茯苓、甘草共奏益气健脾之功。在该病治疗中，禤老尤其重视灵芝的使用。《神农本草经》把灵芝列为上品，谓紫芝"主耳聋，利关节，保神益精，坚筋骨，好颜色，久服轻身不老延年"，谓赤芝"主胸中结，益心气，补中增智慧不忘，久食轻身不老，延年成仙"。现代药理显示灵芝具有滋补强壮、延缓衰老、改善代谢水平、增强机体抗应激能力、增强肾上腺皮质功能的作用，具有调节内分泌、调节免疫的功能。三诊后禤老调整处方，酌减清热解毒之品以防长时间服用伤正，加用党参、石斛以加强益气养阴之功。

第三十一节　性病后综合征

性病后综合征是某些性病后出现的一系列不适症状的总称，将患过某些性病的患者，特别是淋病、尖锐湿疣、非淋菌性尿道炎，经正规治疗，已达临床和实验室痊愈，但患者仍有诸多不适症状。这些症状如尿道或阴茎疼痛、瘙痒，会阴部坠胀感或腰酸，月经失调，阳痿，早泄等，称之为"性病后综合征"。它能否作为一个独立的疾病尚有争议，而且国际上很少有报道该病者。

褚老认为本病属中医"肾虚""劳淋"等范畴，本病主要是性病后肾气亏损，湿热之邪外侵，或饮酒过度，脾胃运化失常，湿热内生，以至邪毒阻络，气血瘀滞，故出现尿道灼热或痒感，不同程度的尿急、尿刺痛，尿道口有浊性分泌物，或睾丸坠胀不适，以及腰背酸痛、性欲减退等症状。常采用清热利湿、解毒化瘀、扶正祛邪的方法。

扶正祛邪是中医治疗本病的基本原则，虽然本病的初期可表现为偏于实证，但也普遍存在着脾肾亏虚和病程较长的特点，此时正气已虚而邪毒尚存，故无论是在本病的哪个阶段，扶正祛邪、补虚泻实都是总的治则，不同的只是攻补或滋泻之力轻重有殊耳。尤其对于疾病后期，中药制剂不仅要治湿热邪毒侵犯下焦的外在之标，而且要治其脾肾亏虚、固摄无权的内病之本。

中医认为本病因正伤余毒未清，药毒伤阴耗气，或余热未清，膀胱气化不利，以致水热互结，尿频不畅，余沥不尽。其他疗法往往治疗不尽如人意，而中医药在辨证施治中若能紧扣病机，大多能取效。褚老认为如单纯滋阴清热，涩敛水湿，渗利水湿，又有伤阴助热之虞，宜清热养阴兼顾，如在蒲公英、崩大碗、黄柏等药物使用之同时，可酌加熟地黄、墨旱莲、女贞子等药物，这样就可达到利水而不伤阴耗气，滋阴而不敛邪之功效。

褚老治疗本病的用药体会：①大黄：既往医家认为主要用于通腑泻下，直攻后窍。因此在治淋选用八正散时，每每因大便不实而弃之。但在临床中我们体会到大黄既有攻下清热之功，亦有通淋之用，引药下行而利其湿。湿热毒邪所致非淋常有刺痛之不适，早期主责湿热，但因湿热蕴结，气化受阻，易致局部血脉不畅，而早期投以具有活血之大黄，实为妙不可言，起到一箭双雕的作用。②北芪：本病初期以苦寒之攻，虽未见明显伤正之象，但攻泻过甚则易败脾伤胃，以至中虚不运，反添它症，必旷日持久，迁延难愈，欲速而不达，遗患无穷，因此于苦寒之剂加入北芪扶正而鼓舞正气，健脾渗湿利尿，而没有留寇之虞。③肉桂：温肾化气。因滋阴药碍胃，尤其对尿频急的患者，往往在阴伤气耗的基础上，累及阳衰，加肉桂可防养阴之品滞胃，振奋阳气，鼓舞正气。④白芷：现代研究表明白芷具有抑菌作用，若伴腰痛及尿道痒甚者可选用，起到活血燥湿化毒的作用。⑤威灵仙：利尿通络，活血止痛。《开宝本草》："可疗膀胱宿脓恶水。"若伴腰痛及四肢酸楚者选用为佳。

⑥地肤子：现代研究表明具有较好抑菌作用，同时兼有尿道蚁爬样感者选用尤佳。⑦鱼腥草、虎杖、白花蛇舌草、凤尾草、崩大碗、蒲公英是清热解毒、利尿通淋较好的选择。

【验案举例】

案 陈某，男，36岁。

初诊

主诉：因尿频尿痛6月余来诊。

现病史：患者6月前因不洁性交后出现尿道口脓性分泌物，伴尿频尿急尿痛，于外院涂片查淋球菌：阳性。诊断为"淋病"，予头孢曲松钠静滴后，症状有所缓解。1周后复查，行淋球菌、支原体培养，衣原体抗原、常规检查均阴性。但仍有下腹部胀痛，尿频，小便刺痛，曾服用多种抗生素，病情仍时轻时重。曾在外院行中段尿培养、前列腺常规检查均无异常。之后曾转诊多家三甲医院，多次查上述指标均阴性，诊断为尿道不适综合征，建议寻求中医调治，遂至我院就诊于禤老处。

刻下症：整日疲倦，无心于工作及家庭，时而情绪低落时而激动易怒，自觉尿频、尿灼痛不适，会阴坠胀，口干苦，胃纳差，饮食无味，小便短赤，舌红苔薄黄，脉弦。

西医诊断：性病后综合征。

中医诊断：淋证（肝郁气滞）。

治法：疏肝行气止痛。

中药处方：自拟方。

鱼腥草20g	败酱草20g	车前草20g	珍珠草15g
栀子12g	郁金15g	延胡索20g	连翘15g
白术30g	泽泻20g	生北芪15g	甘草5g

共7剂，日1剂，水煎服。

二诊：服药7剂后，疲倦减轻，情绪趋向稳定，仍有口干口苦，尿频尿痛减轻大半，仍觉下腹部胀痛，胃纳知味，舌红，苔薄白，脉弦。上方加白芍15g，柴胡12g。共7剂，日1剂，水煎服。

三诊：偶有劳累时疲倦，可专心于做事，尿道口少许不适，尿频、尿痛、下腹部胀痛消失，仍口干，小便转清量少，舌淡红，苔薄黄，脉弦。拟方：

鱼腥草20g	墨旱莲20g	女贞子20g	栀子12g

郁金 15g　　　延胡索 20g　　　白芍 15g　　　怀山药 20g

白术 30g　　　泽泻 20g　　　生北芪 15g　　　甘草 5g

四诊：尿路不适症状全部消失，予本院制剂尿路清合剂口服 1 周以巩固疗效。

按："性病后综合征"是指性病患者特别是淋病、尖锐湿疣、梅毒、非淋菌性尿道炎患者，经正规治疗后已达到临床和实验室痊愈，但患者仍有诸多不适症状，称之为性病后综合征。国内对性病后出现的诸多症状命名尚不统一，其他如"性病性尿道炎后综合征""性病过治综合征"等；某一疾病引起的如"淋病后综合征""淋病及非淋菌性尿道炎后综合征"等。各命名有所偏重，或有所包含，差异不大。目前尚无满意的治疗方法。

中医学认为，本病或为房事不洁、肾气亏损，湿热外侵；或因嗜食烟酒，膏粱厚味，损伤脾胃，湿热内生；或因肝气郁结，气机不畅，升降失司。致湿热毒邪蕴结于下焦，阻隔经络，凝滞气血，则出现种种不适症状，病程迁延则会出现气滞血瘀或忧思伤脾，中气不足，气虚血运无力等虚实夹杂之候。病延日久则又出现血不养心，热郁伤阴，阴不敛阳之虚证。总之本病与患者余邪未清，七情内伤，正气虚损有关，以湿热、郁、瘀、虚为其症候特点。

褚老认为性病后综合征乃因正伤余毒未清，药毒耗伤正气，或余热未清，膀胱气化不利，以致水液互结、尿频不畅，余沥不尽。治疗上常用清热利湿、健脾补气、疏肝养阴并用法。他认为单纯滋阴清热，则易敛涩水湿，单纯渗利水湿，又有助热伤阴之嫌，所以宜养阴清热兼顾，如在蒲公英、败酱草等清热解毒药物应用的同时，可酌情应用墨旱莲、女贞子等药物，可达到利水而不伤阴，滋阴而不恋邪之功效。

本例中患者中年男性，曾有性病病史，经治疗后病原体消失，但仍有尿路不适症状，曾经过多种抗生素治疗，仍反复发作，病程半年，就诊时有较多症状。有湿热下注证候：口干，尿频、尿灼痛不适，小便短赤，舌红苔薄黄；有肝气郁结证候：情绪低落时而激动易怒，口苦，下腹部胀痛，脉弦；有脾气亏虚证候：整日疲倦、胃纳差，饮食无味。病机虚实夹杂，余毒未清，正气已虚。

初诊处方以鱼腥草、败酱草、泽泻、栀子、车前草、连翘清热解毒利湿以清泻余邪；以延胡索、郁金疏肝行气；褚老在该类疾病中喜好用珍珠草，此药既有清肝疏肝作用，也有利水解毒作用，可谓一举两得。白术、生北芪健脾补气扶正以驱余邪外出；初诊中针对肝郁、湿热下注、脾气亏虚各个用药，各个击破。因为这三个环节环环相连，初起湿热下注，继之肝气郁结，后之脾气亏虚，后有相互影响而成恶性循环之痼疾。只有并举才能够起大效。

二诊时，湿热证候已去大半，肝气郁结证候仍较显著，故加柴胡、白芍疏肝养肝。下腹胀痛明显好转。

三诊时，后期余邪已清，则加大扶正药物，如白术、怀山药、生芪等健脾补气固后天之本其本。女贞子、墨旱莲、白芍养阴固先天之本。褚老一个重要的学术的思想是补肾。在本案中以二至丸补肾阴，褚老认为本病因为在清热利湿过程中很易伤阴，后期养阴补液很重要。

方 药 心 得

第一节 用药特色——用药以和为贵

一、和营卫

气血在经，是谓营卫，营行脉中，为卫之根，卫行脉外，为营之叶。常人卫气在外而内交于营，营血在内而外交于卫，营卫调和，是以无病。如果将养失调，风寒外袭，营卫里郁而失调和，是以病作。在皮肤病来讲，因营卫走表，若营卫失调，营血郁热，则易发为斑疹。治疗上当以凉营泻热、调和营卫为法。经方桂枝汤便是调和营卫千古第一方，其桂枝走经络达营郁，白芍泻营血之热，生姜、大枣滋脾精生汗源，炙甘草坐镇中州，组方精当，疗效确切，其姜枣之用为后人揭示了营卫皆出于中焦，乃水谷之变化尔，故调表气必顾里气，调营卫必调脾胃。褟老深谙此理，临床也多有发挥，因身处岭南湿热之地，故避去桂枝汤之辛温，取其意而组方，尤其在治疗荨麻疹虚证方面表现尤为突出。此类患者素体不耐，肺卫肌表不固，风邪乘虚而入而致，表现为皮疹淡红不鲜、遇冷加重，大便烂，舌淡有齿印，苔白，脉细。褟老喜用玉屏风加味：黄芪，白术，防风，苏叶，徐长卿，丹皮，生地，乌梅，五味子，珍珠母（先煎）。肺卫不虚，风邪何以得入，故以黄芪、白术补之，同时白术能健脾胃而燥湿兼顾里气；防风、苏叶、徐长卿开皮毛泻风邪止痒而设也；丹皮、生地者，泻营血之郁热也；五味子助肺气之敛；乌梅补木气生津液，助营血之疏泄也；再以珍珠母镇静止痒，治标之设也。诸药和调，使得卫气得复，则风邪无由而入，和解营卫之意甚浓，深得桂枝汤意，临证以此加减，确有良效。

二、和气血

人之生以气血为本，人之病无不伤及气血。故《医林改错》曰："治病之要诀，在明气血。"皮肤是气血运行与机体内部密切联系的重要器官，而皮肤正常功能的维持也靠气血供养，即《难经》所谓"气主呴之，血主濡之"，皮肤与气血有着重要关系。六淫外袭、跌扑损伤、饮食失调、七情不遂皆可损伤气血，气血伤则不能正常濡养肌肤，瘀而阻络，日久则化火灼肤，或是迫血妄行。临床上很多皮肤疾病都是与气血失调有重要关系，比如常见的白癜风、黄褐斑、雀斑、紫癜、脱发等等，禤老认为治疗这类疾病往往需要从和气血着手，根据气和血的不足及其自身功能的失调，以及气血互根互用的关系失常的病理变化，采用"有余泻之""不足补之"的原则，使气机调畅，气血调和。因于六淫化火者，常须清之，跌扑损伤者常须祛瘀生新，内伤化源不足者，补而生之，情志不遂者又需疏达情志，所谓"观其所在，知犯何逆，随证治之"。然而气血者，亦人体之阴阳也，调理气血，亦旨在恢复阴平阳秘，阴阳调和，则其病自愈。

三、和阴阳

所谓和阴阳者，即令机体恢复阴平阳秘的状态。万物负阴而抱阳，人体所有疾病状态从广义上来说，都是阴阳之间协调平衡的关系遭到破坏，出现了阴阳偏盛偏衰，故所有为治疗疾病而设的方法、采用的方药，从根本上来说，都是在调理阴阳。禤老穷其一生精力，愈人无数，都是在阴阳上做文章，其间所用的汗、吐、下、和、温、清、消、补诸法都是和阴阳的手段。而至耄耋之年，尤其推崇补肾法，补肾法是其和阴阳思想的精粹所在。禤老认为，肾乃先天之本，内藏元阴、元阳，系水火之源，阴阳之根。皮肤的生理功能的维持虽靠气血营养，究其根本，来自肾中水火，若肾阴肾阳虚衰则皮肤变得冰凉、萎缩、硬化、干燥、色素沉着等，而且影响其司开阖的功能，易遭外邪长驱直入，且肾之阴阳虚衰，可致人体正气难以激发，病久缠绵。许多皮肤病，尤其是难治性的免疫性皮肤病常表现为中医的肾虚证，如硬皮病、红斑狼疮、肾上腺皮质功能不全（阿狄森病）病等，禤老常应用补肾法，以六味地黄丸为底加减，往往能使沉疴得愈。总之，和阴阳者，不论何法，补肾法和阴阳，是站在先天角度调理阴阳，也是褚老一生学术思想的精华所在。

第二节　临床用药体会

一、系统性红斑狼疮——薄盖灵芝

本病发病或外感，或内伤，或饮食劳欲所诱，然诸多因素必本于机体正气亏虚，肾元不足。因水亏火旺，津液不足，肤失濡养，腠理不密，再加日光曝晒，外邪侵袭，内外之邪相互搏结，或情志不舒或过度疲劳继而诱发本病，肾虚时五脏六腑皆不足，邪毒易侵犯各脏。故，肾之阴虚为其病本，元阴衰惫，五脏失和，五脏之伤，又穷必归肾，如此反复之恶性循环，使病情复杂。尽管红斑狼疮有发作期、稳定期，损伤的脏器有不同，病情多变、病机复杂，但虚虚实实之中，肾阴亏虚而瘀毒内蕴是贯穿病程之主线，补肾滋阴为其治疗前提。在疾病的急性发作期，证型多表现为"热毒炽盛"，在早期、足量、迅速使用糖皮质激素的基础上，辅以清热解毒、凉血护阴的中药；病情缓解期，辨证多属于"肾阴血阴双阴亏耗、气阴两伤、阴阳失调、气血瘀滞"，可在中药主导治疗下，逐渐减少或停用激素，对稳定病情、减少并发症和恢复体质十分有益。褚老常以六味补肾阴之虚以求根本，生地、青蒿清热解毒，凉血消斑，益母草化瘀通经、利水、改善肾功能，甘草泻热缓急，调和诸药。以此方随证加减，如发热不退者，加青天葵，上热较甚者，酌加石决明、知母，津伤口干者，加芦根、石斛，体虚乏力者加薄盖灵芝，关节痛者，加鸡血藤、肿节风、秦艽，尿蛋白者加芡实、牛蒡子，心悸、怔忡者，加太子参、麦冬、五味子等，疗效满意。

褚老在长期临床实践中发现，在组方中加用薄盖灵芝往往能加强疗效。本药味甘清香、平、无毒，安神、补肾、强精，对肿瘤、红斑狼疮、营养不良、肌炎有效，提高人体免疫力，并有解毒的作用。薄盖灵芝是灵芝科的一种药用真菌，其粗蛋白、粗脂肪、粗纤维、总糖、还原糖、和灰分等含量约为灵芝、紫芝子实体含量的两倍，其脂肪酸构成以油酸、亚麻酸等不饱和脂肪酸为主。实验研究表明，薄盖灵芝能增强巨噬细胞活化而分泌白介素–1（IL-1），或抑制 T、B 淋巴细胞增殖反应，调节免疫。

二、痤疮——丹参

痤疮的发病除与肺胃血热有关外，其根本原因在于素体肾阴不足，肾之阴阳平衡失调和天癸相火过旺，导致肺胃血热，上熏面部而发痤疮。由于学习紧张，工作压力大，睡眠不足，生活不规律，饮食不节而病情加重。青少年生机勃勃，阳气旺盛，若素体肾阴不足，则易致肾之阴阳平衡失调，会导致女子二七、男子二八时相火亢盛，天癸过旺，过早发育，而生粉刺。况且青少年者，多喜食煎炸香口之品，又常勤读夜寐，更易耗伤肾阴，致肾阴不足，相火过旺；而今之妇女痤疮者，多为职业女性，常伴月经不调，病情轻重亦与月经来潮有关，且往往有神倦、夜寐差、焦虑、经量少等肾阴不足之象，这与现代生活节奏紧张、工作压力大而导致内分泌失调有关。故痤疮主要致病机制是肾阴不足，冲任失调，相火妄动。治疗采取滋肾泻火、凉血解毒之法。

实验研究分析，滋阴育肾的中药可以调节人体的内分泌功能，减少皮脂腺分泌；清热解毒、凉血活血的中药有抑菌消炎和改善血液黏度作用，临床常采用知柏地黄丸和二至丸加减。拟方：丹参（后下），蔓荆子，生地，土茯苓，桑椹子，女贞子，墨旱莲，侧柏叶，布渣叶，益母草，桑白皮，甘草。本方具有滋阴降火、凉血祛瘀的功效。方中女贞子、墨旱莲、桑椹子滋补肾阴，敛降相火，有调整肾之阴阳于平衡的作用；桑白皮清泻肺胃热走气分，生地黄凉血清热走血分，血热则易生风，故以蔓荆子祛风止痒，又可引药走头面；相火熏蒸，血热成瘀，瘀久必结，故以丹参、侧柏叶、益母草，凉血化瘀，土茯苓、布渣叶除湿消痰、消油脂；甘草泻热缓急，调和诸药。诸药和调，共奏滋肾阴降相火而调整内环境，清血热祛脂解毒散结之效，从而达到标本兼治的目的。此外，丹参也常用于治疗痤疮，但煎煮时间不宜过长，因为丹参中有效成分丹参酮高温下易被破坏，现代药理研究表明丹参酮具有抗雄性激素、抑制皮脂腺分泌及抑制痤疮丙酸杆菌的作用。

此外，还常用丹参穴位注射疗法，适用于肺胃血热型、阴虚内热型、肝郁型、血热挟瘀型痤疮，可选用双侧足三里、曲池或血海等穴位。

穴位注射疗法是以中医基本理论为指导，以激发经络、穴位的治疗作用，结合近代医药学的药物药理作用和注射方法，而形成的独特疗法。使用时，将注射针刺入穴位后，作提插手法，使其得气，抽吸无回血后再将药液缓缓注入穴位，从而起到穴位、针刺、药物结合的加成作用。一方面针刺和药物作用直接刺激经络上的穴位，产生一定的疗效；另一方面，穴位注射后，药物在穴位处存留的时间较长，故可增强与延长穴位的治疗效能，并使之沿经络循行以疏通经气，直达相应的病理组织器官，充分发挥穴位和药物的共同治疗作用；再者，药物对穴位的作用亦可通过神经系统和神经体液系统作用于机体，激发人体的抗病能力，产生出大的疗效。穴位注射的应用范围较广，对于皮肤科疾病如痤疮、荨麻疹、银屑病等有较好的疗效。丹参性味苦、微寒，入心、肝经，《本草经疏》认为其入手足少阴、足厥阴经，具有活血化瘀、凉血消痈、清热安神功效。西医学认为丹参能改善血循环、抗氧化、清除自由基、免疫调节作用、抑菌消炎。而足三里有强壮作用，为保健要穴，对内分泌－免疫网络有调节作用；曲池为手阳明大肠经合穴，是经气会合于脏腑的部位，用于治疗六腑病症，另《灵枢·顺气一日分为四时》曰"病在胃及以饮食不节得病者，取之于合"；血海属足太阴脾经，主血分病，意为脾经所生气血聚集于此，气血充斥如海之巨大，《胜玉歌》曰"热疮臁内年年发，血海寻来可治之"，说明血海能主治血证类皮肤病。曲池与血海相配具有健脾除湿，养血活血之功效，与痤疮肺胃血热病机相契合。

三、斑秃——松针

肾主骨，其华在发，肝藏血，发为血之余……肾藏精，肝肾互为子母，精血互生。当肝肾得养，精足血旺，毛发则生长旺盛；反之，如果肝不藏血，肾精耗伤，则毛发失其滋养，故发枯脱落。这就是为何斑秃都有肝肾不足的见证的内在依据。七情所伤，肝气郁结，精血失于输布，以致毛发失荣，则往往是诱发或加重本病的重要原因之一。故，肝肾不足是本病发病的中心环节。

禤老在临床治疗斑秃以六味地黄汤为底，基本组方为：松针、蒲公英、熟地、丹皮、茯苓、山萸肉、泽泻、山药、白蒺藜、牡蛎（先煎）、菟丝子、甘草。此方以六味地黄丸为组成核心，三补三泻，使肾水得充，肝木得养，则精血恢复上荣，又以菟丝子益滋补肝肾之力；白蒺藜祛风止痒，牡蛎潜阳，此二药针对风火而设，且牡蛎含大量砷，有益毛发生长；蒲公英清热燥湿，去油脂，对脱发治疗也有好处。此外，方中常用松针，《本草纲目》记载"松针，气味苦、温、无毒，久服令人不老，轻身益气，主治风湿疮，生毛发，安五脏，守中，不饥延年"，《别录》谓其"主风湿疮，生毛发、安五脏"。现代研究表明松针富含丰富的维生素、氨基酸、胡萝卜素，还含有大量抗氧化性的低聚原花青素。原花青素具有抗氧化、清除自由基活性、抗高血压、舒张血管、抗动脉粥样硬化、抗血小板凝聚及免疫调节活性等功效，还有抗菌、抗致突变、促毛发生长等作用。北芪、薄盖灵芝均具有双向免疫调节作用，既能调节斑秃患者异常的免疫功能，又可促进毛发生长。

临床常嘱患者行沐足疗法，常用中药煎剂于睡前浸泡双足，同时按压涌泉穴，收到较满意临床疗效。

中药沐足疗法是在中医理论指导下，选配一定的中草药，经过加工制成中药沐液，其中的有效成分主要通过足部皮肤、身体黏膜、经脉以及络脉进入体内发挥作用的一种外治方法。中药沐足是中医学中的一种重要治疗方法，经过千百年实践证明是行之有效的防治疾病、美容美发、强身保健的良法。涌泉穴名最早见于《灵枢·本输》，其中记载"肾出于涌泉，涌泉者，足心也，为井木"。涌泉为足少阴肾经之井穴，足少阴脉气所出之处，位于足底，足趾跖屈时呈凹陷处，具有滋阴降火、开窍宁神、降火纳气、引热下行、清上实下、交通心肾、滋水涵木、平肝潜阳、疏通经络、行气活血等作用。

第三节　临床虫类药的使用经验

对于一些顽固性的皮肤病，褟老常常选用虫类药，常常取得很好的效果。

虫类药是动物类中药中的重要组成部分，这些药物运用于临床已有两千多年的历史。早在《神农本草经》中就对虫类药物的各种临床功效作了详细的记载，《本草纲目》中记载的虫类药达107种，占动物药的24%。近代中医大师叶天士提出"久病入络""久则正邪混处期间，草木不能见效，当以虫蚁疏通逐邪"的络病理论，使虫类药达到前所未有的水平。

褟老多年临床中，对虫类药悉心研究，临床应用亦颇有心得。他指出，虫类药性善走窜，药力峻猛，有祛风止痒解毒、通络止痛、活血破瘀、搜经剔络之作用，对于痰瘀胶结积久而成之顽症沉疴，一般药物实难中病，非虫类药之属难承其任。临床上许多皮肤病顽固难愈，日久邪毒深遏肌肤腠理，因此在处方中加用虫类药物，取其善行之性入络剔骨搜风，取其毒性之偏以毒攻毒，用于治疗皮肤科的一些疑难病症常获奇效。

（1）银屑病：此病多由素体血热蕴毒，复感外邪，搏结肌肤而成，若病程日久，蕴毒深遏肌腠，难解难散，故临床上对于病程日久，肥厚较甚，瘙痒剧烈者，在辨证基础上酌加虫类药，如乌梢蛇、露蜂房、全蝎等。

（2）带状疱疹后遗神经痛：此病是临床上较为棘手的疾病，西医无特效药物，由于此病常经久不愈，疼痛难忍，临床上常在辨证用药时加入祛风通络止痛之虫类药。蜈蚣、全蝎、地龙——通络止痛，无处不达，必不可少；穿山甲——行散瘀滞，走窜经络、直达病所；虻虫、水蛭、土鳖虫、齐螬——入血分破瘀逐瘀通络。

（3）结节性红斑：对于反复发作的结节性红斑是由于气血运行不畅、经络阻滞而成，治以行气活血为主，酌加通络散结虫类药，如地龙、穿山甲、土鳖虫等。

（4）痒疹或结节性痒疹：此病是由于湿热风毒聚结皮肤，气滞血瘀所致，故治疗以活血化瘀、软坚散结为主，配合穿山甲、乌梢蛇、全蝎等虫类药物。

（5）顽固性老年性皮肤瘙痒症用常规治疗效果不显可以加用蝉蜕、土鳖虫、僵蚕等虫类药。

（6）对于瑞尔黑变病、鱼鳞病、黄褐斑等引起的肌肤干燥、肌肤甲错性皮肤病可用大黄䗪虫丸治疗。

禤老指出，虫类药运用得好可以达到立竿见影的功效，但是在使用时要注意以下几点：

一是，虫类药含有较多的动物异体蛋白，少数人可以出现过敏现象，如皮肤瘙痒、红斑、丘疹、风团，甚则头痛、呕吐，应立即停药，特别是过敏体质的荨麻疹和特应性皮炎的病人。

二是，虫类药其性多为辛平或甘温，但熄风搜风之药其性多燥，宜配伍养血滋阴之品。

三是，虫类药尽量低温焙干研末吞服，既可节省药材，提高疗效，又可减少病人不必要的恐惧感。

四是，虫类药药性峻猛，毒副作用大，对于年老体弱、肝肾功能衰退者应慎用，孕妇多禁用。

第四节 常用中草药经验

禤老临床用药，常常出人意料之外，而又在情理之中；颇有新意巧思，实乃出典籍古义；强调辨证论治，又常衷中参西，发前人所未发。故观其处方用药，具生动活泼，意趣盎然之妙。以下略举数例，以窥斑豹。

1. 灵芝

药性甘，平。归心、肺、肝、肾经。《神农本草经》把灵芝列为上品，谓紫芝"主耳聋，利关节，保神益精，坚筋骨，好颜色，久服轻身不老延年"。

灵芝又称灵芝草、神芝、芝草、仙草、瑞草，是扶正固本、滋补强壮、延年益寿的珍贵药材。灵芝含有多糖类、蛋白质、多肽、氨基酸类、核苷类、甾醇类等，在增强人体免疫力、调节血糖、控制血压、辅助肿瘤放化疗、保肝护肝、促进睡眠等方面均具有显著疗效。

在灵芝的诸多功效中，禤老特别强调灵芝所具有的抗过敏作用。现代研究证实，当机体受某种抗原侵袭，产生各种变态反应或免疫性病理损害时，灵芝能抑制亢进的免疫水平，保持机体自身的稳定。故禤老常之用于治疗湿疹、脱发、结缔组织疾病（红斑狼疮、硬皮病、皮肌炎等）稳定期，以稳定免疫系统，巩固疗效，预防复发。

临床处方时，常处以薄盖灵芝，这与灵芝有什么差别呢？禤老指出，薄盖灵芝是灵芝科的一种药用真菌，其粗蛋白、粗脂肪、粗纤维、总糖、还原糖、和灰分等含量约为灵芝、紫芝子实体含量的两倍，其脂肪酸构成以油酸、亚麻酸等不饱和脂肪酸为主。实验研究表明，薄盖灵芝能增强巨噬细胞活化而分泌 IL-1，或抑制 T、B 淋巴细胞增殖反应，调节免疫。与人工灵芝品种相比，薄盖灵芝菌柄较短或者无菌柄，菌盖纹路较密，漆样光泽比较明显。关键是薄盖灵芝口感较好，没有灵芝的明显苦味，患者更乐于接受。

2. 松针

味酸、苦涩，性温，无毒。入心、脾、肝经。能祛风燥湿，杀虫止痒。主治风湿痿痹，湿疮疥癣等。《别录》谓其"主风湿疮，生毛发、安五脏"，《本草纲目》中记载"松针，气味苦、温、无毒，久服令人不老，轻身益气，主治风湿疮，生毛发，安五脏，守中，不饥延年"。

褟老当年因颅脑外伤后，出现脱发症状，遂潜心研究各种生发中草药。最后在浩如烟海的古籍书中发现松针很好的生发功能。经无数次临床实践，证实古人之不余欺也！现褟老每于脱发方中，均在辨证的基础上加上松针一味，生发效果很好。现代研究表明，松针富含丰富的维生素、氨基酸、胡萝卜素，还含有大量抗氧化性的低聚原花青素（OPC）。原花青素具有抗氧化、清除自由基活性、抗高血压、舒张血管、抗动脉粥样硬化、抗血小板凝聚及免疫调节活性等功效，还有抗菌、抗致突变、促毛发生长等作用。研究亦表明原花青素可抑制斑秃患者外周血单一核细胞 Th1 型细胞因子及转录因子 T-bet 的基因表达，逆转斑秃患者异常的 Th1 型反应，松针治疗斑秃及脱发病的机制可能与上述因素有关。

松针还具有多方面的功效，尤其在养生保健方面，以松针泡茶喝可辅助治疗高血压、高血脂，还可用于流行性感冒、风湿关节痛、夜盲症、老年痴呆症、神经衰弱。对性功能减退、糖尿病、便秘、青春痘、过敏性鼻炎、肥胖等都有特殊的疗效。中国古代修道之士，隐居深山，常年采食松子、咀嚼松针，而身轻延年，是有一定科学根据的。而喝松针茶曾在日本风靡一时，也被认为是最简单最方便的养生之道。

3. 布渣叶

布渣叶为岭南地方草药。俗语云：一方水土养一方人。而一方草药亦能疗一方病。褟老处方中常用岭南草药也是其用药特色之一，如木棉花、布渣叶、岗梅根、石上柏、崩大碗、入地金牛等。

本药为椴树科破布叶属植物破布树的叶。又名蓑衣子、破布叶、麻布叶、烂布渣、布包木、破布树、火布麻、山茶叶等。主要分布于我国广东、海南、广西、云南等地。尤以广东省分布广，产量大，资源丰富，广东的阳西、湛江是主产地。故岭南本草书中常有记载，如岭南本草《生草药性备要》中载其"味酸，性平，无毒，解一切蛊胀，清黄气，消热毒。作茶饮，去食积。又名布渣"。另一部岭南本草专著《本草求原》指出，布渣叶"即破布叶，酸甘，平。解一切蛊胀、药毒，清热，消食积，黄疸。作茶饮佳"。其后的《岭南草药志》《陆川本草》及两广地区的中草药手册对此均有记载。

本药其味淡、微酸，性平。归肝、脾经。功效清热消滞，利湿退黄，化痰。主要用于感冒，中暑，食欲不振，消化不良，湿热食滞之脘腹痛，食少泄泻，湿热黄疸。

褟老指出，广东地处岭南之地，长年湿热温蒸，很容易出现面部长痤疮、牙龈肿痛，喉咙干痛等"热气""上火"表现。自古以来，岭南地区的民间常用布渣叶煎茶作夏季饮料，有很好的解"热气"作用。考其功用，即在于能清热利湿、消食导滞。褟老常用于痤疮、脂溢性皮炎、湿疹皮炎、荨麻疹等患者。本药其味甘淡，能祛湿热而无苦寒败胃之弊，相反，还能健脾燥湿和胃，特别适合脾胃功能弱而又畏惧苦药的小儿。

4. 崩大碗

崩大碗亦是多见于岭南之草药，又名积雪草、马蹄草、雷公根、蚶壳草、灯盏草、破铜钱、铜钱草、落得打等。味苦、辛，性寒。归肝、脾、肾经。功能清热利湿，解毒消肿，主治跌打损伤、湿热黄疸、中暑腹泻、尿频涩痛、热疖疮毒、咽喉肿痛、湿疹肤痒等病症。南方地区盛夏至立秋，气候炎热潮湿，民间常选用此类药煲汤服用，有很好的清热下火作用，故广东的煲凉茶文化具有明显的地域特征。

现代药理研究此药主要含三萜类积雪草苷等成分。实验研究证实，积雪草苷能抑制胶原纤维，具有抑制纤维组织增生的作用；促进皮肤生长，并有抑制皮肤溃疡的作用；具有镇静安定作用。常用于治疗肺病、肝病、肾病等的纤维化，黄疸型肝炎，肾炎蛋白尿以及硬皮病和皮肌炎。褟老衷中参西，指出崩大碗能促进真皮层中胶原蛋白形成，又能防止皮肤水肿，使皮肤变得柔软、光滑、有弹性。故常用于治疗进展期脱发、硬皮病肿胀期，以及皮肤溃疡肉芽生长过度者。但需要注意的是，若一次服用剂量过大，会引起眩晕，一般以 15 ～ 30g 为宜，大剂量一般不超过 60g。

5. 乌梅

乌梅为药食兼用之物，历代本草书籍记载详尽，如《本经》记载，乌梅"主下气，除热烦满，安心，肢体痛，偏枯不仁，死肌，去青黑痣、恶肉"。《别录》谓能"止下痢，好唾口干。利筋脉，去痹"。其味酸、涩，性平，归肝、脾、肺、大肠经，功能敛肺、涩肠、生津、安蛔，用于肺虚久咳、虚热烦渴、久疟、久泻、痢疾、便血、尿血、血崩、蛔厥腹痛、呕吐等症。

在皮肤病的应用方面，褟老指出，乌梅功效有三，一是《本经》中的"去青黑痣、恶肉"作用，故用之于鸡眼、胼胝，或者扩大适用于寻常疣、尖锐湿疣等各类疣体。二是《本经》中除"死肌"作用，故用之于鹅掌风、手足癣、牛皮癣（中医谓白疕）等。民间有用乌梅5斤水煎，去核浓缩成膏约1斤，每服半汤匙（约15g），每日3次治疗牛皮癣有效者。三是乌梅的新用，即抗过敏作用，如著名的经验方"过敏煎"（祝谌予验方，药用银柴胡、乌梅、防风、五味子），现已被广泛地应用于治疗各种过敏性疾病，如过敏性鼻炎、过敏性咳嗽、荨麻疹、湿疹等。现代药理证实，乌梅有脱敏作用，可非特异性刺激产生游离抗体、中和侵入体内的变应原。褚老著名的经验方"皮肤解毒汤"中即以乌梅为主药。取其去"死肌、恶肉，除烦满、安心"诸作用，以及现代被证实的抗过敏作用。实发皇古义，融会新知，一切以临床疗效为旨归的经验良方。

6. 徐长卿

徐长卿别名为寥刁竹、竹叶细辛，味辛，性温，无毒，归肝经、胃经，具有祛风化湿、解毒消肿、止痛止痒的功效。《本经》记载徐长卿"主蛊毒，疫疾，邪恶气，温疟"。现代药理研究表明：徐长卿主含丹皮酚、黄酮苷和少量生物碱，具有镇痛、镇静、抗菌、降压、降血脂等多种作用。对跌打损伤、腰椎痛、胃炎、胃痛、胃溃疡等引起的胃脘胀痛均有显著的止痛效果。

褚老强调，徐长卿因其所含主要成分丹皮酚对Ⅱ型、Ⅲ型及Ⅳ型变态反应均有显著抑制作用，亦可调节细胞免疫功能，故常用于湿疹皮炎、荨麻疹起风疹块，以及顽癣风痒等皮肤病。常与蝉衣、白鲜皮、丹皮等配伍，有很好的疗效。尤其患风痒而兼有胃痛之疾者，常以此药理气止痛、祛风止痒，一药二两擅其功。

7. 蒲公英

蒲公英属菊科属多年生草本植物，是药食兼用的植物，历代本草书籍皆有详细论述，如《唐本草》记载，蒲公英"味甘、平、无毒；主妇人乳痈肿"。《滇南本草》谓能治"诸疮肿毒，疥癞癣疮""祛风，消诸疮毒，散瘰疬结核；止小便血，治五淋癃闭，利膀胱"。综合各家论述，本药味甘，微苦，性寒。功能清热解毒，消肿散结。广泛地应用于各种感染性炎症性疾病中，如上呼吸道感染、急性结膜炎、流行性腮腺炎、咽炎、急性扁桃体炎，治急性乳腺炎、淋巴腺炎、急性支气管炎、胃炎、痢疾、肝炎、胆囊炎、急性阑尾炎、泌尿系感染、盆腔炎、痈疖疔疮、瘰疬结核等。现代药理研究证实，本药具有良好的抗菌作用，对金黄色葡萄球菌耐药菌株、溶血性链球菌有较强的杀菌作用，对肺炎双球菌、脑膜炎球菌、白喉杆菌、绿脓杆菌、变形杆菌、痢疾杆菌、伤寒杆菌等及卡他球菌亦有一定的杀菌作用；有良好的保肝、利胆作用以及抗胃溃疡、利尿作用。

蒲公英在皮肤科中的应用主要有二，一是清热解毒，消肿散结，故能治疗各种痈疽疔疖、疮肿癣疥；二是乌须发。蒲公英能乌须发，其功几近埋没，临床无人使用。独褟老指出，早在李时珍的《本草纲目》中，即有记载"乌须发，壮筋骨"之功。当年褟老颅脑外伤后，头皮毛发脱落，许多专家认为这种外伤性脱发无法治愈。然褟老毫不气馁，一边翻阅历代古籍，一边在自己身上进行试验，最终拟出治脱发良方，其中就含有蒲公英，经自身以及后20年的临床使用，确信古人经验弥足珍贵！实验研究中亦证明，蒲公英含有肌醇，可促进毛发生长，具有良好的生发作用。

8. 蕤仁肉

别名蕤核（《神农本草经》）、蕤子（《本草拾遗》）、棫（《药性论》）、蕤李子（《救荒本草》），味甘、性微寒，入心、肝二经。既往多见眼科使用，因蕤仁肉功能清肝、明目、退翳，如《神农本草经》云，蕤仁肉"主心腹邪结气，明目，目赤痛伤泪出"。《本草蒙筌》记载更为详尽，指出本药"专治眼科，消上下胞风肿烂弦，除左右眦热障胬肉，退火止泪，益水生光"。然褟老指出，蕤仁肉之所以能清肝、明目、退翳，在于其具滋水涵木之功，其功效与山萸肉颇相类似，但其性微寒，其味甘而平和，口感甚佳。因山萸肉其味过酸，许多患者不能忍受其酸，而蕤仁肉代则无此弊。故每见褟老处六味地黄汤时，易山萸肉而代以蕤仁肉，正是他一大创获。

9. 豨莶草

豨莶草别称珠草、棉苍狼、肥猪草、粘苍子、黄花仔等，自《唐本草》中即有记载"豨莶，叶似酸浆而狭长，花黄白色，田野皆识之"。其味苦，性寒，入肝、肾经。功能祛风湿、平肝阳、强筋骨、利关节。常用于风湿痹痛、中风瘫痪诸疾，如《本草纲目》"治肝肾风气，四肢麻痹，骨痛膝弱，风湿诸疮"。《医林纂要·药性》中亦指出，能"坚骨，行肝，燥脾，去热"。

现代药理证实豨莶草主要含萜和苷类，如豨莶糖苷、豨莶精醇、豆甾醇、豨莶萜内酯等。具有抗炎、抑菌和抗疟、降压和舒张血管、抑制血栓形成、免疫功能影响等作用。临床上近年来多用豨莶草治疗高血压，兼有四肢麻木、腰膝无力者适宜。单用豨莶草9～15g前汤代茶，或配夏枯草等制丸服食，方如豨莶丸，此方对肝阳上亢，有头痛、头晕、目眩、脚麻的高血压患者更合适。在皮肤病的应用中，豨莶草其功有二，一是此药性寒能清热，味苦能燥湿，故能清热除湿，祛风止痒，每多用于疮疡肿毒，或湿疹瘙痒；二是能治风湿痹痛，而SLE、硬皮病、皮肌炎等自身免疫性皮肤病，多有痹证之特点，如关节肌肉疼痛、麻木、肿胀或萎缩。褟老常适证加入豨莶草，颇有效验。并特别指出，现代药理发现，豨莶草具有良好的免疫抑制作用，其对细胞免疫和体液免疫都有抑制作用，对非特异性免疫亦有一定的抑制作用。因此，在SLE、硬皮病、皮肌炎等自身免疫性皮肤病中，适证加入豨莶草，亦是可行的。

10. 黄芪

黄芪，又名北芪，黄耆等，味甘，性微温，归肝、脾、肺、肾经。尤以补中益气、升举清阳为主要功效，是补气之要药，明《本草纲目》载"耆长也，黄芪色黄，为补者之长故名……"。黄芪为临床常用药物，应用于气虚乏力、中气下陷、表虚自汗、肺虚咳喘、气虚水停之浮肿、痈疽难溃，久溃不敛，血虚萎黄等病症。主要有效成分包括黄芪多糖、黄芪皂苷、氨基丁酸、微量元素等，为临床各科应用较为广泛的中药之一。《本草汇言》曰："黄芪，补肺健脾，实卫敛汗，驱风运毒之药也。故阳虚之人，自汗频来，乃表虚而腠理不密也，黄芪可以实卫而敛汗；伤寒之证，行发表而邪汗不出，乃里虚而正气内乏也，黄芪可以济津以助汗；贼风之疴，偏中血脉而手足不随者，黄芪可以荣筋骨；痈疡之证，脓血内溃，阳气虚而不敛者，黄芪可以生肌肉，又阴疮不能起发，阳气虚而不愈者，黄芪可以生肌肉。"黄芪具有益气固表、敛汗固脱、托疮生肌、利水消肿等功效。

褟老常用黄芪治疗荨麻疹证属气虚卫表不固者，用量一般从15g开始，只要热象不显，可逐渐加大用量至50～60g，且常用黄芪与防风组成药对治疗表虚不固诸证，防风遍行于周身，祛风于肌腠之间，为风中之润剂。据西医学认为，荨麻疹为变态反应性疾病，常伴有过敏体质和免疫功能失调，治疗以抗过敏和调节免疫为主。现代药理学研究发现黄芪有脱敏、改善末梢循环等功效，对机体的免疫功能有良好的调节作用。

褟老用黄芪治疗斑秃后期阳潜风息则逐渐加量用黄芪，配合太子参、薄盖灵芝或当归以益气补血生发，可加至 60g；治疗脂溢性脱发后期亦常加用黄芪以益气生发。此处取黄芪补中益气，补气生血的功效。黄芪通过补血、补肾，使精足血充，则毛发生长。黄芪具有双向免疫调节作用，在人体免疫功能过低时，可使其恢复；过高时，又可以使其抑制，完全立足于把病理状态恢复到生理平衡之内。禤老在临床上观察黄芪不但能调节斑秃患者异常的免疫功能，且其促进毛发生长的作用明显，常与松针配伍应用以生毛发。相关实验探讨黄芪多糖（ASP）对斑秃患者 PBMC 中 Th1／Th2 型细胞因子、转录因子 T-bet mRNA 表达的调节作用证实 APS 可抑制斑秃患者转录因子 T-bet 及Th1 型细胞因子基因表达，逆转 Th1 型反应，纠正细胞因子的免疫失衡状态，中药黄芪治疗斑秃有效的机制可能部分与此相关。现代中药药理研究表明黄芪具有双向免疫调节作用，还可促进毛发生长的功能；黄芪的有效成分体外实验具有促毛乳头细胞增生、促毛生长的功用。

禤老用黄芪治疗复发性生殖器疱疹（证属肝郁脾虚兼见倦怠乏力）以益气扶正，防御外邪，提高机体的免疫功能，减少复发次数，提高患者的生活质量，一般从小量开始逐渐增加，并与太子参、北沙参等同用以增强扶正祛邪之力，禤老通过丰富的临床经验研制出治疗该病的院内制剂虎芪抗病毒胶囊具有清热解毒燥湿，健脾补气养阴，达驱邪扶正之效，用于治疗复发性生殖器疱疹，并对该药进行了相关的实验研究证明其在复发性生殖器疱疹动物模型体内有阻止 HSV-2 对神经节的感染和破坏的作用，能够对疱疹病毒的活动状态有抑制作用，具有抵御 HSV-2 病毒对脊髓神经节超微结构破坏的作用，其作用与西药阿昔洛韦相近。现代药理研究表明黄芪可诱生干扰素、提高干扰素抗病毒的能力、提高细胞免疫、增加自然杀伤细胞（NK）和单核巨噬细胞系统功能，从而在一定程度上抑制病毒复制，进而杀灭病毒。

禤老取黄芪能托疮生肌之效，用黄芪治疗皮肤溃疡。如溃疡久溃不愈，久不收口（证属气血亏虚），常配白芍、当归等，以生肌收口；脓液清稀，常与太子参、肉桂等同用以益气温阳、收敛。亦以小剂量开始逐渐加量，以免犯虚虚实实之戒。禤老指出：在临床上应用黄芪，亦要掌握其禁忌症，如表实邪盛，气滞湿阻，食积停滞，痈疽初起或溃后热毒尚盛等实证，以及阴虚阳亢者，均须禁服。

11. 丹参

丹参，为唇形科草本植物丹参的根和根茎。产于江苏、安徽、河北、四川等地。生用或酒炒用。以根部紫红色者为佳。丹参味苦，性微寒；归心、肝经。活血调经，祛瘀止痛，凉血消痈，清心除烦，养血安神。主治月经不调，经闭痛经，癥瘕积聚，胸腹刺痛，热痹疼痛，疮疡肿痛，心烦不眠；肝脾肿大，心绞痛。禤老喜用丹参。在治疗痤疮、白癜风、带状疱疹、斑秃、脂溢性脱发、湿疹、红斑狼疮、硬皮病、银屑病、神经性皮炎等众多皮肤病中均有使用，随机抽取禤老中药处方可常有丹参出现。禤老善用丹参。他经常重复古人的经验"一味丹参功同四味"，临床上有月经不调、痛经、血虚、血虚为表现的皮肤病，禤老定用之。痤疮、脱发，禤老常用之，因为这类患者常有睡眠不佳、紧张焦虑，一则取之丹参清心除烦，养血安神；二则从西医学药理研究丹参中含有丹参酮，有抗雄性激素作用。在治疗白癜风中禤老常用黑白药配伍用之，丹参就属于黑类药，取之色紫。禤老用丹参有一鲜明特点——后下，因为其主要成份丹参酮过煎易破坏，这一点具有创新性，常用量在 20 ～ 30g。

第五节　治疗皮肤病常用药对

临床处方常用药对，亦是禤老处方特色之一。

1. 麻黄与生牡蛎

禤老处方中常用麻黄，常有人不免诧异，前人有云"冬用麻黄，夏用香薷"。广州一年夏季最长，炎炎酷暑，为何反用辛温发散之峻剂？其曰："麻黄虽然温散，但其疏风止痒效果很好，不用甚为可惜。吾用之多在 6 ～ 8g，且同时伍入生牡蛎，防其辛散太过，此二味药一散一敛，一温一寒，相反相成也。"

麻黄辛温，具有疏散风寒、宣肺之效，又可疏风止痒，散邪透疹。牡蛎咸寒，质地重坠，具有重镇安神、平肝潜阳、收敛固涩、制酸止痛之功用。二药伍用共奏散风解表，敛阴止痒之效，牡蛎之敛又可防麻黄宣透太过。现代药理研究显示：麻黄具有抗过敏作用，其水提物和醇提物可抑制嗜酸性细胞及肥大细胞释放组胺等过敏介质。牡蛎为高钙物质，其水煎剂中含 Ca^{2+}，而 Ca^{2+} 有抗过敏止痒的作用。故两药同用具有协同效应。常用治一些过敏性疾病及各种变态反应性疾病，如荨麻疹、丘疹性荨麻疹、异位性皮炎等，对这类疾病有影响睡眠者效果更佳。

2. 紫苏叶与防风

紫苏叶辛温偏燥，具有疏风、发表散寒、行气宽中、解鱼蟹毒之功，且能改善胃肠道功能。防风辛、微温、甘，不燥偏润，本品浮而升，为祛风圣药，具有祛风解表止痒之功效。二药相配增强发散功效，对食鱼蟹后引发过敏症者，此可视为中鱼蟹毒的一种表现，用紫苏叶可解鱼蟹之毒。防风煎剂给小鼠灌胃，可提高腹腔巨噬细胞的吞噬功能。二药相配可增强免疫功能及抗过敏作用。常用治四时表证、疮疡初起、瘾疹、皮肤瘙痒症等，对海鲜过敏者效好。

3. 鱼腥草与白鲜皮

鱼腥草具有清热解毒、祛湿利尿之功效。白鲜皮具有清热解毒、除湿、止痒之作用。鱼腥草归肺经，使湿热从小便而出；白鲜皮归脾胃经，可清除胃肠道之湿热，二药相配，上下作用，共奏祛风除湿止痒之功效。当年褚老下乡巡回医疗时目睹当地老农患急性荨麻疹，用鲜鱼腥草汁搽皮损，风团旋即消散。他颇受启发，日后诊病多用此药。现代药理研究表明：鱼腥草之挥发油具有显著的抗过敏作用，拮抗由组胺、乙酰胆碱所致豚鼠离体回肠的收缩，常用治各种由过敏因素引起之皮肤瘙痒或疮疡中期有感染倾向者。

4. 徐长卿与牡丹皮

徐长卿具有祛风止痒、活血之功效。牡丹皮具有清热凉血、活血散瘀之功效。二药合用可增强活血祛风止痒的功效。现代药理研究表明：徐长卿和牡丹皮均含有丹皮酚，其丹皮酚对Ⅰ、Ⅲ、Ⅳ型变态反应均有显著抑制作用，它并不显著影响特异性抗体的形成，但可选择性抑制补体经典途径的溶血性，还可调节细胞免疫功能。常用治各种风燥血热（血瘀）之神经功能障碍、红斑丘疹银屑和角化性及变态反应性皮肤病。

5. 五味子与乌梅

乌梅生津止渴，涩肠止泻，具有敛阴作用。五味子酸能收敛，苦能清热，咸能滋阴，性温，但温而不燥，具有敛肺滋阴、生津敛汗、宁心安神之功效。乌梅归肝、脾、大肠经，走下焦。五味子入心经。二药合用，上下作用，加强敛阴之效，防止虚火过旺而致的瘙痒。乌梅可减少五味子的用量，但作用不变。常用治各种过敏性疾患，且用于动辄腹泻、汗出患者尤佳。

6. 黄芪与防风

防风遍行于周身，祛风于肌腠之间，为风中之润剂。黄芪补益脾肺，补三焦而实卫，为玄府御风之关键，且无汗能发，有汗能止，为补剂中之风药。《脾胃论》云："防风能制黄芪，黄芪得防风其功愈大，乃相畏相使也。"黄芪与防风合用，相畏配对，黄芪得防风不虑其固邪，防风得黄芪不虑其散表，实为散中寓补，补中寓攻。具实卫散风、祛邪固卫之能，有相得益彰之妙，不同于一般的扶正固表。常用治各种辨证为表虚不固者。

7. 当归与芍药

当归甘补温通，辛香而走散，补血而有调气活血之功。白芍味苦、酸，性微寒，有养血敛阴、柔肝之功，能土中泻木，制肝气之恣横。当归与白芍配伍，当归补血偏于温阳，其性主动主走；白芍补血偏于养阴，其性静而主守。二药寒温同用，动静结合，共奏养阴补血，和肝理脾，活血化瘀之功。常用治血虚血瘀之皮肤病，如银屑病、白癜风等。

8. 海藻与昆布

海藻味苦、咸，性寒，泻肝胆之火，散结气痰郁。昆布味咸，性寒，咸寒质滑，清热化痰，软坚散结，攻破积聚。二药同为咸寒之品，咸能软坚，寒能清热，有软坚散结、清热消痰之功。历代均视二药为治疗瘿瘤瘰疬之要药，二药相须配对同用，在增强消痰软坚药力中起协同作用，可提高临床疗效。现代药理研究表明：昆布及海藻中均含有丰富的碘质，服后能促进病理产物和炎性渗出物吸收，并能使病态组织崩溃和溶解。常用治瘰疬痰核、囊肿、丹毒、硬红斑、结节性红斑等。

9. 当归与川芎

当归辛温能通，甘温能补，功能养血活血，补肝益脾，调经止痛。川芎辛温香窜，能升能散，走而不守，上升巅顶，下行血海，旁达四肢，外彻皮毛，既能行气活血，又能祛风止痛。二药配伍，当归以养血为主，川芎以行气为主，而二者气血兼顾，相须为用，共收补血活血之功。常用治血虚血瘀所致的疮疡肿痛、慢性皮肤疾患。

需指出，临证时不明医理，恣意妄用，固然错误，然墨守成方，不思改变，亦不足取。药对有互消其不良反应专取所长者，又有相互作用而产生特殊效果者，而褟老每每用之亦是在辨证精当、大法既明之前提下，方才效若桴鼓。所以，药对虽好，亦有当用不当用、用量之大小、用好用坏之区别，此中深理，医者须要明辨。

第六节　成方心语

一、六味地黄丸

褟国维教授擅长以补肾法治疗许多皮肤顽疾，尤其擅长滋阴补肾，常用六味地黄汤加减化裁，疗效显著。

褟老运用补肾法治疗皮肤病这一独特学术思想的形成，除理论渊源于《内经》之外，还与其长期所处环境有密切关系。褟老常年行医于岭南，岭南地区气候炎热，冬暖夏长，常年湿热氤氲，久蕴易生痰火，灼伤阴液。又兼饮食不节，偏食膏粱厚味、辛温燥热之品，易致胃肠积热，积热盛也会耗伤阴液。所以历来岭南人群容易阴虚火旺而出现"上火"症状，比如口舌生疮、目赤肿痛等常见火热病症。当今社会生活节奏快，尤其是现代岭南人群，由于工作生活紧张，生存压力过重，作息规律紊乱，忧思过度，情志失调，郁久化火，暗耗阴精。古人云"阳气者，烦劳则张"。过劳的生活工作状态往往导致阳气亢张而不敛，阳气虚亢则煎灼阴液而阴精伤，阴虚则不能藏火而火更旺。情志失调则肝气不舒，郁而化火，兼生风燥，耗竭津液，肾水枯不能养木，木失所养则风火更甚，形成恶性循环。而当今社会信息技术发达，声色犬马，情欲泛滥，又使人不知持满，过度房劳亦直接损伤肾精。诸多因素导致处于现代社会的岭南人群肾阴不足状况更为突出。因地制宜，针对这一类人群因肾阴虚导致的疾病，尤其是疑难皮肤病，褟老主张应从先天肾元着手，尤其以滋阴补肾为主进行调治，获得满意疗效。

该方以熟地、山萸肉补肝肾之阴，山药补金生水，茯苓、泽泻泻湿使补而不腻，丹皮行瘀使补而不滞，组方井然有序，虽寥寥数味，但疗效显著。具体临床运用上，褟老并非仅仅滋阴补肾，而是根据具体病症情况，结合清热、除湿、祛风、凉血、解毒、活血等治法，灵活运用。褟老的不少经验方，都是以此方为基础，根据症情适当加减化裁，从而形成一系列补肾群方，可谓蔚然大观。如治疗红斑狼疮的基础方 [生地 15g，熟地 15g，蕤仁肉 15g，丹皮 15g，茯苓 15g，怀山药 15g，益母草 15g，甘草 5g，青蒿（后下）10g，鱼腥草 15g]，方中既以六味地黄汤滋阴补肾，又以鱼腥草、青蒿清热解毒，同时又配以益母草活血化瘀。又如治疗皮肌炎的基础方（生地 15g，熟地 15g，蕤仁肉 15g，丹皮 15g，茯苓 20g，泽泻 15g，怀山药 20g，太子参 15g，甘草 5g，蛇舌草 15g，丹参 20g），方中既以六味地黄汤滋阴补肾，又配以蛇舌草清热解毒，丹参活血凉血，太子参益气养阴，共奏滋阴补肾、活血凉血之功。又如治疗斑秃的基础方（松针 15g，蒲公英 20g，熟地 15g，丹皮 15g，茯苓 15g，山萸肉 15g，泽泻 15g，怀山药 15g，白蒺藜 15g，牡蛎 30g，甘草 10g，菟丝子 15g），方中既以六味地黄汤滋阴补肾，又配以菟丝子温阳补肾，以阳配阴；同时，配合松针健脾、祛风、燥湿、生毛发，白蒺藜平肝熄风，蒲公英清头皮郁热、并能生毛发。又如治疗黄褐斑的基础方（柴胡 15g，防风 15g，沙参 20g，冬瓜仁 20g，泽泻 15g，怀山药 15g，山萸肉 15g，丹皮 20g，茯苓 15g，熟地 15g，田七末 5g，甘草 10g，珍珠母 30g），方中既以六味地黄汤滋阴补肾，又配以柴胡、防风、珍珠母疏肝、潜肝，沙参、冬瓜仁养阴润肺，田七活血祛斑，使肝肾同调，肺肾兼补，活血祛斑。

此外，禤老在处六味地黄汤时，常易山萸肉而用蕤仁肉。蕤仁肉其性味甘、微寒，入肝经，有清肝热、养肝阴、明目的功效。禤老独具慧眼，指出蕤仁肉功效与山萸肉类似，亦能补肝肾，但其性微寒，其味甘，作用平和，口感甚佳。因山萸肉其味过酸，许多患者不能忍受其酸，而以蕤仁肉代之则无此弊。

二、参苓白术丸

（一）参苓白术散的源流

参苓白术散原载于《太平惠民和剂局方·卷之三》"治一切气（附脾胃、积聚）〔绍兴续添方〕"的部分。公元 1131 年南宋皇帝赵构被金人所逼，逃至绍兴，改年号为绍兴。参苓白术散即是南宋绍兴年间增辑入书中的。《局方》记载：参苓白术散由人参、白术、茯苓、莲子肉、薏苡仁、缩砂仁、桔梗、白扁豆组成，主治脾胃虚弱、饮食不进、多困少力、中满痞噎、心忪气喘、呕吐泄泻及伤中，久服养气育神、醒脾悦色、顺正辟邪。明代《古今医鉴》在局方参苓白术散的基础上加入陈皮、甘草。组成如下：

白术（土炒，一钱），人参（八分），甘草（八分），干山药（一钱），白茯苓（八分），白扁豆（一钱），莲子肉（十个），薏苡仁（八分），砂仁（炒，五分），桔梗（八分），陈皮（一钱）。

上为末，每服二钱，黑枣泡汤，空心调下。

现代通行的参苓白术散方药组成与《古今医鉴》所载相同。后世将该方常改为丸剂和汤剂，予以加减化裁，广泛应用于临床。

（二）参苓白术散的方解

参苓白术散以人参、白术、甘草健脾益气扶正，茯苓、莲子肉、薏苡仁、白扁豆健脾渗湿祛邪，缩砂仁、陈皮、桔梗行气消滞以助健脾渗湿之力。正如《古今医鉴》所说"调脾助胃，此方最宜"。如兼有湿热，可加葛根、黄芩、黄连，兼有寒湿可加附子、干姜，兼有食积可加鸡内金、谷麦芽，等。临床灵活加减变化，除了治疗反胃、呕泻等证，对于各科疾病的善后调理颇为相宜。现代有市售参苓白术丸，方便长期使用。

（三）参苓白术散与健脾渗湿法

参苓白术散为健脾渗湿法的代表方剂。该方全面体现了健脾渗湿法的治法精髓，临床疗效卓著。深入理解健脾渗湿法的来龙去脉，是用活用好参苓白术散的基础。

所谓健脾渗湿法是由健脾和渗湿两种方法结合而形成的一种扶正祛邪的综合性的治疗方法。理气消滞法常常作为健脾法和渗湿法联系的纽带，使健脾渗湿法发挥更好的疗效。健脾法和渗湿法既有联系也有区别。健脾，指运用健运脾气以治疗脾虚证的一种治疗方法，其侧重于扶正。扶正要注意不留邪。渗湿，指运用渗透泄下以治疗气滞湿阻证的一种治疗方法，其侧重于祛邪。祛邪要注意不伤正。健脾法一般运用辛、甘药物，为升阳法。渗湿法一般运用淡味渗泄药物，为通阳法。如《素问·至真要大论》所说："岐伯曰：辛甘发散为阳，酸苦涌泄为阴，咸味涌泄为阴，淡味渗泄为阳。六者或收或散，或缓或急，或燥或润或软或坚，以所利而行之，调其气使其平也。"

健脾渗湿法在《伤寒论》经方中已经有所体现。健脾法在《伤寒论》中体现如下：如用于里虚寒证的理中丸、用于脾虚气滞的厚朴生姜半夏甘草人参汤，用于脾胃受伤的桂枝加芍药汤。渗湿法如用于水停中焦的茯苓甘草汤，用于水蓄上焦、下焦的五苓散，用于阴虚兼水热互结的猪苓汤。健脾渗湿法在《伤寒论》中体现如下：如用于中焦阳虚、水气上逆的茯苓桂枝白术甘草汤。

金元四大家之李东垣吸收了健脾渗湿法代表方参苓白术散的精髓，并在他的代表作《脾胃论》中做了进一步的发挥。参苓白术散重在甘温健脾，而李东垣则在人参、白术等甘温药的基础上，更用升麻、柴胡、羌活、防风等辛温药物以升阳。参苓白术散重在淡渗利湿，而李东垣则在茯苓等淡渗药的基础上，更用黄芩、黄连、黄柏等苦寒以泻火，去湿中之热。理气药在参苓白术散中占据一席之地，而李东垣则进一步强调了短期使用理气药有助脾胃，但不可久用，以免耗伤元气。李东垣之说，为临床灵活应用参苓白术散提供了更广阔的思考空间，欲深入研究，应阅读《脾胃论》原著。

（四）参苓白术散后世演化方概览

1.《寿世保元》卷二：参苓白术丸

【处方组成】人参一两，白术（去芦，土炒）一两半，白茯苓（去皮）一两，怀山药（炒）一两，白扁豆（姜汁炒）一两，桔梗（去芦）一两，薏苡仁（炒）一两，莲肉（去心皮）二两，陈皮一两，半夏（汤泡，姜汁炒）一两，砂仁五钱，黄连（姜汁炒）一两，神曲（炒）一两，香附（童便炒）一两，白芍（酒炒）一两，当归（酒炒）二两，甘草（炙）五钱。加远志（去心）一两亦妙。

【制法】上为末，神曲糊为丸，如梧桐子大。

【用法用量】每服一百丸，食后米汤送下。

2.《古今医鉴》卷四：参苓白术丸

【处方组成】人参一两，白术二两（土炒），白茯苓一两，干山药（炒）一两，莲肉（去皮）二两，陈皮一两，半夏（制）一两，白扁豆（炒）一两，薏苡仁（炒）二两，桔梗二两，黄连（姜炒）一两，神曲（炒）一两，香附一两，砂仁五钱，甘草一两，当归一两，远志一两，石菖蒲五钱。

【制法】上为末，生姜、大枣煎汤，打神曲糊为丸，如梧桐子大。

【用法用量】每服一百丸，空心白汤送下。

3.《片玉心书》卷五：参苓白术丸

【处方组成】人参一钱，白术一钱，白茯苓一钱，甘草一钱，山药一钱，白扁豆一钱，桔梗一钱，薏米一钱，莲肉一钱，归身一钱五分，川芎七分。

【制法】上为末。神曲糊丸。

4.《保命歌括》卷三十四：参苓白术丸

【处方组成】人参（去芦）二两，白术（不用油者，去芦）三两，白茯苓（坚白者，去皮）三两，粉草（去皮，炙）一两，陈皮（去白）一两半（留白）一两半，山药（刮去赤皮）4两，莲肉（去皮心）三两，缩砂仁一两，枳实（去瓤，麸炒）一两，当归身（酒洗）二两，川芎（大而白坚者）一两，山楂子（蒸取肉）一两，真神曲（炒黄色）二两。

【制法】上为细末，荷叶浸白糠米，即以荷叶包米，就以米水中煮熟，取出杵烂，和药为丸，如梧桐子大。

【用法用量】每服五十丸，温酒送下，米饮亦可，不拘时候。

5.《片玉痘疹》卷十二：参苓白术丸

【处方组成】人参二钱，白术二钱，白茯苓二钱，陈皮二钱五分，山药一钱二分，木香一钱三分，神曲（炒）一钱二分，青皮一钱二分。

【制法】上为末，汤浸蒸饼为丸。

【用法用量】米饮送下，阴日服。

6.《万氏家抄方》卷六：参苓白术丸

【处方组成】人参三钱，白术（炒）三钱，茯苓三钱，陈皮一钱五分，山药二钱二分，木香一钱，山楂肉三钱，青皮一钱，甘草（炙）一钱，神曲（炒）二钱。

【制法】上为末，蒸饼糊丸。

【用法用量】米饮送下。

（五）运用参苓白术散加减治疗湿疹的经验

中医学中没有"湿疹"一词。由于历代医家相隔久远以及历史条件的局限，各医家观察了疾病的不同侧面，病名记载可谓形态各异。有关湿疹的记载最早见于《金匮要略》"浸淫疮，黄连粉主之"。《诸病源候论》记载的"病疮"相当于手部湿疹；《医宗金鉴》"风痹"相当于肛门湿疹；《诸病源候论》"月食疮"相当于耳部湿疹。其他中医文献记载的"奶癣""四弯风""肾囊风""绣球风""湿毒疮"等病名分别与西医婴儿湿疹，特应性湿疹、阴囊湿疹、小腿湿疹等相近似。新中国成立以后，为了适应中医药教育事业的发展，将湿疹的中医病名统一为"湿疮"，并在诊断上逐渐融合了西医对湿疹的认识。

古代医家对湿疹病机的认识，不离"风、湿、热、毒"邪，与心脾肾关系密切，认为湿疹的发病主因先天禀赋不足，脾失健运，湿热内生，复感风湿热邪，郁于腠理而发病；或因饮食不节，嗜食辛辣肥甘厚腻，伤及脾胃，脾失健运，致湿热内蕴而发；病情反复迁延日久，则耗血伤阴，致脾虚血燥，肌肤失养。《疡科心得集》辨诸疮总论认为：诸痛痒疮，皆属于心；诸湿肿满，皆属于脾。《外科理例》认为本病与脾肾相关，"大凡下部生疮虽属湿热，未有不因脾肾虚而得之"。

湿疹的表现虽在皮肤，然病位根源则在中焦脾胃，脾胃功能正常与否，直接关系到本病的症状轻重。如患者舌体胖大，有齿印，脉象沉细，脾虚湿困之象明显，需用白术、茯苓、太子参、薏苡仁等健脾渗湿之品助脾胃运化。如患者舌质滑少苔，则有肾气不足之征，需用山萸肉、山药、淫羊藿等以益肾固元，助水湿之气化。辨治儿童湿疹时，尤其需要注意调理脾胃。小儿具有腑脏娇嫩、形气未充、脾常不足的生理特点，随着年龄的增长，小儿的脾胃功能会逐渐增强，部分患儿湿疹发作有渐轻的趋势，这正是脾胃功能增强的缘故，因此脾胃功能贯穿于小儿湿疹病的始终，在治疗时切记要健脾养胃，调补中焦。

岭南地区所处纬度较低，是我国较接近赤道的地带，日照时间长，太阳辐射量大，属亚热带海洋性气候，四季不分明，长年空气湿度偏大，地表含水份高，若无北方冷空气影响，常年气温相对较高，每年约有 7 个月平均气温高于 22℃，远胜于其他地区，是所谓"四时放花，冬无霜雪之地"。这种长时间的炎热，比一时的高温对人体体质的影响更大。岭南人喜食鱼虾螺蚝等多湿阴柔之品，尤喜生食，贪饮生冷冻物，故易损肠胃；岭南地区居民养成了"下午茶""夜茶"（如潮汕有名的功夫茶）的习惯，久之则加重了脾胃的负担，进而损伤脾胃，使脾胃运化功能失调。岭南人喜喝清热解毒、祛湿消暑功效的凉茶，长期大量使用此类苦寒药物，加重脾胃的损伤，故岭南人脾胃病证最常见，且岭南地区人们勤沐浴，长期湿热的气候环境和生活习俗影响人的脾胃运化功能，湿困脾胃而酿成湿热体质。湿热体质感受湿热之邪，遂成湿热之病候。正如清·薛生白《湿热病篇》所说："太阳内伤，湿饮停聚，客邪再至，内外相引，故病湿热。"何梦瑶在其著作《医碥》中强调南方"凡病多火""多湿病"，林培政总结广东温病的四大特点之一为临床证候多夹"湿"。湿热的气候令岭南人多以苦寒药物清湿热，易至寒湿，损伤脾胃，故多出现脾虚、脾虚夹湿体质。

湿疹乃岭南地区多发病，湿疹急性期多以清热苦寒之药治疗，然湿疹常反复发作，缠绵难愈，易至慢性，湿疹治疗的难点在于控制病情的复发。尽管从古至今各大医家对湿疹的证候划分存在较大差异，但就其病因病机的认识是基本一致的。在湿疹发病中，中医认为其病因为素体禀赋不耐，或由饮食不节，过食肥甘厚腻或荤腥动风之物，损伤脾胃，脾失健运，湿从内生，蕴久化热，郁于血分，湿热相结困脾，复感风湿热邪，内外相搏，充于腠理皮肤而发为本病。本病特点虽形于外但实质发于内。针对湿疹发病的三个主要原因（禀赋不耐；饮食不节；外感病邪），可以看到脾在湿疹发病过程比其他脏腑显得尤为重要，脾虚是湿疹发病的一个重要因素。脾胃作为后天之本，气血生化之源，直接为机体提供气血津液，保证其他各脏腑的营养供给，为其发挥正常生理功能提供最基本的物质基础；脾胃功能不足，能直接限制其他脏腑的生理活动的进行，从而使人体易感病邪；从根本上看，脾胃功能是体质、禀赋的一个重要反映。其次，脾胃健运才能正常运化水湿，使湿有出路，邪不留恋，反之脾胃虚弱则水湿内停，郁而发热，停于腠理肌肤，与外邪相搏。再次，脾主肌肉，脾虚则肌弱，腠理不紧，外邪易于入侵肌表而发病。诚如《素问·至真要大论》有云：诸湿肿满，皆属于脾。脾作为气机升降之枢纽，其运化失调为病机的关键。湿是发病的关键因素，亦乃脾虚之表现。所以，湿疹发病内因根本在脾，从对因治疗方面应以补脾为先。

湿疹之为病，属本虚标实，本虚责之脾，标实责之湿。脾虚证作为湿疹的基本病因病机——尤其是特应性湿疹（特应性皮炎）、慢性湿疹——贯穿整个疾病的发展过程中。临床上患者有时可无明显脾虚证候，但脾虚作为患者具有的基本素质（体质倾向），不仅是发病原因，也是疾病发展和慢性化的重要因素。

禤老曾对慢性湿疹证候分布进行调查研究，发现脾虚湿困型者(94例，占73.4%)居多，肝肾亏虚(59例，占46.1%)及血虚风燥(23例，占18%)次之，风湿热阻、气滞血瘀、湿热毒盛较少。结果提示慢性湿疹证型以虚证特别是以脾虚湿困为主，证候的分布符合湿疹的发病特点。从西医学上，首先慢性湿疹病程较长，反复发作难以根治，患者因长期的皮肤慢性炎症及渗出，造成蛋白质及电解质的流失，形成慢性的消耗；其次，瘙痒是湿疹重要的症状之一，而瘙痒作为一种最困扰患者生活的一个原因，常给患者精神上的重大压力以及工作生活上的严重妨碍，两者共同构成慢性湿疹致虚的重要的原因。

不管是从发病还是防治方面，湿疹与脾的关系都是比较密切的。故治疗湿疹，当重视脾胃。为此，我院（广东省中医院）在临床上逐渐形成了治疗慢性湿疹的经验方——健脾渗湿方（党参、茯苓、薏苡仁、白术、大枣、山药、陈皮、白扁豆、桔梗），此方由《古今医鉴》"参苓白术散"加减化裁而来。本方以人参、大枣为君药，益气健脾。茯苓、白术、山药、薏苡仁、白扁豆为臣，健脾益气，渗湿止泻。桔梗为佐，宣肺利气，通调水道，载药上行。甘草健脾和中，调和诸药为使。诸药相伍，补中有行，行中有止，升降调和，共奏健脾益气、和胃渗湿的作用。本方主要用于异位性皮炎、湿疹、小儿泻泄等证属脾虚型者。素体脾胃虚弱，水湿停滞，阻隔心火下降，燔灼血脉，血热生风则发为异位性皮炎。脾胃虚弱，风湿热邪困阻肌肤则易发湿疹。脾虚不能行津液，水谷并走二肠发为泄泻。临床上异位性皮炎、湿疹、小儿泻泄等，症见饮食不化、胸脘痞闷、肠鸣泄泻、四肢乏力、形体消瘦、面色萎黄、舌淡苔白腻、脉虚缓者皆可以本方加减。

临床加减化裁：瘙痒剧烈者加苏叶、防风、徐长卿、白鲜皮、蝉衣；舌尖红、小便赤，加灯芯花、生地；舌苔腻、大便溏加绵茵陈、木棉花；湿困化热，去大枣、太子参易党参加黄芩；胃纳差加鸡内金、布渣叶；皮肤干燥脱屑加沙参、白芍。

西医学认为，湿疹发病过程是 T 淋巴细胞受抗原刺激后转化为致敏淋巴细胞，当再次和抗原接触时，随即释放出一系列淋巴因子，产生临床症状。目前研究认为，脾虚证时，存在非特异性免疫、细胞免疫功能紊乱，CD3 和 CD4 均有回升，CD4/CD8 比值升高，红细胞免疫力均下降，免疫细胞因子活性低下等免疫功能受损迹象；脱粒型肥大细胞数量增多，见明显的胞体肿大，胞膜破裂缺损，颗粒与质膜融合等病理改变，与正常人和非脾虚证型患者有明显差别，这些均与引起湿疹的Ⅳ型及Ⅰ型变态反应密切相关。而消化系统的形态功能异常，肾上腺功能低下则可加重机体对外界物质的变态反应。说明湿疹从脾论治与西医学对湿疹发病及治疗的认识有相通之处。动物实验研究证明脾虚会降低表皮的神经酰胺含量，导致皮肤机械屏障功能障碍程度加重。参苓白术散可以提高黄连解毒汤所致脾虚小鼠神经酰胺含量，减轻瘙痒程度，明显抑制脾虚小鼠由于皮肤屏障功能障碍导致的皮肤增厚。可见，健脾方药参苓白术散通过健脾渗湿来减轻瘙痒程度，能在一定程度上修复皮肤机械屏障功能障碍。

禤老用参苓白术散化裁制定成湿疹方，在临证上常用该方治疗湿疹，基本组方如下：

北沙参	茯苓	葛根	徐长卿
薏苡仁	防风	紫苏叶	蝉蜕
生地黄	白鲜皮	苦参	地肤子
甘草			

加减化裁法：

（1）婴儿湿疹：

北沙参	茯苓	怀山药	薏苡仁
连翘	防风	紫苏叶	蝉蜕
生地黄	白鲜皮	鸡内金	甘草
灯心草			

（2）儿童湿疹：

太子参	茯苓	怀山药	陈皮
薏苡仁	防风	紫苏叶	蝉蜕
生地黄	白鲜皮	布渣叶	甘草

（3）青少年和成人期：

北沙参	茯苓	葛根	徐长卿
薏苡仁	防风	紫苏叶	蝉蜕
生地黄	白鲜皮	苦参	地肤子
莪术	紫草	甘草	

【验案举例】

案1

彭某，男，5岁。

2008年10月22日初诊：患者1月前四肢出现红斑、丘疹伴瘙痒，搔抓后起水疱，糜烂渗液，曾在外院诊治，考虑为"湿疹"，给予苯海拉明、维丁胶性钙肌注，口服抗过敏药物，外搽药膏（具体不详），效果欠佳，皮疹无明显消退，瘙痒剧烈。刻下症见神清，精神可，四肢散在红斑、丘疹、水疱，有抓痕、脱屑，皮损处可见黄色渗液，部分结痂，纳可，眠欠佳，大便偏烂，小便调，舌淡，苔微黄腻，脉弱。诊其为湿疮（湿疹），证属脾虚风湿热蕴。此为素体脾弱，禀赋不足，加之饮食失调，湿热内蕴，兼外感风、湿、热诸邪相博于皮肤所致。治宜健脾利湿，清热祛风止痒。以自拟湿疹方加减。

处方：太子参10g，茯苓10g，怀山药10g，苡米10g，防风10g，布渣叶10g，灯芯花3扎，甘草5g，生地10g，徐长卿5g，苏叶5g，蝉蜕5g。水煎服，每日1剂，7剂。

二诊（2008年10月29日）：服药后皮损减少，渗液减轻，少许新发皮疹，仍瘙痒，纳可，眠欠佳，大便成形，小便调，舌淡，苔微黄腻，脉弱。风、湿、热渐有去路，仍瘙痒，在上方基础上，加白鲜皮以清热燥湿，解毒止痒，继服20剂。

三诊（2008年11月19日）：药后总体好转，皮疹、抓痕、脱屑减少，渗液减轻，间有反复，少许新发皮疹，以下肢为主，瘙痒，纳可，眠一般，二便可，舌淡，苔白微腻，脉弱。病情间有反复，新发皮疹以下肢为主，为湿邪困阻，致邪去不畅。改茯苓为土茯苓，加川草薢，以加强健脾除湿解毒之力，同时改生地为15g以凉血清热。继服30剂。

四诊：（2008年12月20日）：药后病情好转，皮疹大部分消退，瘙痒明显减轻，纳眠可，二便调，舌淡，苔薄白，脉弱。病至后期，外邪渐清，本虚为主要矛盾，改土茯苓为茯苓，加鸡内金以健运脾土，以治其本。继服14剂。

五诊：（2009年1月4日）：四肢基本消退，未见新发皮疹，偶有微痒不甚，纳眠可，二便调，舌淡，苔薄白，脉缓。郁结之风、湿、热邪得以分消，正气得以恢复，临床告愈。继服14剂，巩固疗效。随访半年未见复发。

按：中医认为湿疹是由于素体脾弱，禀赋不耐，加之饮食失调，湿热内蕴，或外感风、湿、热诸邪相博于皮肤所致。本案患者大便烂，舌淡、脉弱为脾虚湿蕴之象；脾虚生湿，湿郁化热，兼之脾虚易外感风、湿、热，诸邪蕴结肌肤，故发为四肢红斑、丘疹，糜烂渗液，伴瘙痒。证属脾虚风湿热蕴。治以健脾利湿，清热祛风止痒。选方自拟湿疹方。方中以太子参、茯苓、布渣叶、怀山药、苡米健脾祛湿治其本。苏叶、防风、蝉蜕、徐长卿祛风止痒。灯芯花、生地、生甘草凉血清热解毒。痒甚加白鲜皮加强止痒。湿邪粘滞难去，以土茯苓、川草薢加强利湿解毒之力。后期加重茯苓用量，加鸡内金以健运脾胃。诸药和调，使得郁结之风、湿、热邪得以分消，正气得以恢复，病情向愈。

案 2

贾某，女，75 岁。

初诊：2009 年 7 月 30 日

主诉：四肢反复红斑水疱伴瘙痒 10 月。

现病史：10 月前开始四肢出现小疙瘩、红斑，明显瘙痒，搔抓后起水疱、滋水、渗液，曾到多家医院就诊，诊断为"湿疹"，经治疗多次反复发作，近日病情加重，四肢红斑增多，间有渗液、抓痕，瘙痒，体倦乏力，大便溏烂，胃纳差。

刻下症：四肢片状淡红斑，间有渗液、抓痕、痂皮、色素沉着，体倦乏力，胃纳差，大便溏，舌淡，苔白，脉细弱。

专科检查：四肢片状淡红斑，间有渗液、抓痕、痂皮、色素沉着。

中医诊断：湿疮，证型（脾虚湿困）。

西医诊断：湿疹。

治则治法：健脾利湿，祛风止痒。

中药处方：健脾渗湿方：太子参 15g，茯苓 15g，苍术 10g，怀山药 15g，苡米 20g，防风 15g，苦参 15g，甘草 10g，地肤子 15g，白鲜皮 15g，徐长卿 15g，川草薢 15g。

其他治疗：祛风止痒片，5 片，口服，一日 3 次；盐酸西替利嗪片，10mg，口服，一日 1 次。

二诊：2009 年 8 月 6 日

四肢皮损部分消退变平，渗液减少，色素沉着，瘙痒减轻，体倦乏力，纳一般，眠可，大便稀。舌淡，苔白腻，脉细弱。

中药处方：皮损渗液减少，瘙痒减轻为湿邪困阻减轻；体倦乏力，纳差，大便稀仍为脾虚。脾虚是本，湿困是标，当标本兼治，守方。

其他治疗：祛风止痒片，5 片，口服，一日 3 次；盐酸西替利嗪片，10mg，口服，一日 1 次。

三诊：2009 年 8 月 20 日

四肢皮损已平，仍有少量渗液，色素沉着斑，无新起，瘙痒减轻，四肢乏力，胃纳一般，大便偏烂。舌红，苔白，脉细弱。

中药处方：皮疹好转、瘙痒减轻为肌表湿郁减轻；四肢乏力，胃纳一般，大便偏烂为脾虚的表现。脾虚湿困好转，改苍术为白术加强健脾，加鸡血藤活血通络。

其他治疗：祛风止痒片，5片，口服，一日3次；地氯雷他定片，5mg，一日1次。

四诊：2009年9月3日

四肢皮疹基本消退，无渗液，颜色变淡，无明显瘙痒，体倦乏力好转，大便成形，纳眠可。舌红，苔白，脉细弱。

中药处方：皮疹基本消失，无明显瘙痒为肌表风湿已去；体倦乏力好转，大便成形，纳眠可，脾虚逐渐恢复。去苦参、川草薢防利湿过度伤阴，以健脾为主。

其他治疗：利湿止痒片，5片，口服，一日3次。

按：湿疹属中医"湿疮"范畴，该患者皮损符合中医"湿疮"的表现，此因素体脾胃虚弱，脾虚失其健运，水湿内停，困阻皮肤引起。 体倦乏力，胃纳差，大便溏，舌淡，苔白，脉细弱俱为脾虚湿困之征。故治法当以健脾利湿为本，辅以祛风止痒，方用经验方湿疹方。方中以太子参、茯苓、苍术、白术、怀山药、苡米、甘草、川草薢健脾渗湿，苦参清热解毒利湿，再以防风、地肤子、白鲜皮、徐长卿祛风止痒，鸡血藤通络去滞，药虽平凡，辨证丝丝入扣，故获良效。

三、四妙勇安汤

四妙勇安汤，最早见于华佗《神医秘传》曰："此疾发于手指或足趾之端，先疹而后痛，甲现黑色，久则溃败，节节脱落。"清末鲍相璈将其收载《验方新编·卷二》，命名"四妙勇安汤"，药物组成金银花三两（90g），玄参三两（90g），当归二两（60g），甘草一两(30g)，此方取名"四妙"者，言本方虽然药味仅有四味，但是剂量大、用力专，服后效果勇猛，迅速使邪去病除，堪称功效绝妙，故称"四妙勇安汤"。

四妙勇安汤，为清热剂，具有清热解毒，活血止痛之功效。银花甘寒入心，善于清热解毒，故重用为主药；当归活血散瘀，玄参泻火解毒，甘草清解百毒，配银花以加强清热解毒之力，用量亦不轻，共为辅佐。四药合用，既能清热解毒，又能活血散瘀。

自1955年沧州老中医释宝山首先报道运用四妙勇安汤治疗动脉栓塞性坏疽症34例，一般服药5～20剂后痊愈，引起临床广泛的重视。临床常用于治疗血栓闭塞性脉管炎、静脉炎、下肢溃疡、坐骨神经痛、下肢深静脉栓塞等。现其适应症广泛推广，不仅仅用于外科，还推广到内科、皮肤科、风湿科等。

褚老对四妙勇安汤很重视，对它有很高评价，临床上运用它治疗多种皮肤病，均有显著效果。

1. 丹毒

丹毒是一种累及真皮浅层淋巴管的感染，主要致病菌为 A 组 β 溶血性链球菌。可发生于面部、小腿、足背等部位，多见于小腿部。急性丹毒临床表现为红肿热痛，局部淋巴结肿大，具有发热、寒战等全身症状。急性丹毒具有四妙勇安汤热毒炽盛的病机特点，褚老常用之治疗急性丹毒。褚老认为急性下肢丹毒不仅具有热毒，还具有湿热的特点，常以四妙丸合四妙勇安汤治疗。

2. 郁积性溃疡

下肢郁积性溃疡是由于下肢静脉曲张引起局部血液回流障碍、组织营养不良、抵抗力降低而引起局部皮肤破溃甚至感染形成溃疡。常发生于小腿下1/3，临床治疗较难。褚老常用四妙勇安汤、肾气八味丸、四君子和而为方治疗，临床效果显著。褚老认为下肢郁积性溃疡标在热毒，本在于用脾肾，标本兼治方能奏效。

3. 硬皮病的雷诺症、四肢末端坏疽

雷诺症是一种以皮肤苍白、青紫而后潮红为特征的疾病，多有寒冷、情绪波动以及其他诱发因素，是由于间歇性末梢小动脉痉挛、管腔狭窄引起的一种血管疾病。严重者可引起指（趾）末端溃疡及坏死。褚老认为本病初起因寒凝经络，血寒而瘀，瘀而化热，热甚成毒。表现为全症寒证，局部热证，需寒热并治，寒热并用。褚老治疗此类疾病常用四妙勇安汤合当归四逆散治疗。

4. 红斑性肢痛症

红斑性肢痛症是一种原因不明的末梢血管舒缩功能障碍性疾病，临床特征为肢端皮肤红、肿、痛、热，多发生于双足。我院曾收治一例红斑肢痛症儿童患者，发作时需将双足置入冰水中，后冰水亦不能缓解，需要倒立也能缓解。患儿及家长痛苦不堪，请褚老会诊，予四妙勇安汤合当归拈痛散而

取效。

5. 皮肤血管炎、脂膜炎类疾病

如变应性血管炎、荨麻疹性血管炎、结节性红斑、结节性血管炎。这类疾病轻者瘀点、瘀斑，重者血疱、溃疡，患者自觉有热、痛表现。褚老亦喜用四妙勇安汤加减使用。

褚老认为治疗皮肤病，使用四妙勇安汤要点是局部或全身具有红、肿、热、痛或溃烂、腐臭特点。临床可加减使用，如湿热重者，加黄柏、苍术、萆薢、泽泻；血瘀明显者，加桃仁、红花、丹参；气血两虚者，加党参、炙黄芪、生地、白术、鸡血藤。亦可合方使用，如合四妙丸、桃红四物汤、当归四逆汤等。关于用量，褚老认为应灵活变化，应视病情、年龄、胖瘦、体质强弱而量之。褚老常规用量银花、元参30g，当归10～15g，甘草10～20g。热毒较重者银花、元参可适当加大量，但他很少用至50g以上，褚老认为量大效果不一定就会大，反而伤人正气，且不经济。对于脾胃虚弱者要顾护胃气。

第七节　古方经方发挥

一、知柏地黄丸和二至丸加减组成消痤汤治疗痤疮

痤疮属中医的肺风粉刺范畴，纵观历代文献对粉刺的病因病机的认识，均认为是肺胃血热，上熏头面所致。如《外科正宗》说："粉刺属肺……总皆血热郁滞不散所致。"《医宗金鉴·外科心法要诀》云："此证由肺经血热而成。"1994年由王沛主编（中医古籍出版社：高等中医院校协编教材）《中医外科学》认为：肺热血热、肠胃湿热、脾虚痰湿为粉刺（痤疮）的病因，辨证分为血热证，治以凉血清热为主；湿热证，治以清热化湿通腑；痰湿证，治以健脾化痰利湿清热。

临床上大多采用清肺邪热，活血化瘀，今之痤疮患者，除了青少年外，30岁以上患者亦不少见，尤其妇女患者，更有明显增加之象。由于学习紧张、工作压力大，睡眠不足，生活不规律，饮食不节而病情加重。青少年生机勃勃，阳气旺盛，若素体肾阴不足，则易致肾之阴阳平衡失调，会导致女子

二七、男子二八时相火亢盛，天癸过旺，过早发育，而生粉刺。况且青少年者，多喜食煎炸香口之品，又常勤读夜寐，更易耗伤肾阴，致肾阴不足，相火过旺；而今之妇女痤疮者，多为职业女性，常伴月经不调，病情轻重亦与月经来潮有关，且往往有神倦、夜寐差、焦虑、经量少等肾阴不足之象，这与现代生活节奏紧张、工作压力大而导致内分泌失调有关。故禤国维教授提出痤疮（粉刺）主要致病机制是肾阴不足，冲任失调，相火妄动。治疗采取滋肾泻火，凉血解毒之法。现代研究已知，长期紧张、压力的影响下可刺激肾上腺分泌肾上腺素来应付压力所需，而肾上腺释放肾上腺素同时亦可制造雄激素，而雄激素会刺激皮脂腺分泌皮脂，而痤疮是一种毛囊皮脂腺的慢性炎症，发病主要与性腺、内分泌功能失调、皮脂腺分泌过多、毛囊内微生物感染和全血黏度增多等因素有关。皮脂当属中医"精"的范畴，属肾所藏。肾阴不足，相火过旺，虚火上扰，迫"精"外溢肌肤、皮毛，则皮脂增多，热蕴肌肤、皮毛则生痤疮。而从有关实验研究分析，滋阴育肾的中药可以调节人体的内分泌功能，减少皮脂腺分泌；清热解毒、凉血活血的中药有抑菌消炎和改善血液黏度作用。据此禤国维教授提出的肾阴不足，冲任失调，相火过旺的痤疮发病机制，阐发了当今社会环境对人的内分泌改变作用，内分泌与中医肾气的关系，从而解释了肾阴与痤疮的关系，在临床运用中确有指导意义。

根据上述病因病机，以滋肾泻火、凉血解毒为治疗原则，采用传统知柏地黄丸和二至丸加减组成消痤汤：知母12g，黄柏12g，女贞子20g，生地黄15g，鱼腥草20g，墨旱莲20g，蒲公英15g，连翘15g，丹参25g，甘草5g。

二、六味地黄汤加减治疗斑秃

斑秃以突发性的非疤痕性的毛发脱落为特征，它不仅仅影响患者的容貌，也危害其身心健康，甚至对患者的学习、工作、生活、交际均可造成不容低估的负面影响。综合分析古文献可见斑秃的中医病因病机主要涉及：肝肾不足、气血两虚、血虚风燥、气滞血瘀等四个方面。现代中医文献报道的证型有数十种之多，不少证型其实是名异证同，不利于学术推广和总结。综合归纳近年来较有学术影响的文献资料，按肝肾不足、气血两虚、气滞血瘀、血虚风燥等四型已成共识。研究表明，肝肾不足证仍是本病临床较为常见的证候。

禤国维教授认为，肾主骨，其华在发，肝藏血，发为血之余……肾藏精，肝肾互为子母，精血互生。当肝肾得养，精足血旺，毛发则生长旺盛；反之，如果肝不藏血，肾精耗伤，则毛发失其滋养，故发枯脱落。这就是为何斑秃都有肝肾不足的见证的内在依据。七情所伤，肝气郁结，精血失于输布，以致毛发失荣，则往往是诱发或加重本病的重要原因之一。肝肾不足是本病发病的中心环节。

禤国维教授补肾喜用钱乙六味地黄汤加减，认为此方三补三泻，补而不燥、滋而不腻，松针、北芪、薄盖灵芝是禤教授治疗脱发病的经验用药，松针能生毛发，安五脏；北芪、薄盖林芝均具有双向免疫调节作用，既能调节斑秃患者异常的免疫功能，又可促进毛发生长。

三、六味地黄丸加味治疗系统性红斑狼疮

系统性红斑狼疮（SLE）是一种严重危害人身健康的自身免疫性疾病，以多系统损害及血清中有多种自身抗体特别是抗核抗体（ANA）为其特征性标志。在中医文献中无系统性红斑狼疮（SLE）病名记载，其内涵分属于"红蝴蝶""湿热发斑""日晒疮""虚劳"等范畴，由于本病损害涉及多个器官、组织，临床表现复杂多端，病势缠绵，反复难愈。历代医家对其病机认识及辨证分型均不尽相同，有血瘀论，有热毒论，有阴虚论等，治法颇多，观点不一。禤国维教授认为本病发病或外感，或内伤，或饮食劳欲所诱，然诸多因素必本于机体正气亏虚，肾元不足。他认为红斑狼疮虽病情多变、病机复杂，但虚虚实实之中，肾阴亏虚而瘀毒内蕴是贯穿病程之主线，补肾滋阴为其治疗前提。补虚泻实为其治疗大法，应用六味地黄汤加加生地黄、益母草等为基本方，以阴配阳，诸药配伍，补虚泻实，标本兼顾，补而不滞，泻而不虚。方中生地味甘、微寒，气薄味厚，沉而降，归心、肝、肾经，具有滋阴清热，凉血补血之功。熟地黄味甘、性温，能补血滋阴，益精填髓。四物、六味以之为君，其性沉降静守，能平其躁动上升之虚火。益母草活血化瘀、调经、利水，传统常用于妇科经、产诸疾，近来亦用于肾脏疾病的治疗，对于利尿消肿、改善肾功能有效。应用六味地黄汤加味，以阴配阳，诸药配伍，补虚泻实，标本兼顾，补而不滞，泻而不虚。正所谓"疏其血气，令其调达，以致和平"。当然 SLE 临床表现错综复杂，除肾虚瘀毒外，尚有毒热炽盛、脾肾阳虚、风湿热痹等其他证型，在推崇养阴大法的同时，禤教授也常依据临床

不同症状，配清热、活血、祛风、益气、补肾、养血、利水、安神诸法，灵活运用。

四、从革解毒汤化裁皮肤解毒汤治疗银屑病

"毒"的概念在中医学中应用非常广泛。有文献统计了近20年来中医"毒"相关的文献有929篇，涉及的与"毒"相关的疾病189种，大多见于复杂性、难治性疾病之中，其中论述皮肤病"毒"证相关的文献仅次于大内科系统疾病。大凡由"毒"所致的疾病，主要有两个方面：一是自外感受，如直接为温热毒邪所侵袭，或间接由风、寒、湿、燥等邪所转化；二是素体阳盛或阴亏，兼以七情失调，气有余便是火，火自内生，壅而成毒。早在20世纪70年代，禤教授就认识到在常规的六淫、七情、外伤、禀赋等病因病机之外，疑难皮肤病的发病和迁延常与"毒邪"蕴结有密切的关系。在疑难皮肤病的病因病机中，常常由于病情反复不愈，导致风湿热邪胶着难解，日久均可化毒，壅遏不解，内伤脏腑，阻碍气血，耗伤津液。病程越久，蕴毒越深，"毒"邪致病之机越需要重视。另外，多种疑难皮肤病与禀性不耐的关系尤为密切。空气、水、日光、动物、食物、药物、金属等是与人类关系密切的环境、生物和化学物质。一般人接触上述物质通常不会产生致病反应，但是许多疑难皮肤病患者接触后往往能产生致病作用或者加重病情。这种由于禀性不耐导致疑难皮肤病的高敏反应与《辞源》所说"物之能害人者皆曰毒"十分吻合，尤其凸显出"毒"在疑难皮肤病的病因病机中的重要地位。基于此，禤教授认为在疑难皮肤病的辨治方面，除了祛除常见的致病因素之外，设法"解除毒邪"是提高疗效的关键所在。历代医家对"毒邪"病证和解毒方药的运用积累了丰富的经验。《金匮要略》治阴阳毒，用升麻鳖甲汤，其中升麻、雄黄为清热解毒、以毒攻毒之要药。《外台秘要》载黄连解毒汤，《疫病篇》载清瘟败毒饮，《医宗金鉴》载五味消毒饮，皆为古今解毒要方。中医皮科在治疗皮肤重症顽疾时亦常常选用上述方剂，运用得当可治重症、挽狂澜。但是上述方剂或为寒凉重剂或含有毒药物，一般只做短期应急之用，长期服用有败胃或中毒之虞。因此，对于需要较长疗程治疗的慢性疑难性皮肤病，仍需另谋良方。禤老在长期临床中创皮肤解毒汤，皮肤解毒汤原方名为从革解毒汤，源自村上图基等人所撰之《续名家方选》，组成如下：金银花二钱，土茯苓二钱，川芎一钱，莪术七分，黄连七分，甘草二分，主治疥疮；加减法为"若有肿

气者，倍莪术；肿在上者，倍川芎；在下者，倍莪术、黄连"。褟国维教授于文革时期偶拾此方，初试之于临床，效如桴鼓，此后结合多年临床，取从革解毒汤之义，经加减变化，组成新方并命名为皮肤解毒汤，更贴近临床实用，由乌梅15g、莪术10g、土茯苓20g、紫草15g、苏叶15g、防风15g、徐长卿15g、甘草10g组成。方取乌梅滋阴解毒，莪术祛瘀解毒，土茯苓利湿解毒，紫草凉血透疹解毒，苏叶解鱼虾毒，防风祛风解毒，徐长卿通络解毒，甘草善解药毒。全方关键在解毒，解除外犯之毒和内蕴之毒。随证可根据各种毒邪的轻重加减药物。如知母配乌梅可加强滋阴解毒；石上柏、九节茶配莪术可加强活血解毒；川萆薢、白鲜皮、绵茵陈配土茯苓可加强利湿解毒；生地、蚤休、半边莲、鱼腥草配紫草可加强清热凉血解毒；蒲公英、葛花配苏叶可加强解食积酒毒和鱼虾毒；苦参、地肤子、白蒺藜配防风可加强祛风解毒；当归、川芎、地龙干、全蝎配徐长卿等虫类药可加强活血通络解毒。褟老用新拟的皮肤解毒汤治疗各种毒证相关的顽固疑难性皮肤病，取得了较满意的疗效。

五、玉屏风散加味治疗慢性荨麻疹

皮肤病的证型复杂，顽固难治者不外乎虚、瘀、湿、痰。慢性荨麻疹患者由于正气相对虚弱且患者体质各异，或内有食滞邪热，复感风寒风热之邪或平素体弱，阴血不足，皮疹反复发作，经久不愈，气血被耗，内不得疏泄，外不得透达，郁于皮肤腠理之间，邪正交争而发病，即"邪之所凑、其气必虚"。在慢性荨麻疹患者中，表虚不固较为常见。褟老在治疗慢性荨麻疹的治疗中，常以玉屏风散为主方以扶正祛邪。临症习用黄芪、白术、防风、蝉蜕、蜂房、地龙、乌梢蛇、苏叶、荆芥、五味子、乌梅、白蒺藜、当归、生地等药。方中以黄芪益气固表，白术益气健脾并助黄芪益气固表，防风祛风散邪固表而不留邪，蝉蜕、荆芥、蜂房、地龙、乌梢蛇祛风、开腠理以透解郁滞肌肤之邪并助防风疏风止痒，苏叶解鱼虾之毒，五味子、乌梅敛肺，白蒺藜祛外风而平肝。同时，辨证辅以当归补血活血，以期达到"治风先治血，血行风自灭"之效，酌加生地助当归补血养阴，全方寓祛邪于扶正之中。

六、参苓白术散加味治疗湿疹皮炎

褟老祛湿尤重调脾胃，他认为，脾胃同位于中焦，生理上，脾主运化水谷和水湿，胃主受纳、腐熟水谷；脾主升清，胃主降浊，脾气上升，津液得以四布，营养全身；胃气下降，食物得以下行，腑气通利。脾的运化功能全赖脾的阳气作用。病理上，若饮食劳倦，损伤脾气脾阳，使脾的运化功能失常，水液不能正常敷布，内蕴成湿；胃为水谷之腑，主受纳降浊，以通为用，以降为顺，不降则滞，反升则逆。若饮食不洁、暴饮暴食，或过食生冷寒凉，或恣食肥甘厚味，或感受外邪，寒入于胃，热蕴于胃，秽浊之气犯胃，皆可使胃之受纳、和降失职，胃气不降，浊气壅塞，与脾湿相搏，最易酿成湿热。

禤老治疗脾虚证时，健脾常用甘味药。《素问·至真要大论》云："夫五味入胃，各归其所喜，故……甘先入脾。"《素问·脏气法时论》云："脾欲缓，急食甘以缓之……甘补之。"说明甘味药入脾经，有益气健中、补养脾胃之功效。甘味性温者有补气助阳之功效，如太子参、沙参、黄芪、白术、山药、白扁豆、炙甘草、大枣等，适用于以脾胃气虚为主的病证。很少使用桂枝、干姜、制附子、肉桂、吴茱萸、蜀椒、人参等温燥之品。脾虚则湿浊生，湿浊困脾，又常影响脾之运化功能，故治疗脾虚证常配合祛湿着手。禤老祛湿常用淡渗利湿、芳香化湿、苦以燥湿、温化寒湿等法。对于脾虚生湿以致湿盛为患者，可配茯苓、猪苓、泽泻、苡仁等淡渗利水之品，使水湿去而脾运得健。禤老常言"利湿即所以健脾"即是此意。芳香化湿常用砂仁、白蔻仁、藿香、佩兰等药物。苦以燥湿，禤老认为脾为阴土，喜燥恶湿，治疗当遵《素问·至真要大论》"湿淫于内，治以苦热，以苦燥之"、《素问·藏气法时论》"脾苦湿，急食苦以燥之"之旨，对脾为湿困者宜用苦燥祛湿之品。但苦味药亦有偏温偏寒之异，其苦温燥湿者常用苍术、白蔻仁、砂仁、厚朴等，适用于脾湿偏盛者；苦寒燥湿者则能燥湿清热，多用于脾胃湿热蕴结或暑湿伤中之证，常用药如黄连、黄芩、茵陈、栀子等。禤老特别指出，即使对于脾胃湿热蕴结者，苦寒清热亦不可以多用，中病即止，以免苦寒太过伤及脾气。针对岭南湿热内蕴与气阴不足的特点，禤老常用滋阴除湿之法。如常选用沙参、太子参、葛根、玄参、玉竹、首乌等，配伍茯苓、泽泻、苡仁等达到滋阴不助湿，除湿不伤阴的目的。

禤老在《古今医鉴》"参苓白术散"的基础上创制了自己的经验方健脾渗湿方，主要功效是健脾和胃、淡渗益气、滋阴除湿。主治异位性皮炎、湿疹等证属脾虚气阴不足型者，效果甚佳。其基本方为：

太子参 15g	茯苓 15g	怀山药 15g	苡米 20g

| 防风 10g | 布渣叶 15g | 灯芯花 3g | 扎甘草 5g |
| 生地 10g | 徐长卿 15g | 苏叶 15g | 蝉蜕 10g |

加减法：若湿热甚者，加川草薢 15g、土茯苓 30g 以清热利湿；若痒甚流滋者，加白鲜皮、地肤子以利湿止痒；甚则加苦参以苦寒燥湿止痒；若湿疹色红者，加木棉花、鸡蛋花、银花、丹皮等以清热凉血；若皮疹干燥、细屑者，常生地加量至 20g 以上，或配玉竹、首乌、玄参等以养阴除湿。小儿湿疹又食纳不佳者，常加布渣叶、火炭母等岭南特色草药以健脾和胃除湿。

七、阳和汤加味治疗硬皮病

禤老认为硬皮病主要由肺、脾、肾阳虚，致营卫不固、腠理不密，寒湿之邪乘虚内袭。体弱阳虚不能化寒燥湿，寒湿凝滞，使气滞血瘀、经络阻隔、肌肤脏腑痹塞不通而成。

禤老提出肾阳为先天元阳，周身阳气之发源，肾阳虚则脾、肺之阳必虚，肺、脾之阳虚又必会损及肾阳，治病必求于本，温阳当以温肾阳为首要，从先天补充元阳，兼之温散经络之寒湿，禤老常选用阳和汤加减为基本方：黄芪 15g，当归 10g，熟地 15g，白芥子 5g，鸡血藤 20g，丹参 20g，甘草 10g，川芎 10g，白芍 15g，徐长卿 15g，炙麻黄 5g，积雪草 15g，鹿角胶 20g。方中以鹿角胶温阳补肾为主药，"擅补阳者，必于阴中求阳"，故以补阴熟地配阳，此二药是针对阳虚而设；又以当归、白芍、川芎、丹参、鸡血藤养血祛瘀通络，北芪益气通脉，白芥子化痰通滞，炙麻黄宣通经脉，俱为散经络之痰湿瘀滞而用，伍以甘草调和诸药，使得标本之治俱有着落。临床加减法，寒甚，加附子、肉桂、干姜；气虚甚，加人参；血虚甚，加阿胶养血通络；免疫力差，加薄盖灵芝。

肾阳虚衰也可导致皮肤功能受到严重影响，温补肾阳以调阴阳，亦为禤老补肾法一重要内容。禤老强调，在应用温阳药物时，也应注意度的把握，应该控制温阳力度于起效的范围内。过度温阳则耗伤阴液，滋生痰热，反生弊端。"君火以明，相火以位"，故相火之用不在多，而在于安于龙位。"阴平阳秘"才是禤老补肾法的精粹所在。

方药心得

257

第八节 经验方

一、固肾健脾方

【来源】自拟方。

【组成】首乌，女贞子，菟丝子，桑椹子，黄芪，白术，山楂，甘草等。

【功能】益气固肾健脾，滋阴养血乌发。

【方解】何首乌、黄芪为君，益气固肾，养血乌发，《本草纲目》认为何首乌"养血益肝，固精益肾，健筋骨，乌髭发，为滋补良药"；《本草逢原》言"黄芪能补五脏诸虚"。女贞子、桑椹子，滋肾阴，《本草述钩元》认为女贞子"为入肾除热补精之要品"，《本草求真》言桑椹子"除热养阴……乌须黑发"。菟丝子补肾固精，《本草思辨录》云"补肾精而主升"，故上达头面滋养毛发。白术、山楂健脾；甘草调和诸药。诸药共奏益气固肾健脾，滋阴养血乌发之效。

【主治】脾肾不足之脱发，症见头发枯黄稀疏，片块脱落，面色萎黄，疲乏无力，腰膝酸软，纳少便溏，舌淡胖，苔薄腻，脉沉濡。

【临床应用】固肾健脾方可用于脾肾气虚之证，临床常用于治疗脾肾不足之脂溢性脱发、斑秃、产后脱发等。

【加减化裁】头油分泌较多加桑叶、绵茵陈清热利湿祛脂；头晕头痛者加川芎或石菖蒲通窍止痛；大便稀溏改何首乌为熟地，减少女贞子及桑椹子用量，加芡实、苡米，健脾止泻；腰膝酸软等肝肾不足明显者加桑寄生、怀牛膝等；气虚明显者增加黄芪用量，加太子参、薄盖灵芝。

【注意事项】本方主要为脾肾不足证而设，临床上非脾肾不足者则非本方所宜。

二、脾渗湿方

【来源】由《古今医鉴》"参苓白术散"加减化裁而来。

【组成】党参，泽泻，茯苓，薏苡仁，白术，大枣，山药，陈皮，白扁豆，桔梗等。

【功用】健脾益气，和胃渗湿。

【方解】本方以人参、大枣、白术为君药，益气健脾渗湿。茯苓、山药、薏苡仁、白扁豆、泽泻为臣，健脾益气，渗湿止泻。桔梗为佐，宣肺利气，通调水道，载药上行。甘草健脾和中，调和诸药为使。诸药相伍，补中有行，行中有止，升降调和，共奏健脾益气、和胃渗湿的作用。

【主治】异位性皮炎、湿疹、小儿泻泄等证属脾虚型者。症见饮食不化，胸脘痞闷，肠鸣泄泻，四肢乏力，形体消瘦，面色萎黄，舌淡苔白腻，脉虚缓。

【临床应用】本方主要用于异位性皮炎、湿疹、小儿泻泄等证属脾虚型者。素体脾胃虚弱，水湿停滞，阻隔心火下降，燔灼血脉，血热生风则发为异位性皮炎。脾胃虚弱，风湿热邪困阻肌肤则易发湿疹。脾虚不能行津液，水谷并走二肠发为泄泻。

【加减化裁】瘙痒剧烈者加苏叶、防风、徐长卿、白鲜皮、蝉衣；舌尖红、小便赤，加灯芯花、生地；舌苔腻、大便溏加绵茵陈、布渣叶、木棉花；湿困化热，去大枣，太子参易党参，加黄芩；胃纳差加鸡内金。

三、凉血祛脂方

【来源】自拟方。

【组成】茵陈，赤石脂，白鲜皮，蒲公英，生地，萆薢，白术，山楂，崩大碗，甘草等。

【功能】清热除湿，祛脂和胃。

【方解】方中崩大碗（积雪草）、蒲公英为君以清热利湿，养发生发，《本草纲目》云蒲公英"乌须发，壮筋骨"，"取其能通肾"；茵陈蒿、萆薢二者为臣辅助君药清热除湿祛脂，《本草乘雅半偈》认为茵陈蒿"宣发发陈，外入之邪外出，陈去而新生矣"；白鲜皮燥湿止痒，《药性论》谓其治"眉发脱脆"；山楂、白术健脾和胃，化湿祛脂；赤石脂祛湿；甘草调和诸药。诸药共奏清热除湿，祛脂和胃之效。

【主治】湿热熏蒸之脱发，症见头发稀疏脱落，伴头发油腻或头垢明显，头皮光亮潮红，头屑较明显或半瘙痒，口干口苦，胃纳差，烦躁易怒，舌质红，苔黄腻，脉弦滑。

【临床应用】凉血祛脂方可用于湿热熏蒸之证，临床常用于湿热上薰头面之脂溢性脱发、斑秃、产后脱发、痤疮、脂溢性皮炎等。

【加减化裁】头油分泌较多加桑叶，清热祛脂；头晕头痛者加蔓荆子或石菖蒲，通窍止痛；大便秘结不通，加大黄（后下）、枳实，通肺泄热；大便稀烂不畅，舌苔黄腻厚浊，去生地黄增加茵陈蒿用量，加土茯苓，利湿清热解毒；失眠多梦严重者，加合欢皮、茯神，宁心安神；口干口苦明显，肺胃火热盛，加生石膏、地骨皮，清泻肺胃之火；合并腰膝酸软等肝肾不足之证，加桑寄生、女贞子、墨旱莲、何首乌等滋阴补肾；气虚者加黄芪、太子参。

【注意事项】本方主要为湿热熏蒸之脱发证而设，临床上非湿热熏蒸者则非本方所宜。

四、皮肤解毒汤

【来源】日本《续名家方选》从革解毒汤加减。

【组成】乌梅，莪术，土茯苓，紫草，苏叶，防风，徐长卿，甘草。

【功用】解毒化瘀，利湿通络。

【方解】方取乌梅滋阴解毒，莪术祛瘀解毒，土茯苓利湿解毒，紫草凉血透疹解毒，苏叶解鱼虾毒，防风祛风解毒，徐长卿通络解毒，甘草善解药毒。全方关键在解毒，解除外犯之毒和内蕴之毒，兼以利湿通络祛瘀。

【主治】湿疹、荨麻疹、银屑病、结节性痒疹等风湿热毒郁结肌肤导致的皮肤病。症见红斑、丘疹、丘疱疹、渗液、风团、鳞屑，瘙痒剧烈，伴有口干口苦、身热心烦、大便干结、小便黄赤，舌红苔黄或黄腻，脉浮数或滑数或弦数等。

【临床应用】本方主要用于风湿热毒郁结肌肤导致的多种皮肤病，如湿疹、荨麻疹、银屑病、结节性痒疹等属风湿热毒郁结证候者。由于先天禀赋不足，后天将养失调，致风湿热诸邪搏结于皮肤所致，风盛则痒，湿盛则糜烂渗液，热甚则红肿疼痛，风湿热郁久则成毒，缠绵难愈，如银屑病、湿疹、荨麻疹等难治性皮肤病常与血热毒邪、寒湿毒邪、鱼虾毒、食积毒、酒毒、药毒、风毒等密切相关。临床常见湿疹、荨麻疹、银屑病、结节性痒疹等属风湿热毒郁结证候者均可用本方加减治疗。

【加减化裁】知母配乌梅可加强滋阴解毒；石上柏、九节茶配莪术可加强活血解毒；川草薢、白鲜皮、绵茵陈配土茯苓可加强利湿解毒；生地、蚤休、半边莲、鱼腥草配紫草可加强清热凉血解毒；蒲公英、葛花配苏叶可加强解食积酒毒和鱼虾毒；苦参、地肤子、白蒺藜配防风可加强祛风解毒；当归、川芎、地龙干、全蝎配徐长卿等可加强活血通络解毒。

【注意事项】

（1）治疗期间注意保持皮肤清洁，忌热水及肥皂等刺激性因素，尽量避免穿纤维类衣物。

（2）治疗期间饮食禁忌：忌辛辣刺激食物及易引起过敏食物如公鸡、鲤鱼、鲮鱼、虾、蟹、牛羊肉、榴莲、芒果、菠萝、鹅肉、鸭肉、竹笋等。

（3）在病情明显好转时，应嘱咐病人坚持治疗，以巩固疗效。可适当减量或间日1剂。

五、清热解毒狼疮方

【来源】由《外台秘要》"犀角地黄丸"加减而来。

【组成】水牛角，大生地，赤芍，丹皮，紫草，甘草，青蒿等。

【功能】清热解毒，凉血化瘀。

【方解】方中以水牛角为君药，生地为臣，丹皮、赤芍共为佐药。其中水牛角、生地、丹皮清营凉血、化斑解毒；赤芍、紫草清热解毒、止血、解毒；青蒿清热解毒以退热；甘草调和诸药。清热解毒狼疮方是禤国维教授通过多年的临床实践，在治热入血分证的代表方"犀角地黄丸"的基础上研制而成。现代中药药理研究表明，清热解毒狼疮方中水牛角、丹皮具有抗炎作用，其中水牛角还能调节垂体肾上腺皮质系统，使其在维持相对正常的动态平衡方面起重要作用。

【主治】在红斑狼疮活动期出现高热、面部蝶形红斑或水肿性红斑，症见关节痛，大便干结，小便黄赤，舌黄，质绛，脉弦数。

【加减化裁】神晕谵语加安宫牛黄丸或紫血丹；大便秘结加大黄、厚朴；皮肤紫癜加仙鹤草、茜草；癫痫抽搐加羚羊角、钩藤。

【注意事项】本方主要为系统性红斑狼疮中"热毒炽盛"证而设，临床上非"热毒炽盛"者则非本方所宜。

六、祛风止痒方

【来源】自拟方。

【组成】防风，白蒺藜，乌蛇，苦参，甘草等。

【功用】祛风止痒。

【方解】本方以防风、白蒺藜为君药，祛风止痒。乌蛇、苦参为臣，风邪易挟湿邪郁结，郁久易化热，故以乌蛇祛风湿，通经络，苦参清热燥湿止痒，使得风湿热邪不得聚积。甘草为使，泻热缓急、调和诸药。诸药共奏祛风止痒之效。

【主治】风蕴肌表导致的瘙痒性皮肤病。症见风团、红斑、丘疹，皮疹骤起骤退，瘙痒剧烈，恶风，有汗，舌淡红，苔薄白，脉浮数等。

【临床应用】"祛风止痒方"主要用于风蕴肌表导致的瘙痒性皮肤病。风性作痒，风邪又易挟湿热之邪困阻肌肤，缠绵难愈，本方祛风止痒为主，兼清热燥湿使风邪无停留之所，适用于风蕴肌表导致的瘙痒性皮肤病，如荨麻疹、湿疹等疾病。

【加减化裁】风邪偏盛加苏叶、徐长卿、白鲜皮、地肤子、蝉蜕、牛蒡子；疹色鲜红，加生地、紫草；舌红苔黄腻口干苦，加黄芩；湿邪偏盛加川萆薢；皮疹多发可加乌梅、牡蛎；瘙痒难以入眠，加珍珠母镇静安眠，酸枣仁、合欢皮敛神就寐。

【注意事项】本方主要为"风蕴肌表"证而设，临床上非"风蕴肌表"者则非本方所宜。

七、消痤汤

【来源】知柏地黄丸和二至丸加减。

【组成】知母，黄柏，女贞子，生地黄，鱼腥草，墨旱莲，蒲公英，连翘，丹参，甘草等。

【功能】滋肾泻火，凉血解毒。

【方解】女贞子、墨旱莲二者为君，滋肾阴，《本草述钩元》认为女贞子"为入肾除热补精之要品"；知母、黄柏为臣，泄肾火，《本草从新》云"黄柏能制命门膀胱肾中之火，知母能清肺金、滋肾之化源"，君臣一补一泄，补水与泻火共用，调整肾之阴阳于平衡；鱼腥草、蒲公英、连翘，清肺解毒，散结消肿；生地黄、丹参，凉血化瘀清热；甘草调和诸药。全方共奏滋肾泻火、凉血解毒之效。

【主治】痤疮。

【临床应用】消痤汤可用于治疗肾阴不足、相火过旺之证。临床常用于治疗痤疮、脂溢性皮炎、毛囊炎等见肾阴虚证者。

【加减化裁】大便秘结不通，加大黄（后下）、枳实通肺泄热；大便稀烂不畅，舌苔黄腻厚浊，去生地黄加土茯苓、茵陈蒿利湿清热解毒；失眠多梦严重者，加合欢皮，茯神宁心安神；口干口苦明显，肺胃火热盛，加生石膏，地骨皮，清泻肺胃之火；囊肿、结节明显者加夏枯草、浙贝等清热散结；油脂分泌较多则加桑叶、苡米清热祛脂；脓肿反复者合用五味消毒饮加减以解毒散结消痈；合并糠秕孢子毛囊炎加茵陈蒿清热利湿。对于女性患者，在月经前加柴胡、香附，经期去丹参，加益母草。

【注意事项】本方主要为肾阴虚证而设，临床上非肾阴虚之痤疮者则非本方所宜。另脾胃虚寒者亦需慎用。

八、消炎止痒方

【来源】自拟方。

【组成】苦参，徐长卿，甘草，薄荷，冰片等。

【功能】清热润燥，祛风止痒。

【方解】湿疹主要是由于先天禀赋不耐，后天将养失调、饮食不节，湿热内生，兼感风湿热诸邪蕴于肌肤而成；皮肤瘙痒症多因风湿热邪搏于肌肤或阴虚、血虚所致。因此亚急性湿疹、慢性湿疹、皮肤瘙痒症的发生主要责之于"风""湿""热""燥"，病机血虚风燥、血热风盛，自觉症状以"瘙痒"为主，局部表现红斑、丘疹、少量脱屑，甚或肥厚、粗糙、苔藓样变，病情缠绵，顽固难愈。二者的治疗外治法是不可缺少的重要措施，外用药物起着重要的治疗作用。

方中苦参性苦、寒，归心、肝、胃、大肠、膀胱经，功能清热祛湿，祛风止痒，《别录》记载"除伏热""疗恶疮"；徐长卿性辛温，归肝、胃经，功能祛风止痒，《本草图经》记载其"疗遍体风痒干燥"，两药共为本方之君。薄荷辛、凉，善疏风清热，冰片清凉润燥止痒共为本方之臣，甘草调和诸药为佐使。诸药合用共奏清热润燥、祛风止痒之效。

【主治】湿疹、银屑病、特应性皮炎、瘙痒症等皮肤瘙痒。

【临床加减】消炎止痒方一般制成霜剂应用于临床，用于湿疹、荨麻疹、银屑病、特应性皮炎、瘙痒症等皮肤瘙痒，常配合使用其他外用药加强其疗效，如湿疹、银屑病常加用激素软膏以加强抗炎止痒作用，特应性皮炎常配合使用复方蛇脂软膏、肤必润软膏（院内制剂）等加强润燥止痒作用。

【注意事项】本方主要为风热之皮肤瘙痒而设，临床上非风热之皮肤瘙痒者则非本方所宜。

九、消炎止痒外洗方

【来源】自拟方。

【组成】苦参，地榆，大黄，大飞扬，地肤子，蛇床子，荆芥，枯矾，甘草等。

【功用】清热燥湿，祛风止痒。

【方解】本方以苦参为君药，解风湿热毒。地肤子、荆芥、大黄、蛇床子、大飞扬为臣。地肤子、荆芥祛风止痒，蛇床子、大飞扬除湿杀虫止痒，大黄泻火解毒消肿，地榆清热解毒。枯矾为佐，燥湿杀虫、收敛止痒。甘草为使，清热泻火缓急。诸药和调，共奏清热燥湿，祛风止痒之效。

【主治】瘙痒性皮肤病。

【临床应用】主要用于风湿热蕴瘙痒性皮肤病。

【加减化裁】本方为外洗方，分泌物多可加五倍子，干燥可加苍耳子，痒甚可加艾叶。

【注意事项】本方主要为"风湿热蕴"证而设，临床上非"风湿热蕴"者则非本方所宜。

十、养血止痒方

【来源】四物汤加减。

【组成】熟地，当归，白芍，丹皮，甘草等。

【功能】滋阴养血，凉血活血，润燥止痒。

【方解】方中以熟地为君，味甘质润，滋阴养血；当归为臣，养血活血，补中有行；白芍、丹皮为佐，凉血润燥敛阴；甘草调和诸药，全方寓养血、活血、凉血、敛血于一体，共奏滋阴养血、凉血活血、润燥止痒之效。

【主治】血虚风燥之瘙痒，症见病程日久或年老血虚，皮肤干燥、脱屑、肥厚、粗糙、苔藓样变，表面有抓痕、血痂、色素沉着，瘙痒剧烈，伴面色萎黄无华、头晕乏力、口干心烦、夜寐不安，大便干结，舌淡红苔薄白，脉濡细。

【临床应用】养血止痒方可用于治疗血虚风燥之证。临床常用于治疗湿疹、荨麻疹、皮肤瘙痒症、特应性皮炎、神经性皮炎、干燥综合征等血虚生燥者。

【加减化裁】瘙痒难以入睡者，加夜交藤 15g、酸枣仁 20g；口干心烦者，加玄参 20g、灯芯草 5 扎；夹瘀者，加丹参 25g、桃仁 10g、红花 5g、鸡血藤 20g；湿毒未清、渗液明显者加白花蛇舌草 15g、川草薢 15g；大便秘结者加火麻仁 15g、桃仁 10g。

【注意事项】本方主要为血虚风燥证而设，临床上非血虚风燥者则非本方所宜。

十一、益气固肾方

【来源】自拟方。

【组成】制首乌，菟丝子，生地，黄精，山楂，川芎，山萸肉，枸杞子，墨旱莲，淫羊藿，党参，炙甘草等。

【功能】益气固肾，养血生发。

【方解】何首乌、菟丝子二者为君以补肝肾、填精血、养发生发，《本草纲目》认为何首乌"养血益肝，固精益肾，健筋骨，乌髭发，为滋补良药"，《本草思辨录》云菟丝子"补肾精而主升"，故上达头面滋养毛发；党参、淫羊藿温阳益气健脾，补后天之本；佐以山萸肉、枸杞子、黄精补肝肾，填精髓；川芎、山楂养血活血，开启毛窍；生地黄、墨旱莲滋阴，防温补之过；炙甘草调和诸药，全方共奏益气固肾，养血生发之效。

【主治】肾气不足之脱发，症见病程日久，多有家族史，平素头发枯黄或灰白，发病时头发呈大片均匀脱落，全身毛发尽脱，伴腰膝酸软，耳鸣目眩，遗精滑泄，失眠多梦，畏寒肢冷，舌淡，苔薄腻，脉细沉。

【临床应用】益气固肾方可用于肾气不足之证，临床常用于肾气不足引起的斑秃、脂溢性脱发、产后脱发等。由本方组成的益气固肾生发口服液为广东省中医院院内制剂，临床应用于肾气不足引起的斑秃、脂溢性脱发、产后脱发等，疗效明显。

【加减化裁】头油分泌较多加桑叶、绵茵陈清热利湿祛脂；头晕头痛者加川芎或石菖蒲通窍止痛；大便稀溏改何首乌为熟地，减少生地、墨旱莲用量，加芡实、苡米健脾止泻；腰膝酸软等肝肾不足明显者加桑寄生、怀牛膝等；气虚明显者增加黄芪用量，加太子参、薄盖灵芝。

【注意事项】本方主要为肾气不足证而设,临床上非肾气不足者则非本方所宜。

十二、滋阴狼疮方

【来源】自拟方,由《小儿药证直诀》"六味地黄丸"化裁而来。

【组成】大生地,山萸肉,泽泻,丹皮,茯苓,甘草,青蒿等。

【功能】滋阴补肾,清热凉血。

【方解】方中重用生地为君药,滋阴清热凉血;臣以山萸肉,补养肝肾,并能涩精;泽泻利湿泻热;丹皮清泄相火,并制山萸肉之温涩;茯苓健脾渗湿,能助脾健运;青蒿清虚热;甘草解毒清热并能调和诸药。

【主治】红斑狼疮中轻度活动期和缓解期,表现为淡红斑,低热或不发热,口干唇燥,五心烦热,头晕乏力,关节疼痛,脱发,大便干结,小便黄赤,舌红,苔黄腻,脉细数。

【加减化裁】五心烦热、骨蒸潮热等虚火上炎之象明显,加知母、黄柏清热泻火;低热不退,加鱼腥草、半边莲清解余毒除湿;腰膝酸软,加牛膝引药下行。

【注意事项】本方主要为"肝肾阴虚"证而设,临床上非"肝肾阴虚"者则非本方所宜。特别是脾胃虚寒者忌用。

特色疗法

一、截根疗法

褚老很重视外治疗法，曾吸取各家之长，结合自己临床经验，创制了截根疗法。截根疗法类似于传统的挑刺疗法，是用特定针具在一定部位病理反应点、皮肤异点或穴位进行挑刺，以治疗疾病的外治法。由于挑刺在穴位或反应点上造成了一定程度的创伤，起着持久的良性刺激作用，从而达到疏通经络、调理气血的目的。但褚老的截根疗法有他的独特之处，本法系针刺、砭法、穴位封闭三者的有机结合，临床证明较单用针刺或砭法或封闭法疗效高，且复发率低。在临床上对各种顽固性的瘙痒性皮肤病，如肛门瘙痒证、外阴瘙痒证、神经性皮炎、慢性湿疹、慢性荨麻疹等，有很好的疗效。褚老曾报道用此法共治疗各类顽固性瘙痒性皮肤病 109 例。治愈率为 70.64%，有效率为 93.58%。开始见效 1～4 天，平均 2 天左右。治愈时间最短 10 天，最长 30 天。2 次治愈 5 例，3 次治愈 16 例，4 次治愈 56 例。疗效甚佳，值得临床推广。

1. 适应证

肛门瘙痒证、外阴瘙痒证、神经性皮炎、慢性湿疹、慢性荨麻疹等。

2. 操作方法

（1）选穴：可根据辨证选用有关穴位，一般以背部穴位为主，阴囊及女阴瘙痒证取肾俞、关元、长强穴；肛门瘙痒证，取长强、大肠俞、腰俞、承山穴等；或在上起第七颈棘突平面下至第五腰椎，二侧至腋后线的范围内，找明显压痛点或找针头大、略带光泽的丘疹 2 个作挑治点，亦可靠近皮损部任选 2～3 个点作挑治点。

（2）操作步骤：取卧位，充分暴露挑刺部位，常规消毒，用三棱针把挑刺部位表皮纵行挑破 0.3～0.5cm，然后自表皮下刺入，挑出白色纤维样物，并把其挑断，一般挑断 5～10 根即可，用消毒纱块覆盖，胶布固定，每周 1 次。3 次为一疗程。或常规消毒后，以 0.5%～1% 普鲁卡因 0.5ml，于挑治部位注射一皮丘，然后用手术刀横切开皮丘表皮面约 0.5cm，深度以微出血，划破表皮为度，用持针器夹弯三角皮肤缝合针，刺入表皮下，挑起白色纤维样物，适当上下左右牵拉数次后把其拉断，一般拉断 5～10 根即可。消毒后，用消毒纱块覆盖，胶布固定，每周 1 次，3 次为 1 疗程。

【注意事项】注意无菌操作；普鲁卡因过敏者不宜用普鲁卡因局封；孕妇、严重心脏病和身体过度虚弱者慎用；有疤痕体质者慎用。本疗法治疗过程中部分病例出现轻度牵拉感、轻度瘙痒等不良反应，但可自行消失。

二、划痕疗法

1. 适应证

局限性神经性皮炎，原发性皮肤淀粉样变，慢性湿疹。

2. 操作常规

先按常规消毒患处，然后术者以手术刀片尖端于皮疹的外缘作点状划痕一周，刀痕长约 0.5cm，每刀相隔 0.2cm，然后再在皮损范围内，沿皮纹方向划满刀痕，每条刀痕相隔为 0.2cm，刀痕深度以划破真皮浅层有血清渗出，或少量血液渗出即可，拭干血迹后，外撒枯矾粉，用消毒纱块轻揉 1～2 分钟，然后消毒纱块覆盖，胶布固定，5～7 日 1 次；7～10 次为 1 疗程。

3. 注意事项

注意无菌操作，面部、颈部和急性皮肤病不宜用，有疤痕体质者不宜用。

三、中药吹烘疗法

1. 适应证

进行性指掌角皮症、掌跖角皮症、皲裂型手足癣、慢性湿疹、带状疱疹、皮肤淀粉样变等。

2. 操作常规

首先根据病情选用不同的制剂，如慢性湿疹用 10% 金粟兰酊纱布；带状疱疹用入地金牛酊或金粟兰酊纱布；指掌角化症，皲裂型手足癣、皮肤淀粉样变用10%～25%硫磺膏，湿疹用青黛膏；操作时，把药膏涂于患处，或将药液浸透之纱块敷于患处，然后用电吹风筒的热风吹于其上，或用神灯照烘，每次10～20分钟，在吹烘时，可再加药，根据病情1～3天治疗1次。

3.注意事项

操作时，注意调节电吹风筒或神灯的距离，以病人感觉舒适为宜，防止引起皮肤灼伤。

四、梅花针疗法

1.适应证

斑秃、脂溢性脱发、神经性皮炎、原发性皮肤淀粉样变、慢性湿疹、痒疹、银屑病、瘙痒症等。

2.操作常规

（1）选穴部位：多为阿是穴（病变处），或循经取穴，或寻找病变处或附近或经络循行部位的结节、索块等为治疗点。

（2）选好治疗部位后，按常规消毒，用弹刺法，以手腕弹力上下叩打，每次5～10分钟，每日1次。

3.注意事项

凡皮肤红肿、糜烂、溃疡者不宜用，黏膜部位不宜用，用力宜轻而匀，以不出血或微出血为度。

五、穴位注射法

1.适应证

寻常痤疮、斑秃、脂溢性脱发、黄褐斑、白癜风、皮肤瘙痒病、慢性荨麻疹、神经性皮炎、银屑病、湿疹等。

2.操作常规

（1）按病辨证选穴选药。常选用足三里、曲池、血海、肾俞、肝俞等穴。

（2）操作方法：选取穴位后，用7号注射器吸入药液（每穴0.5～1ml为宜），皮肤按常规消毒，对准穴位快速刺入皮下，然后缓慢进行达适当深度，做小幅度提插，至"得气"时（觉明显胀痛，酸麻感），回抽无血后，将药液注入，注入速度可根据病情治疗的需要，实证注入宜速、虚证注入宜缓。隔2～5日1次，5～10次为1疗程。

3.注意事项

（1）选用药物时要注意药物的致敏性，部分对鱼腥草，苦参素注射液过敏者不宜选用，出现药物过敏者，轻者可按一般过敏性皮炎处理，严重出现休克者应按过敏性休克诊疗常规处理。

（2）严格执行无菌操作，注射器针头应用一次性用品，注射部位严密消毒。

（3）注射前让病人选择自觉舒适得体位，多取坐、卧位、以减少晕针、断针、弯针等情况的发生。

（4）出现晕针时应立即停止针刺，将针拔出，让患者平卧，注意保暖，轻者仰卧片刻，予温开水或糖水后即可恢复正常，重者在上述处理基础上，可刺人中、素髎、内关、足三里、灸百会、关元、气海等穴。即可恢复，若仍不省人事，呼吸细微，脉细弱者，要采取急救措施。

（5）背部穴位注射时，采取斜刺方式，切勿过深，以免造成肺穿孔等，药物剂量不宜太多，控制于0.5～1ml间，注射速度宜缓慢。

（6）注射时注意先回抽，回抽有血，必须避开血管再注射，一般药物注意不宜注入关节腔、脊髓腔内，以免引起关节红肿疼痛。

（7）年老体弱者选穴须少，药量酌减，孕妇慎用。

六、中药面膜疗法

1.适应证

寻常痤疮、黄褐斑、雀斑、面部继发性色素沉着。

2.操作常规

先将中药面膜粉（如"增白散""痤疮散"等）用热开水（水温在80℃～100℃间）调成糊状，并加入适量蜂蜜，鸡蛋清。患者面部皮肤清洁后，将药糊均匀涂上成膜，再加盖石膏模约30分钟后，待石膏模冷却后，除去石膏模，再将中药面膜清除，搽上少许润肤霜，治疗一般5～7天1次。

3. 注意事项

涂膜前，应用棉花保护眼睛、眉毛、唇黏膜，倒石膏模应露出鼻孔。

七、自血疗法

1. 适应证

慢性荨麻疹、慢性湿疹、慢性毛囊炎、疖肿、皮肤划痕症、寻常痤疮等。

2. 操作常规

皮肤常规消毒，于肘静脉内抽取血液 3～5ml，即刻将静脉注射针头换成肌注针头，将血液注射于臀部肌肉或穴位肌肉内。每周 2～3 次，10 次为 1 疗程。

3. 注意事项

注意无菌操作，尽量使用一次性注射器与注射针头。高度过敏者不宜使用，局部注射处易发生硬块，注射后宜热敷注射处。

八、液氮冷冻疗法

液氮冷冻疗法视病损性质分喷射法和接触冷冻法。

（一）喷射法

1. 适应证

痤疮、脂溢性皮炎、毛囊炎、湿疹皮炎、痒疹、神经性皮炎、皮肤淀粉样变、手足癣、扁平苔藓等。

2. 操作方法

喷射距离以患者能忍受为宜，一般在 33cm 以外。喷雾以均匀雾状为佳。如发现颗粒状喷雾，应更换喷雾管，否则易致局部疼痛或冻伤。喷射时应来回移喷射器，不要固定一处持续喷射，如见局部皮肤发白，应停止喷射。一个面部的面积喷射半瓶左右的液氮。

3. 注意事项

在喷射面部之前，注意保护眼睛，让患者闭目，深吸气，然后喷射，不要直接喷射眼部。

（二）接触冷冻法

1. 适应证

跖疣、尖锐湿疣、血管瘤、结节性痒疹、瘢痕疙瘩、色素痣等。

2. 操作方法

用棉签蘸液氮直接接触皮损，常用二次冻触或三次冻触。每次接触时间约 30 ～ 60 秒。治疗时病人自觉冷冻部位刺痛，但一般可以耐受。治疗结束时皮肤组织冰冻发白，数分钟后局部解冻肿胀、疼痛，1 ～ 2 日内起红斑水疱。一般 1 ～ 2 周内可脱痂自愈。局部有暂时性色素沉着或色素减退斑。

3. 注意事项

（1）治疗后局部组织起大疱或疱液过多，可用注射器抽去疱液。

（2）治疗后局部疼痛，一般在 1 ～ 2 日内自行消失，疼痛剧烈时可服止痛片。

（3）创面保持清洁，不要湿水。

（4）创面结痂时不要强行剥去，让其自行脱落。

（5）病情需要重复治疗时，应在痂皮脱落后进行。

（6）面、颈、指、趾的冷冻注意冷冻量，避免损坏神经和骨组织。

九、耳针疗法

1. 适应证

慢性荨麻疹、湿疹、皮肤瘙痒症、神经性皮炎、黄褐斑、带状疱疹及后遗神经痛。

2. 操作方法

耳针，用华佗牌揿针，于患者耳部局部取穴，首先用碘酊常规消毒后，穴位（内分泌、交感、皮质下、神门、肾上腺素、脑点等），7 天做 1 次、持续 4 周为 1 疗程。

3. 注意事项

（1）严格执行无菌操作，应用一次性用品，注射部位严密消毒。

（2）凡皮肤红肿、糜烂、溃疡、疤痕体质者不宜用。

（3）防治晕针发生，若出现晕针时应立即停止针刺，将针拔出，让患者平卧，注意保暖，轻者仰卧片刻，予温开水或糖水后即可恢复正常。

十、清天河水推拿手法

1. 适应证

小儿特应性皮炎。

2. 准备工作

避风，病人取坐位或卧位，全身（包括皮损区和非皮损区）涂抹润肤剂后，辅予以按摩手法。

3. 基本手法

（1）发作期：清天河水，揉中脘，沿两侧膀胱经抚背。

（2）缓解期：摩腹，捏脊，揉按足三里。

（3）随症加减：疹红，渗液明显者，加强清天河水；皮肤干燥者，揉按三阴交；瘙痒明显，揉按曲池，揉按风池、三阴交；夜眠差，猿猴摘桃；便溏，揉脐，加强摩腹；便干，揉天枢。每个手法操作 3～5 分钟。隔日 1 次，10 次为 1 个疗程。

4. 操作注意事项

（1）因推拿要充分暴露皮肤，请注意保暖，可覆一层布单，在布单里的空间进行操作。

（2）按摩前，一定涂抹润肤剂。最好在睡前或常规涂用润肤剂后进行，一定避免直接摩擦皮肤，如有皮损，请暂停皮损部位的操作。

（3）小儿皮肉娇嫩，动作宜轻柔而有节奏，以小儿舒适为度。

传承与创新

一、禤国维创立岭南皮肤病学术流派

岭南介于山海之间，北枕五岭，南临大海，含今广东、海南两省全部，广西东部，以及越南北部。具体大致可分为三大地理区域：北部为山地丘陵，含广东北部和东北部、广西东北部；中部为河网密布的冲积平原和三角洲平原，镶嵌部分山地丘陵，含北江中下游、东江下游、西江中下游等；南部沿海平原台地，间有少量山地丘陵，以及近岸海岛。北部居民以耕山为主，梯田文化占优势；中部的地理环境则既利于农耕，也方便贸易，故稻作文化发达，"人多务贾以时逐"，形成商业文化优势；南部沿海地区，"人多以舟楫为食""逐海洋之利"，其人"习海竞渡角旺""粤东滨海地区，耕三渔七"。

岭南地区所处纬度较低，是我国较接近赤道的地带，日照时间长，太阳辐射量大，属亚热带海洋性气候，四季不分明，长年空气湿度偏大，地表含水分高，若无北方冷空气影响，常年气温相对较高，每年约有 7 个月平均气温高于 22℃，远胜于其他省区，是所谓"四时放花，冬无霜雪之地"。这种长时间的炎热，比一时的高温对人体体质的影响更大。岭南地区气候炎热，气候意义上的四季划分不明显，夏长冬暖。所谓"一岁之间，暑热过半"和"一岁之间，蒸湿过半，三伏之内，反不甚热，盛夏连雨，即复凄寒"。岭南地域高温时期比较多，且一天之中高温延续时间也较长，所以平均温度较高。广州年平均气温（21.8℃），高于北京、青岛、兰州、上海、汉口、成都等地，致使岭南人酿成阳热体质。《太平圣惠方》："岭南土地卑湿，气候不同，夏则炎热郁蒸，冬则温暖无雪，风湿之气易伤人。"阳热亢盛，加上人在这种炎热的环境下劳作起居，终年"腠理汗出"，易损伤人体津气，又易形成气阴两虚体质。如清代南海名医何梦瑶在《医碥·卷六》中所谓"岭南地卑土薄，土薄则阳气易泄，人居其地，腠理汗出，气多上壅。地卑则潮湿特盛，晨夕昏雾，春夏淫雨，人多中湿，肢体重倦，病多上脘郁闷，胸中虚烦，腰膝疼痛，腿足寒厥"。若正气不足，热邪外侵，则易生热病。亚热带地区除炎热之外，另一个特点是雨季长，雾湿重，所以岭南地域不仅气候炎热，且湿润多雨。东南及华南沿海丘陵地区年降水量高于黄河下游、渭河流域及海河流域，明显高于东北地区及内蒙古和河西走廊等地，是全国著名的多雨区。岭南地区（珠江区）由于雨量大，年干燥度数小于1，形成了湿润气候型。明·吴又可《温疫论》中说："南方卑湿之地，更遇久雨淋漓，时有感湿者。"《素问·异法方宜论》："南方者，天地所长养，阳之所盛处也。其地下，水土弱，雾露之所聚也。"岭南地湿雾重，加上劳动时间长、强度大，体能消耗多，需及时补充盐分及脂肪，故饮食以咸和厚味为特征。岭南人对狗情有独钟，不但普遍养狗，而且四季吃狗肉，尤以夏季为盛。狗肉性刚燥，既伤阴，又燥扰阳气；岭南人喜食鱼虾螺蚝等多湿阴柔之品，尤喜生食，贪饮生冷冻物，故易损肠胃；岭南地区居民养成了"下午茶""夜茶"（如潮汕有名的工夫茶）的习惯，久之则加重了脾胃的负担，进而损伤脾胃，使脾胃运化功能失调。岭南人喜喝清热解毒、祛湿消暑功效的凉茶，长期大量使用此类苦寒药物，加重脾胃的损伤，故岭南人脾胃病证最常见，且岭南地区人们勤沐浴，长期湿热的气候环境和生活习俗影响人的脾胃运化功能，湿困脾胃而酿成湿热体质。湿热体质感受湿热之邪，遂成湿热之病候，正如清·薛生白《湿热病篇》所说"太阳内伤，湿饮停聚，客邪再至，内外相引，故病湿热"。何梦瑶在其著作《医碥》中强调南方"凡病多火""多湿病"，林培政总结广东温病的四大特点之一为临床证候多夹"湿"；《岭南卫生方》指出"岭南既号炎方，而又濒海，地卑而土薄。炎方土薄，故阳燠之气常泄；濒海地卑，故阴湿之气常盛"。岭南名医陈任枚《温病学讲义》总结温病五个兼证，对"兼湿"的论述最为详细"东南濒海之区，土地低洼，雨露时降，一至春夏二令，赤帝司权，热力蒸动水湿，其潮气上腾，则空气中，常含多量之水蒸气，人在其中，吸入为病，即成湿热、湿温，又名暑湿"。他认为"兼湿"之发生，广东一年四季皆可有，但多在春生夏长（长夏）之时，病气随时令之发，是已兼夹有蓬勃不可遏抑之势，气候复杂，晴雨无时，脾胃受病，湿郁成热。所以可以得出岭南气候对人群体质影响的特点：①炎热，热则耗气；②潮湿，湿则碍脾。所以彭氏等做的人群体质调研结果表明，岭南地区人群体质以气阴两虚和湿热质居多。

褟国维教授1937年出生于广州，一直生活在广州，从医45年，接触广东病人，对病人的体质非常了解，对皮肤病的体质和发病机制有自己独到的见解。褟老尝谓：广东地处岭南，长年有夏无冬，气候温热潮湿。温热则阴易伤，湿热则易蕴毒，且广东人夜生活丰富，工作紧张，生活不规律，更易耗伤肾阴，以致相火过旺。如在痤疮发病中认为痤疮的发病除与肺胃血热有关外，其根本原因在于素体肾阴不足，肾之阴阳平衡失调和天癸相火过旺。由于肾阴不足，相火过旺，导致肺胃血热，上熏面部而发痤疮。褟老认为广东地区痤疮患者，由于地理环境，饮食结构，加上青少年喜食油腻煎炸制品，30岁以上患者由于学习紧张，工作压力大，睡眠不足，生活不规律，饮食不节而病情加重。青少年生机勃勃，阳气旺盛，若素体肾阴不足，则易致肾之阴阳平衡失调，会导致女子二七、男子二八时相火亢盛，天癸过旺，过早发育，而生粉刺。况且青少年者，多喜食煎炸香口之品，又常勤读夜寐，更易耗伤肾阴，致肾阴不足，相火过旺；而今之妇女痤疮者，多为职业女性，常伴月经不调，病情轻重亦与月经来潮有关，且往往有神倦、夜寐差、焦虑、经量少等肾阴不足之象，这与现代生活节奏紧张、工作压力大而导致内分泌失调有关。故褟国维教授提出痤疮（粉刺）主要致病机制是肾阴不足，冲任失调，相火妄动病因病机。以滋肾泻火、凉血解毒为治疗原则，采用传统知柏地黄丸和二至丸加减组成消痤汤，在临床上达93%的有效率。再者广东沿海地区是对外开放的窗口，也是性病发病率最高的地区，经过长期对性病的观察，褟老提出尖锐湿疣易复发难治愈性病是"正虚邪伏"的新观点，采用具有益气扶正，利湿解毒散结祛邪作用的疣毒净制剂治疗尖锐湿疣取得了痊愈、显效率97.6%的较好疗效。生殖器疱疹是一种目前尚不能根治的病毒感染性性病，褟老认为该病反复发作不能根治是由于湿热毒邪内耗正气，正虚邪伏所致，治宜益气养阴，解毒利湿。该病发作期应以清热利湿解毒祛邪为主，佐以益气扶正；非发作期应以益气补阴扶正为主，佐以清热解毒利湿祛邪。

岭南独特的条件所形成的人群体质，造成岭南皮肤病中病因亦以湿邪为多。如：湿疹、接触性皮炎、带状疱疹、脂溢性皮炎、脓疱疮、天疱疮、类天疱疮等疱病类，多汗症、酒渣鼻、足癣、扁平苔藓、小腿溃疡、结节性痒疹等。湿邪在皮肤科中致病特点：①湿为阴邪，其性重浊、黏滞、病程缠绵。

如：湿疹易从急性到亚急性再到慢性等。②湿性下趋易袭阴位。《素问·太阴阳明论》云："伤于湿者下先受之。"许多皮肤病多发于下肢，外阴等处。如：小腿湿疹、臁疮、阴囊湿疹、股癣等。③湿为阴邪，易损伤阳气，阻遏气机。湿为重浊有质之邪，侵入最易留滞于脏腑经络，阻遏气机。使脏腑气机升降失常，经络阻滞不畅。《素问·至真要大论》云"诸湿肿满皆属于脾"，脾运化水湿，性喜燥而恶湿，湿邪困脾，则脾阳不振，运化无权，从而水湿内生，发于体肤，则形成恶性循环，如湿疹。

岭南地区人群体质以气阴两虚和湿热质居多，治则强调补而不燥、滋而不腻、消而不伐，用药多选用花、叶类药物和岭南草药，因此褟老治疗皮肤病，在祛湿方面常用土茯苓、茵陈，常应用广东的地道药材如火炭母、布渣叶、龙利叶等，常用花药，如金银花、菊花、木棉花、辛夷花，养阴药物常用六味地黄丸、二至丸、以补肾阴为主。再如，褟老在《古今医鉴》"参苓白术散"的基础上创制了自己的经验方健脾渗湿方，主要功效是健脾益气，和胃渗湿，主治异位性皮炎、湿疹、小儿泻泄等症属脾虚型者。症见饮食不化，胸脘痞闷，肠鸣泄泻，四肢乏力，形体消瘦，面色萎黄，舌淡苔白腻，脉虚缓。鉴于岭南地区湿邪为主的特点，此种证候屡见不鲜。褟老以健脾渗湿方治疗此类疾病往往能收到良好的效果。另外，岭南乃湿热之地，湿热易伤阴耗气，致使脾肾常不足，临床常见脱发患者。褟老常用自拟方固肾健脾方治疗脾肾不足之脱发，症见头发枯黄稀疏，片块脱落，面色萎黄，疲乏无力，腰膝酸软，纳少便溏，舌淡胖，苔薄腻，脉沉濡。该方能益气固肾健脾，滋阴养血乌发；治疗肾气不足之脱发，症见病程日久，多有家族史，平素头发枯黄或灰白，发病时头发呈大片均匀脱落，全身毛发尽脱，伴腰膝酸软，耳鸣目眩，遗精滑泄，失眠多梦，畏寒肢冷，舌淡苔薄腻，脉细沉，褟老用自拟方益气固肾方，该方能益气固肾，养血生发，临床常用于肾气不足引起的斑秃、脂溢性脱发、产后脱发等。

根据岭南地区人群体质以气阴两虚和湿热质居多的特点，结合褟老在临床上常以补肾阴，清热利湿健脾为法，药常用熟地、生地、山萸肉、女贞子、太子参、甘草、茯苓、山药等益气补肾，健脾祛湿之品，因此认为褟老是岭南皮肤病流派。

在褟老的指导下，其弟子传承导师的经验，并在此基础上发扬。如弟子范瑞强教授在褟老肾阴不足、相火过旺的基础上，发现女性痤疮的发病除了与上述机制有关外，与肝经郁热亦密切相关。认为肝肾乙癸同源，肾阴不足，相火过旺，水不涵木，肝阴不足，肝经郁热是痤疮发病新理论。临床中以滋肾阴、清肝火的滋阴清肝方治疗寻常痤疮有效率达89.58%。并能有效降低女性痤疮患者的血清睾酮水平。弟子陈达灿教授在治疗特应性皮炎上继承禤老健脾渗湿的基础上认识到心火在发病中的作用，创特应性皮炎的心脾理论，以健脾渗湿清心火治疗特应性皮炎，取得很好的疗效。弟子李红毅在继承导师经验基础上，在治疗生殖器疱疹上认为生殖器疱疹的发作与人体免疫力下降有关，在运用抗病毒胶囊1、2号的基础上，为了增加疗效配合黄芪冲剂，使有效率增加，发作时间缩短，间隔时间延长。弟子黄咏菁运用禤老的滋阴狼疮胶囊对轻中度红斑狼疮进行临床观察，采用随机双盲对照的试验方法，对SLE患者SLEDAI活动指数、中医证候积分、生存质量、激素用量等方面的影响，全面客观地评价该药的临床疗效和安全性，弟子们对禤老治疗尖锐湿疣的疣毒净系列和治疗系统性红斑狼疮的狼疮灵系列，治疗生殖器疱疹的抗病毒系列等药物运用先进的实验方法对其作用机制进行了科学研究。禤国维教授解毒、补肾、祛湿、外治的学术思想已在行业内外得到广泛认可，被认为是岭南皮肤病学术流派的最重要的继承者及奠基者之一。禤老现为2007年被聘为全国老中医药专家学术经验传承工作优秀指导老师，桃李满天下。禤老的学术思想影响广泛，在岭南及其他地区均有皮肤科专家师从禤老，岭南皮肤病学术流派目前包括禤老的第一代弟子陈达灿、范瑞强、刘巧，第二代弟子李红毅、卢传坚，第三代弟子吴元胜、黄咏菁、查旭山、吴晓霞、刘爱民、朱培成、金培志、陆原、席建元、陈红、王欣、欧阳卫权、刘炽等，为数众多的进修医生及研究生也是禤老学术思想的继承人。

由此可见，禤老归属岭南皮肤病流派，并将经验传承给弟子（图1）。

二、陈达灿教授运用玉屏风散治疗疑难皮肤病经验介绍

陈达灿教授是广州中医药大学第二附属医院皮肤科主任医师、教授，现任广州中医药大学第二附属医院副院长，全国名老中医禤国维教授、朱良春教授弟子，从事皮肤科临床、科研工作20余载，医术精湛，临证时辨病与辨证相结合，运用玉屏风散治疗斑秃、慢性顽固性荨麻疹、白癜风等病，获良好疗效，现举验案如下。

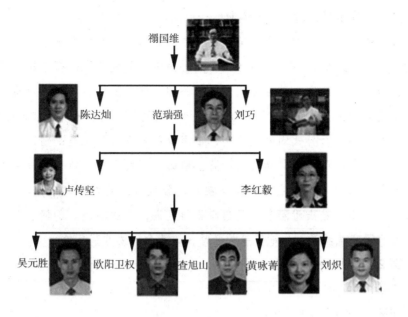

图1 传承体系

（李红毅　梁家芬）

案1 复发性斑秃

关某，女，37岁。

初诊：2004年2月17日

自2001年始数次出现头顶部头发大片脱落，诊断为斑秃，经治疗后痊愈。3天前又出现头发大片脱落，无痛痒，恶风寒，面色白，乏力，平素精神较紧张，工作压力较大，月经前后易感冒，现月经第5天，经量少、色暗红，纳差，睡眠一般，二便调，舌淡暗、边有齿印、苔薄白，脉沉细无力。体检：头顶部两处斑片状脱发，呈椭圆形，约3cm×3cm，边界清楚，拔发试验阳性。

中医诊断：油风。辨证为肺卫不足，脾肾两虚。治以益卫固表，补益肝肾，方以玉屏风散加味。处方：黄芪、太子参各30g，白术、何首乌各15g，生地黄、防风各10g，枸杞子12g，女贞子、茯苓、菟丝子各20g，甘草5g。水煎服，每天1剂。

二诊：服7剂，患者月经干净，精神、胃纳改善，守方减何首乌、枸杞子、女贞子、菟丝子、生地黄，加蒲公英、桑寄生各30g，麦冬15g。

三诊：原脱发部位长出新发，续以上方加珍珠母30g，潜镇安神以巩固治

传承与创新

疗。加减治疗1月，斑秃基本痊愈。

按：斑秃属中医学油风范畴，通常以疏肝活血、补益肝肾治疗。陈教授认为，"巅顶惟风可及"，卫气不足，风邪易入，头皮气血运行不畅，故毛发失却濡养而迅速脱落。肺主皮毛，肺卫不固，邪气易侵袭皮肤，阻碍气血运行，毛发失于滋养而脱落。"形不足者，温之以气"，故以玉屏风散补气调卫。方中黄芪甘温，乃补气固表之圣药，重用黄芪补卫气固肌表；辅以防风疏风祛邪，黄芪得防风之助其功愈速；脾主肌肉，以白术健脾益气温分肉，与防风相合，走表祛邪；肾主骨，其华在发，肝藏血，发为血之余，肝肾不足，气血亏虚，则毛发失于濡养，且患者正值经期，阴血骤虚，加何首乌、枸杞子、女贞子、菟丝子、生地黄等补肝肾、填精血，故可获良效。

案2　慢性顽固性荨麻疹

陈某，女，41岁。

初诊：2003年12月5日

风团反复发作十余年，易感冒，有过敏性鼻炎史，诊断为慢性荨麻疹，曾服用抗组胺类药物、皮质类固醇激素等治疗，停药后易反复，2天前劳累后自觉烘热，既而全身散发风团、瘙痒。诊见：形体消瘦，面色白，唇甲不华，躯干及面部有数处风团，色淡红，无灼热感，可见抓痕，皮肤划痕征（+），自觉恶风，手足心汗多，纳差，二便调，舌淡红，苔薄白，脉弦细。

中医诊断：瘾疹。证属肺卫不固，气血虚弱。治以健脾益气，固表祛风，方拟玉屏风散加味。处方：黄芪20g，紫苏叶、白术、生地黄各15g，防风、僵蚕各10g，山药12g，牡蛎30g，白鲜皮25g，甘草6g。每天1剂，水煎服。

二诊：服7剂后全身无新发风团。胃纳改善，汗出减少，仍疲倦、恶风，守方黄芪用30g，加太子参20g，加强补气益气，续服7剂。嘱患者每天服玉屏风散冲剂，每次1包，每天3次，以巩固疗效。半年后复诊：患者诉间服用玉屏风散冲剂，精神改善，纳可，睡眠佳，自汗减少，少感冒，未有风团复发。

按：慢性荨麻疹属于中医学瘾疹范畴。病因为禀赋不耐，脾肺虚弱。肺主皮毛，主一身之表，肺气虚则卫表不固，易受外邪侵袭，风邪袭表，营卫不和，发于肌肤之间则见风团伴瘙痒。脾为后天之本，气血生化之源，脾虚则气血生化乏源，无以充养肺气，故此病易反复，缠绵不愈。治宜培土生金，健脾益气，固表祛风。本例以玉屏风散酌加益气养血、祛风止痒之山药、生地黄、乌梅、紫苏叶、白鲜皮等，获良好效果。且患者自汗、恶风、易感冒、疲劳等表虚证随之缓解，表明气虚卫表不固是导致慢性荨麻疹长期反复发作的根本原因，嘱其长期服用玉屏风散冲剂以改善体质，减少复发。

案3　白癜风

饶某，男，40岁。

初诊：2000年5月8日

眼睑、颈、背部起白斑半年，逐渐增多，纳可，睡眠差，二便调，舌淡红，苔薄白，脉细。检查：眼睑、颈、背部散见数个约2cm×2cm大小圆形、卵圆形白斑，边缘见色素沉着环。

西医诊断：散发型白癜风。中医诊断：白驳风。证属风血相搏，气血不和，血不养肤。治以疏风理气，补益肝肾，方以玉屏风散合二至丸加减。处方：黄芪、山药各30g，麦冬、白术各12g，菟丝子、墨旱莲、女贞子各20g，淫羊藿10g，防风、蒺藜各15g，甘草5g。水煎服，每天1剂。

患者每隔1周复诊，仍以上方加减：桑寄生、山茱萸补益肝肾；牡蛎、珍珠母潜镇安神；丹参、赤芍、自然铜、牡丹皮活血；玉竹、麦冬养阴；补骨脂、白芷增强皮肤光感，促进黑色素的形成。患者服中药同时，加服金水宝、金施尔康，外用白蚀酊，嘱注意日常生活调理，保持心情舒畅，减少精神刺激。

治疗9月后白斑中出现色素岛，并逐渐恢复至正常肤色。停药后随访3年，未见复发。

按：白癜风病因不明，西医认为与自身免疫功能紊乱使黑色素小体合成障碍有关，目前尚无疗效肯定的治疗方法。中医学早有本病的记载，《诸病源候论》曰："面及颈身体皮肉色变白，与肉色不同，亦不痒痛，谓之白癜。"认为病因病机外由感受风邪，内由情志内伤、亡血伤精等导致风血相搏，气血失和，瘀血阻络，血不养肤。陈教授认为，素体表虚及肝肾不足是风邪易侵入的根本原因，治以玉屏风散益卫固表，二至丸补益肝肾，辅以活血、养阴、潜镇熄风等，取得较好效果。

案4　生殖器疱疹

周某，女，29岁。

初诊：2004年2月3日

外阴反复起簇状水疱2年，于月经后1周发作，现无新发水疱，伴经期头痛，易疲劳，多梦，舌淡、苔白，脉细。查单纯疱疹病毒抗体（HSV-IgG）：阳性。

诊断为生殖器疱疹。证属气虚夹湿，治以补脾益气，佐以清热利湿。方用玉屏风散加味。处方：黄芪、白术、茯苓各20g，防风10g，虎杖、牡丹皮各15g，蒲公英、山药、太子参、珍珠母各30g，甘草5g。每天1剂，水煎服。

二诊：服14剂后胃纳改善，仍易疲劳，多梦，守方加淫羊藿10g，板蓝根30g，薏苡仁40g，加强补肾及清热利湿解毒之功，并酌加牡丹皮、赤芍、珍珠母清虚火安神。

三诊：3月16日

月经后1周，疱疹无发作，精神、睡眠均改善，无其他不适，仍以上方去虎杖、板蓝根，加连翘、玄参各15g。

以上方加减治疗3月，其间疱疹曾发作1次，发作期加大板蓝根、大青叶、生薏苡仁、连翘用量，以清热利湿抗病毒，皮损灼热、痛痒等减轻，水疱在2天内消退。现患者仍在服药中，精神、胃纳、睡眠较前明显改善，疱疹复发次数减少。

按：生殖器疱疹（GH）是单纯疱疹病毒（HSV）感染生殖器皮肤黏膜引起，目前尚无确切抗病毒药，能根除潜伏病毒及预防复发。本病属中医学热疮、阴疮疽、火燎疮等范畴，其外因感受风热毒邪，内因脾胃湿热，湿热之邪循经下注二阴而发病。陈教授认为，本病缠绵难愈，存在本虚标实两方面，本虚为气虚，肺气虚卫表不固，邪气易犯，脾虚运化失职，湿邪留恋难化。故在缓解期应标本兼治，补脾益气，辅以清热利湿。方以玉屏风散合四君子汤，并选加板蓝根、薏苡仁、大青叶、连翘、虎杖等清热利湿解毒之品。发作期则以清热利湿为法兼以扶正。正虚明显者黄芪可用至30g，邪实盛者可用板蓝根30g，生薏苡仁40g。通过补益正气，调节机体免疫力，扶正祛邪，故能改善症状，并降低疱疹复发率。

（林颖指导：陈达灿）

三、益发口服液联合激素治疗重型斑秃疗效观察

笔者自2007年8月至2009年3月运用广州中医药大学首席教授、广东省名中医禤国维教授及广东省中医院副院长陈达灿教授的经验方益发口服液联合糖皮质激素，治疗23例重型斑秃患者，并与糖皮质激素治疗23例进行

临床疗效观察，取得了较好的疗效，现报道如下。

1. 临床资料

本组 46 例均为本院皮肤脱发专科病例，其中男 25 例，女 21 例。随机分为 2 组，治疗组 23 例，男 12 例，女 11 例；年龄最小 18 岁，最大 56 岁，平均年龄为 30.68 ± 8.241 岁。病程最短 2 月，最长 120 月，平均 33.6235 ± 32.1650 月；对照组 23 例，男 13 例，女 10 例；年龄最小 19 岁，最大 59 岁，平均年龄为 31.63 ± 11.463 岁。病程最短 3 月，最长 144 月，平均 32.6 ± 38.1630 月。两组在性别、年龄、病程、脱发面积等方面上比较均无显著差异（$P > 0.05$），具有可比性。诊断及辨证分型符合《中药新药临床研究指导原则》第三辑[1]的有关内容。

2. 纳入标准

①符合重型斑秃诊断标准：突然或短期内头发片状脱落，单发或多发，脱发面积大于头皮面积的 1/3，或病程超过 1 年仍无好转趋势。处于脱发活动期（拔发试验阳性或经治疗后头发反复脱落）。脱发区皮色正常，无明显炎症反应。脱发区皮肤未见萎缩及瘢痕。② 符合中医肝肾不足证的诊断标准：多见于中年以上或发于久病后，头发焦黄或花白，片状或弥漫性秃落，伴有腰膝酸软，头昏耳鸣，舌质淡，苔少，脉沉细。③年龄 18 ～ 65 岁。④ 未使用过免疫抑制剂或使用过免疫抑制剂但停药半年以上者。⑤ 签署知情同意书。

3. 治疗方法

对照组口服泼尼松 0.25mg/kg，早 8 时 1 次顿服，每天 1 次，法莫替丁片 20mg，口服，每天 2 次。治疗组在西药组基础上加益发口服液（由本院制剂室生产）：制首乌、墨旱莲、山楂各 15g，菟丝子、生地各 18g，黄精、党参各 12g，淫羊藿叶、山萸肉、枸杞子 9g，川芎、炙甘草各 6g。每次 20mL，1 日 3 次。两组均以 3 个月为 1 疗程，连续治疗 2 个疗程判定疗效。观察项目治疗前、治疗 6 个月后，分别检查患者血、尿、便常规，心、肝、肾功能（EKG，ALT，AST，BUN，Cr）。

4. 不良反应

如实记录用药后出现的不良反应，包括全身性不良反应及胃肠道反应，分析不良反应原因，做出决断，统计不良反应发生率，记录处理经过及结果等。

5. 观察指标

①治疗期间头发脱落的根数或拔发试验阴/阳性。②治疗期间新发长出的面积。③新生头发的密度、粗细、色泽。④病人的整体状况如：精神，纳眠，大小便，舌苔，脉象等变化。

6. 疗效标准

参照《中药新药临床研究指导原则》第三辑[1]有关内容。临床痊愈：毛发停止脱落，脱发全部长出，其分布密度、粗细、色泽与健发区相同。显效：毛发停止脱落，脱发再生达70%以上，其密度、粗细、色泽均接近健发区。有效：毛发停止脱落，脱发再生达30%以上，包括毳毛及白发长出。无效：脱发再生不足30%或仍继续秃落。有效率为痊愈加显效加有效之和。

7. 统计学方法

采用SPSS13.0统计软件包建立数据库并进行统计分析。

治疗结果两组治疗后临床疗效比较，治疗组治愈14例，显效5例，有效3例，无效1例，治愈率为60.87%，总有效率82.60%，对照组治愈9例，显效3例，有效8例，无效3例，治愈率为39.13%，总有效率为52.17%，两组的疗效为单项有序资料，采用Mantel-Haenszel平均分差检验，结果显示两组间差异有统计学意义（P<0.05），治疗组疗效优于对照组。

8. 讨论

斑秃属于中医"油风""鬼舔头""鬼剃头"等的范畴，斑秃的病机概而论之有血热生风、气血两虚、肝郁血瘀、肝肾不足等，近年对其病因病机和证候学研究不断深入，肝肾不足证仍是本病临床最为常见的证候。肝肾不足，精血亏虚是重型斑秃辨治的中心[2]是因肝主藏血，"发为血之余"，毛发的荣养根源于血。肾藏精，"发为肾之外候"。肝与肾在五行生克关系上有母子相生关系，即母实则子壮，水涵则木荣。"肝肾同源""精血互生"，肝肾得养，精足血旺，发则光泽固荣。反之，若肝不藏血，肾精耗伤，则发失荣养而脱落。故临床对于肝肾不足之证治疗以补虚为主的原则，以益肾填精、养血调血之品，固其本、治其标，达到标本兼治的目的。万力生[3]等对近年中医治疗脱发的处方用药进行了统计与筛选，结果显示治疗斑秃的内服方中按药物出现频率次数依次为：当归、何首乌、熟地、川芎、枸杞子、黄芪、菟丝子、女贞子等，上述药物均为补肾填精、养血生发之品。从《普济方》中25个乌须黑发方、82味药物分析来看，发须脱落均从补肾方药入手，方中选用频率较高的药物有：生熟地、枸杞子、菟丝子、怀牛膝、补骨脂、覆盆子、黄精、山萸肉等，提示斑秃临床辨证尽管有年老体亏，病后体虚，产后失血，思虑劳倦，饮食偏嗜，情志郁结等，但无论病因如何，形式各异，最终必然导致机体肝肾不足，精血亏虚，据此选药组方为斑秃辨治之根本[4]。基于上述认识，本研究中西结合组所采用的中药益发制剂由制首乌、淫羊藿叶、黄精、山萸肉、枸杞子、墨旱莲、菟丝子、党参、川芎、生地、山楂、炙甘草等组成。专为肝肾不足，毛发失养而设。方中制首乌、淫羊藿叶为君药，制首乌能补肝肾、强筋骨、益精血、乌须发。淫羊藿叶补肾壮阳，取微微生火，鼓舞肾气，取"少火生气"之义。"善补阳者，必于阴中求阳，则阳得阴助，而生化无穷"，故臣药：一组为山萸肉、枸杞子、菟丝子、墨旱莲、生地能养肝补肾、填精养血、补先天之不足；一组为党参、黄精。补脾益气，气旺则血生精盈，使后天生化有源。川芎、山楂并能活血行气通络，开启毛窍，使补而不滞共为佐药。炙甘草益气生发，调和诸药为使药，全方补而不腻，温而不燥，妙在阴中求阳，阴阳并补而达到补益肝肾，乌须生发，健脾化浊，活血祛脂，启窍生发之效。现代药理学研究表明，首乌能抗衰老，含有丰富的锌、锰等元素，可通过神经、内分泌和酶系统起到补肾、乌须发的作用。淫羊藿总黄酮具有增强T细胞和B细胞免疫及肾上腺皮质的功能，使机体的肾上腺皮质功能和免疫功能保持在正常的范围之内。黄精、山楂、枸杞子、墨旱莲、菟丝子、党参均可提高机体免疫力，抗衰老，提高造血功能并有护肝作用。枸杞子、山楂还含有人体必需的微量元素钙、铁、镁、铜、锌、锰，多种游离氨基酸，是毛发的营养物质。川芎能改善血液流变学，降低血黏度。甘草有类激素样作用，因其成分甘草次酸具有类激素样结构，对毛发生长有利。本临床研究显示益发口服液联合激素治疗重型斑秃，治愈率、有效率显著高于单纯激素组。不良反应少，患者耐受性及依从性好，疗效高。因此益发口服液联合激素无论在理论上及临床疗效方面均不失为治疗重型斑秃理想的验方，具有较高的临床推广价值。

参考文献

[1]　中华人民共和国卫生部.中药新药临床研究指导原则第三辑[S].北京：人民卫生

出版社，1997：10.

［2］ 胡东流，陈达灿，禤国维，等. 中西医治疗重型斑秃与研究趋势［J］. 中医药学刊，2003，21（11）：1932-1933.

［3］ 万力生，范红霞. 中医治疗脱发的方药统计与述评［J］. 浙江中西医结合杂志，2000，10（9）：564.

［4］ 禤国维，范瑞强，陈达灿. 中医皮肤病临证精粹［M］. 广州：广东人民出版社，2001：141.

（陈修漾　陈达灿　胡东流　陈建宏）

四、中西医结合疗法治疗全秃普秃的临床疗效观察

全秃是指人的头发全部脱落，普秃是指人全身毛发包括头发、眉毛、胡须、腋毛等的脱落。文献研究显示，尽管只有4%～30%的斑秃患者发展成全秃和普秃，但二者的治疗却较为困难，已成为斑秃治疗中的重点和难点[1]。笔者采用本院自创的脱发中西医结合疗法治疗本病31例，疗效较为满意，结果报告如下。

（一）临床资料与方法

1. 病例情况

31例患者均来自本科脱发专科门诊，其中全秃19例，普秃12例；男21例，女10例；年龄最大56岁，最小15岁；平均病程最长2年，最短1月。大部分病例是经外院及本院常规疗法治疗无效的患者。

2. 脱发的综合疗法

（1）梅花针合TDP神灯（高效电磁波治疗仪）照射疗法：先用75%酒精在秃发区常规消毒，再用梅花针轻巧而均匀地叩刺皮损区穴。根据秃发区局部的皮肤变化情况，灵活选择弹刺手法，头皮微红轻度肿胀的脱发区采用轻叩手法；头皮无明显变化者采用中等刺激量叩刺，使局部头皮潮红充血；头皮凹陷表面苍白光亮应用重手法叩刺至少量渗血。继以神灯（高效电磁波治疗仪）预热后，照射患部，距离20～30cm或以患者自我感觉舒适为宜，每次15～20分钟，每周2次。

（2）足三里穴位注射法：患者坐位，取双侧足三里穴，用6号针头抽取丹参注射液（虚证选用人参注射液）2ml，局部皮肤常规消毒后，用无痛快速

针法将针刺入皮下组织，然后缓慢推进或上下提插，探得酸胀等"得气"感应后，回抽无血，即可将药物缓慢推入1ml，然后更换针头，将剩余药物依上法注射另一足三里穴，间隔3～4日注射1次。

（3）激素合并益发B外用酊外搽疗法：将泼尼松30片（每片5mg）打成药粉后倒入益发B外用酊（本院制剂室生产，内含人参叶、川椒、黄芪、红花、冰片等成分)100ml中，用时摇匀，以鲜生姜片蘸点上述药液外搽斑秃区，轻推压并擦至局部潮红，每日3次。

（4）激素内服疗法：口服泼尼松片，成人10mg，每日3次，病情控制有效者新发长出后逐渐减量，4个月减完，无效则逐步减量至停用。

（5）香莲外洗液外洗疗法：治疗过程中，新发生长前后均以香莲外洗液（本院制剂室生产，内含黄连、丁香、藿香、冰片等成分，有杀菌止痒作用）外洗头部或局部湿敷，每3～4日1次。

上述5种治疗方法合并运用，以2个月为1疗程，连续治疗2个疗程判定疗效。

3. 疗效标准

参照中国中西医结合学会皮肤性病学会1991年10月制订的《5种皮肤病的中西结合诊断与疗效判定标准（草案）》[2]。痊愈：头发全部长出，其分布密度及色泽均正常，拉发试验阴性。显效：头发新生70%，包括密度、粗细及色泽均接近正常。有效：头发新生30%以上，包括有毳毛及白发长出，且治疗后毛发停止脱落。无效：治疗1个月以上，新发生长不足30%或继续脱落者。

（二）结果

所治31例全秃、普秃病例中，痊愈17例，显效6例，有效5例，无效3例，总有效率90.3%。无效病例中1例为麻疹高热后普秃20余年的患者；1例女性患者服用激素过程中出现心悸不良反应而中途停药；1例女性患者治疗全过程均无新发生长。

（三）讨论

全秃、普秃是临床严重损害容颜的疾病，二者给患者精神上带来的痛苦远大于脱发本身，且其治疗比较困难。西医学对斑秃特别是全秃、普秃的发病原因迄今尚未完全明了，目前认为机体免疫功能的紊乱是其发病的主要原因，同时与精神神经因素、血管舒缩功能、遗传等有关[3]。皮质类固醇激素全身治疗对本病有一定疗效，但理论上全秃、普秃也只是一种损害容颜的疾病，激素临床长期、全身应用难以避免各种各样不良反应的发生[4]，因此，激素在斑秃，特别是在斑秃重症全秃、普秃中的合理运用一直受到临床关注。我们认为，全秃、普秃等斑秃重症不仅是局部毛囊功能的异常，更是机体全身免疫功能紊乱的表现，故可适当使用激素治疗；但单纯应用皮质激素治疗对全秃、普秃等斑秃重症的疗效仍存在一定的局限性，因为此类斑秃重症来势凶猛，脱发面积大，单一疗法难以取效。随着医学医疗模式的变化，亦要求在临床实践中，应用多种技术组合的综合治疗方法进行治疗，全方位地采取各种治疗手段，以提高临床疗效。因此，我们在合理运用皮质激素的基础上，结合中医药脱发治疗方法，综合治疗本病，以期提高本病临床治愈率，这是脱发综合疗法立题意义所在。中医认为肝肾不足，血虚不能上荣，以致毛孔开张，风邪乘虚而入，风胜血燥；或肝气郁结，气机不畅，乃至气滞血瘀，发失所养为斑秃的主要病因。梅花针合 TDP 神灯照射疗法可疏通经络，运行气血，改善斑秃区血液循环；足三里穴位注射法可健脾胃，益气血生化之源，使气血充盛，经络通畅，毛发得以濡养；益发 B 外用酊是本院生产的系列生发剂之一，内含人参叶、川椒、黄芪、红花等成分，实验研究表明，该制剂外用能扩张家兔真皮浅层毛细血管，增加血流量，改善局部微循环，加强毛囊营养，促进毛发生长和再生[5]；香莲外洗液是本院研制的外用制剂，有抗多种细菌、真菌的作用[6-7]，专为头皮、头发等合并感染而设，上述细菌、真菌等的感染可导致血管发生血栓或小血管发炎，使其支配范围的毛发由于血液供应受阻而脱发[1]，临床观察发现，其应用在复发性斑秃治疗中尤为关键。本研究多例患者曾在本院及外院行激素单一治疗未愈，而经上述综合疗法治疗后痊愈，提示不同作用机制的药物与疗法联合应用对治疗斑秃有协同作用，综合疗法有利于全秃、普秃等斑秃重症临床疗效的提高，这也进一步证明了脱发综合疗法在斑秃诊治中的重要性。然而，脱发综合疗法应该怎样组合、采取哪一种疗法最好、哪几种疗法综合应用可以取得更好的疗效、疗程如何安排等问题尚有待进一步深入研究。本研究观察例数尚少，只是运用脱发综合疗法对本病治疗的一种初步探讨，今后有必要开展不同剂量、不同使用方法的皮质激素治疗本病的比较研究及开展皮质激素与中医药不同疗法结合治疗本病的比较研究，以利于脱发综合疗法的优化组合，提高本病治愈率。

参考文献

[1] 陈达灿，禤国维.专科专病中医治疗全书·皮肤病分册[M].北京：人民卫生出版社，2001：162.

[2] 中国中西医结合学会皮肤性病学会.5种皮肤病的中西医结合诊断与疗效判断标准(草案)[s].中国中西医结合杂志，1992，12（1）：56.

[3] 杨国亮，王侠生.现代皮肤病学[M].上海：上海医科大学出版社，1998：763.

[4] 倪容之.现代皮肤病治疗学[M].北京：人民军医出版社，1997：556.

[5] 禤国维，陈达灿，胡东流，等.中药益发治疗脂溢性脱发的临床与实验研究[J].实用医学杂志，1997，13（4）：265.

[6] 范瑞强.复方香莲外洗液对皮肤真菌细胞超微结构影响的电镜观察[J].中国皮肤性病学杂志，1996(3)：172.

[7] 范瑞强.中药香莲复方抗真菌作用的实验研究[J].实用医学杂志，1995（1）：32.

（胡东流　陈达灿　范瑞强　禤国维）

五、禤国维教授运用六味地黄汤治疗皮肤病经验介绍

禤国维教授行医 40 余载，善采各家之长，又有独到之处，尤擅用六味地黄汤治疗多种皮肤疾病，每获良效。笔者有幸随师学习，受益匪浅，兹择数则医案，介绍于下。

案 1　皮肌炎

吴某，男，5 岁。

初诊：2001 年 1 月 10 日

代诉：颜面、前胸紫红色斑伴四肢肌肉无力 8 月。8 月前眼睑四周开始出现水肿性紫红色斑，逐渐向额、颊、上胸、上肢蔓延，伴四肢肌肉软弱无力，关节疼痛。在深圳某医院经检查血沉增快，肌酸磷酸激酶 180IU/L，尿肌酸 70mg/24h。诊断为皮肌炎，一直用激素治疗，症状未能控制。查体：体温 38℃，面、颈、上胸部、背部、上臂见对称性紫红色斑及丘疹、肿胀、压痛，上肢无力上举，行动困难，手指关节肿胀、屈伸无力，满月脸，神疲乏力，口干唇燥，舌红、苔白腻，脉细弦数。

中医诊断：皮痹；西医诊断：皮肌炎。证属肝肾亏虚。治以补益肝肾，兼以清营凉血，活血止痛。处方：熟地黄、山茱萸、山药、茯苓、泽泻、牡丹

皮、鱼腥草各 10g，益母草 15g，柴胡 8g，青蒿、甘草各 6g。水煎服，每天 1 剂，复渣再煎。服 20 剂后发热基本控制，面部、胸背、上肢紫红斑消退，未见新斑再现，关节疼痛缓解，但汗多，胃纳欠佳。上方去青蒿，加浮小麦、山楂各 15g，白术 10g，山药、茯苓各加至 15g。续服 1 月，病情稳定，激素已从每天 30mg 减至每天 17.5mg，四肢肌力增强。经过 6 月的治疗，症状与体征消除，复查肌酸磷酸激酶、尿肌酸均正常。嘱患儿每月服上方 5～7 剂，以巩固疗效，并定期复查。

按：皮肌炎是一种以皮肤和肌肉病变为主的结缔组织疾病，属中医皮痹范畴。痹病日久，肝肾不足，气血运行不畅，痹阻经脉，可见肌肉关节疼痛；阴虚则阳亢，水不制火，而致发热。火旺的另一原因，则是激素的亢奋，药毒化热。治以六味地黄汤加减滋阴降火；加鱼腥草清解余毒除湿；益母草养血活血，化瘀通络；青蒿清热解毒以退热；柴胡疏散风热，并引诸药上达头面。诸药合用，共奏补肝益肾、清营凉血、活血止痛之功。应用六味地黄汤加味，以阴配阳，既减少激素的毒副作用，又稳定病情，增强体质。

案 2　非淋菌性尿道炎

高某，男，36 岁。

初诊：1998 年 12 月 17 日

尿道口不适，时有清稀分泌物 3 月。患者于半年前曾有冶游史，1 周后即出现尿道口红肿、溢脓等症状。曾经肌注淋必治、口服阿奇霉素等药治疗，效果不理想。近来又感小腹不适，会阴部胀坠，遂来我院诊治。诊见：腰膝酸软，不思饮食，易疲劳，时有夜间盗汗、遗精，舌尖红、苔薄，脉细弦数。实验室检查：淋球菌培养（-），衣原体培养（-），解脲支原体（+），人型支原体（-）；尿常规检查：未见异常；前列腺液检查：白细胞（++），卵磷脂小体（++），无念珠菌、滴虫。

中医诊断：淋浊。西医诊断：非淋菌性尿道炎。证属肝肾阴虚，湿热毒邪内蕴。治以清热利湿解毒，补益肝肾。处方：熟地黄、山药各 20g，山茱萸、牡丹皮、泽泻、茯苓、黄柏、炙甘草各 12g，崩大碗 35g，蒲公英 30g。

二诊：治疗 1 周后自觉尿道口无不适，小便较为通畅，会阴部胀坠大减，上方去泽泻、蒲公英，加益母草 12g，丹参 30g，续服 1 周。

三诊：自觉症状基本缓解，无明显不适。嘱其继续服成药尿路清以巩固疗效，复查支原体培养（-）。

按：非淋菌性尿道炎是由淋病奈瑟菌以外的其他病原体引起的尿道炎症性传播疾病，在中医学属于淋证范畴。本例以六味地黄汤加味治疗，其中熟地黄滋阴补肾，填精益髓；山茱萸补养肝肾，并能涩精；山药补益脾阴，亦能固精；泽泻利湿泄浊，并防熟地黄之滋腻恋邪；牡丹皮清泄相火，并制山茱萸之温涩；茯苓淡渗脾湿，并助山药之健运；黄柏、崩大碗苦寒降泄，清下焦湿热而利水通淋；蒲公英清热解毒。诸药合用，清补兼施，泻中有补，寓补于泻，相辅相成，而奏效。

案3　皮肤黑变病

王某，女，35岁。

初诊：2000年1月15日

病史：近1年颜面开始出现棕褐色斑，皮肤粗糙，伴见腰膝酸软，头昏耳鸣，夜寐不安。查体：前额、面颊、颈背部可见境界清楚的棕褐色斑，皮肤粗糙。舌淡红、少苔，脉细。

中医诊断：黧黑斑。西医诊断：皮肤黑变病。证属阴虚瘀阻。治以滋补肾阴祛瘀：处方：熟地黄、生地黄、白芍、墨旱莲、女贞子、菟丝子、麦冬各12g，山茱萸、牡丹皮各10g，山药20g，炙甘草5g。另用祛斑露外搽。

二诊：治疗1月后，色素斑颜色变淡，皮肤变光滑，诸症皆除。继服上药，隔天1剂。1年后随访，颜面、颈背皮肤复常。

按：皮肤黑变病是一种以皮肤弥漫性色素沉着为特点的皮肤病，属中医学黧黑斑范畴。禤教授认为本病多因肾阴不足，水衰火旺，肾水不能上承，或因肝郁气弱，郁久化热，灼伤阴血而发病。治疗以六味地黄丸加减滋养肾水；去茯苓、泽泻利水渗湿之品以防伤阴；加女贞子、墨旱莲、菟丝子以增补肾益阴之力；阴虚则内热，故加生地黄、麦冬、白芍养阴清热双管齐下；炙甘草调和诸药，兼以益气。黑乃肾之本色。治疗要抓住肾色上浮的病机，滋补肾阴，肾水得滋。虚火得降，肝、脾、肾得调，色斑乃消。

案4　痤疮

黎某，女，33岁。

初诊：1999年5月7日

面部及胸背部丘疹、粉刺2年余。有时伴小脓疱和小结节，月经前皮疹加重，伴有心烦易怒，口干梦多，大便干结。查体：面部及胸背部皮肤油腻，散在多个较密集暗红色针帽大小粉刺性丘疹、少许小脓疱和继发性色素沉着，舌质红，苔微黄，脉细数。

中医诊断：粉刺。西医诊断：寻常痤疮。证属阴虚火旺，冲任不调。治以滋阴降火，调理冲任。处方：熟地黄、牡丹皮、柴胡各12g，茯苓、泽泻、益母草各15g，女贞子、墨旱莲、丹参、鱼腥草各20g，白花蛇舌草10g，甘草6g。外搽痤灵酊。

二诊：服上方7剂，皮损已部分消退，小脓疱缩小变平，皮肤油性分泌物减少，上方去白花蛇舌草，加玄参20g。

三诊：服上方7剂，皮损已大部消退，脓疱消失。继服上方14剂，丘疹粉刺全部消退，留少许继发性色素沉着，无新出皮疹，续以消痤灵口服液调理月余而愈。

按：痤疮是一种毛囊皮脂腺的慢性炎症性疾病，属中医学肺风粉刺范畴。禤教授在多年临床治疗痤疮患者的观察中发现，痤疮的发病除与肺胃血热有关外，其根本原因在于素体肾阴不足，冲任失调，天癸相火过旺，致肺胃血热，上熏面部而发为痤疮。阴虚火旺实为发病之本，肺胃血热实为发病之标，据此以滋肾泻火、调理冲任、清肺解毒为治疗原则，并用六味地黄汤为基础加减治疗本例，去山茱萸以防其滋腻碍胃，脾胃不虚去山药，以熟地黄合二至丸养阴益肾、调理冲任；牡丹皮、柴胡疏肝解郁；茯苓渗脾中湿热；泽泻泄膀胱水邪，白花蛇舌草、鱼腥草清泻肺胃；甘草清火解毒和中；再以丹参、益母草活血调经，凉血消痈。诸药配合，阴虚瘀结可去，冲任得调，相火自降，面部粉刺乃消。

案5 白塞病

黄某，男，37岁。

初诊：1998年8月4日

患者4月前，唇与舌出现溃烂疼痛，自饮凉茶等无效，其后阴茎龟头及包皮又有溃烂，于某卫生院治疗数月，时轻时重，始终未愈。自觉消瘦疲倦，眼涩，发热不适，并有四肢关节疼痛、梦遗等，转来我院诊治。诊见：体温正常，神疲，两颧潮红，上下唇、舌边、阴茎龟头、包皮等处可见多个卵圆形绿豆至黄豆大小溃疡，边缘清楚，基底平坦，呈灰白色，有分泌物，周围有红晕，两侧腹股沟淋巴结及颈旁淋巴结肿大，面部有散在性痤疮样损害，舌红、苔少，脉细弱。ESR：25mm/h。

中医诊断：狐惑病。西医诊断：白塞病。辨证属肝肾阴虚。治以滋阴补肾。处方：山茱萸、熟地黄、山药、牡丹皮、茯苓、生地黄、黄柏、崩大碗各15g，泽泻、知母各12g，甘草6g。水煎服，每天1剂。复渣再煎，分2次服。余药渣水煎用以漱口、洗外阴，洗后用双料喉风散（成药）外撒患处，每天3次。经5天治疗，低热退，口腔溃疡愈合，外阴溃疡接近愈合，其余皮肤损害好转。

治疗半月，症状与体征消除，血沉恢复正常。继续服知柏地黄丸每天2次，每次6g；昆明山海棠片每天2次，每次3片。连服3月以巩固疗效。5月后复查无复发。

按：白塞病又称眼、口、生殖器综合征，类似中医学狐惑病。本例证属肝肾阴虚，故以滋阴补肝肾之法，用六味地黄丸滋阴补肾，肾阴得充，上济于心，虚火则降，颧红、低热自退，口舌糜烂自愈；肝得滋养，则眼涩自除。知母、黄柏、生地黄助其降火；崩大碗清热解毒，止痛疗疮，助溃疡愈合；甘草补脾益气，兼调和诸药。

（陈修渼　陈达灿）

六、养血止痒片联合消炎止痒霜治疗血虚风燥型老年性皮肤瘙痒病的临床研究

老年性皮肤瘙痒病为临床上老年人的常见病、多发病，是一种无原发性皮损，仅见瘙痒，或伴继发性抓痕、结痂、色素沉着和苔藓样变等的皮肤病。为探讨中医药治疗老年性皮肤瘙痒病的有效方法，我们应用养血止痒片联合消炎止痒霜治疗血虚风燥型老年性皮肤瘙痒病45例，现将结果报告如下。

1.临床资料

（1）一般资料

从2004年1月至2005年2月，在广东省中医院皮肤科门诊共观察合格受试者90例，其中男性患者45例，女性患者45例；年龄最小者60岁，最大者91岁；病程最短4天，最长20年。采用随机对照的方法，按1：1的比例随机分为治疗组和对照组。治疗组共45例，其中男性23例，女性22例，平均年龄（69.12±1.98）岁，平均病程（4.04±0.98）年；对照组共45例，其中男性22例，女性23例，平均年龄（69.90±1.76）岁，平均病程（4.06±0.92）年。两组的年龄、病程、治疗前病情等一般资料经统计学分析

处理，差异无统计学意义（P＞0.05），具有可比性。

（2）纳入标准：原发性老年皮肤瘙痒病患者，中医辨证分型为血虚风燥，年龄60岁以上，自愿接受治疗。

（3）排除标准：严重的肝、肾疾病，肿瘤、糖尿病患者；并发其他皮肤病；有神经、精神疾病患者；对本方案治疗中所用的药物过敏者；不遵医嘱用药者；因不良反应须终止用药者。

（4）疗效判定标准：分痊愈、显效、有效、无效四级，按疗效指数进行评定。痊愈：疗效指数为100％；显效：疗效指数为60％～99％；有效：疗效指数为20％～59％；无效：疗效指数＞20％。疗效指数＝（治疗前指数－治疗后指数）÷治疗前指数×100％。

（5）观察指标：瘙痒程度、频率、持续时间、面积；自觉病情程度；皮损情况；睡眠、饮食、情绪。

2.方法

治疗组：口服养血止痒片（主要成分有熟地、当归、白芍、丹皮、牡蛎、甘草、酮替芬），每次5片，每日3次；外用消炎止痒霜（由苦参、徐长卿、甘草、薄荷、冰片等组成），每日3次。对照组：口服酮替芬1mg，每日2次；维生素C 200mg，每日3次；维生素E 100mg，每日3次；维生素AD丸1粒，每日3次；外用肤必润（由改性水貂油、尿素等组成，广东省中医院制剂室制备），每天3次。两组疗程2周。每周随访1次，判断疗效。总有效率＝痊愈率＋显效率。

3.结果

（1）临床疗效：治疗组的总有效率为82.22％，对照组的总有效率为57.78％，两组差异有统计学意义（P＜0.05），见表1。

表1　两组疗效比较例（％）

组别	例数	痊愈	显效	有效	无效	总有效率
治疗组	45	28（62.22）	9（20.00）	3（6.67）	5（11.11）	86.22
对照组	45	12（26.67）	14（31.11）	8（17.78）	11（24.44）	57.78

（2）症状评分：两组在瘙痒程度、瘙痒时间、瘙痒面积、自觉病情程度的改善方面比较，差异有统计学意义（P＜0.05），在瘙痒频率、皮肤干燥程

度、鳞屑程度、抓痕及血痂程度、丘疹、苔藓化、食欲、睡眠改善方面比较差异无统计学意义（$P > 0.05$），见表2。

表2　两组患者治疗前后症状评分变化的比较 $\bar{x} \pm s$

项目	治疗组	对照组	t	P
瘙痒程度	0.05	2.07 ± 0.86	3.5	< 0.05
瘙痒频率	2.67 ± 0.11	2.36 ± 0.13	1.719	> 0.05
瘙痒时间	1.56 ± 0.14	1.11 ± 0.12	2.451	< 0.05
瘙痒面积	2.49 ± 0.21	1.78 ± 0.19	2.507	< 0.05
皮肤干燥程度	0.98 ± 0.10	0.93 ± 0.11	0.362	> 0.05
鳞屑程度	0.67 ± 0.10	0.71 ± 0.11	-0.33	> 0.05
抓痕、血痂程度	0.4 ± 0.09	0.58 ± 0.16	-1.034	> 0.05
丘疹、苔藓化	0.11 ± 0.57	0.38 ± 0.16	-1.735	> 0.05
食欲	0	0	1	> 0.05
睡眠	0.56 ± 0.20	1.49 ± 0.28	-0.644	> 0.05
情绪	0	0	1	> 0.05
自觉病情程度	3.56 ± 0.13	2.96 ± 0.17	-2.681	< 0.05

（3）疗效指数：治疗1周后、治疗2周后两组的疗效指数比较差异有统计学意义（$P < 0.05$）；治疗组治疗1周与2周的疗效指数比较差异有统计学意义（$P < 0.05$）；对照组治疗1周与2周的疗效指数比较差异有统计学意义（$P < 0.05$），见表3。

表3　治疗组与对照组疗效指数的比较 $\bar{x} \pm s$

项目	治疗组	对照组	t
1周	0.71 ± 0.04	0.54 ± 0.42	2.676
2周	0.87 ± 0.03	0.73 ± 0.03	3.072
t	-6.39	-8.603	

（4）不良反应：治疗组患者在治疗过程依从性良好，治疗前后血、尿常规及肝、肾功能检查均正常，未出现明显不良反应或失访。对照组有11例患者服药后出现乏力倦怠、轻度嗜睡的症状，均坚持用药2周，停药后症状消失。

4.讨论

老年性皮肤瘙痒病属于中医学"痒风""风瘙痒"的范畴。老年人气血虚弱，精血不足，血虚生风，风胜则燥，燥则肌肤失养，血虚生风而痒。临床上以血虚风燥型最为多见。

养血止痒片与消炎止痒霜是由广东省名老中医、广东省中医院皮肤科禤国维教授40余年来在从事瘙痒性皮肤病的临床研究工作中总结而成的经验方，经过多次制剂研制而成，适用于瘙痒性皮肤病。

养血止痒片方中熟地、当归两药补血活血，共为君药；白芍、丹皮清热凉血、养血敛阴，共为臣药；牡蛎平肝潜阳、重镇安神，为佐药；甘草泻火解毒、调和诸药，为使药。诸药合用共奏养血润燥、祛风止痒之效。

消炎止痒霜方中苦参、徐长卿清热燥湿，祛风止痒，共为君药；薄荷、冰片清凉止痒，共为本方之臣；甘草调和诸药为佐使。诸药合用共奏清热燥湿、祛风止痒之效。

本研究对养血止痒片与消炎止痒霜治疗45例血虚风燥型老年性皮肤瘙痒病进行了临床观察，总有效率为86.22%，较对照组为57.78%，差异有统计学意义（$P < 0.05$），提示养血止痒片、消炎止痒霜疗效优于对照组。治疗组在改善瘙痒程度、瘙痒时间、瘙痒面积、自觉病情程度方面优于对照组，在改善瘙痒频率、皮损情况、食欲、睡眠、情绪方面与对照组相当。说明养血止痒片联合消炎止痒霜在治疗血虚风燥型老年性皮肤瘙痒病时，对瘙痒等自觉症状的改善优于对皮损、食欲、睡眠、情绪方面的改善。在治疗过程治疗组患者医从性良好，无出现不良反应或失访。说明养血止痒片联合消炎止痒霜在治疗血虚风燥型老年性皮肤瘙痒病方面有较好的疗效，并且安全可靠，无副作用，值得在临床推广应用。

参考文献

［1］ 赵辨.临床皮肤病学［M］.南京：江苏科学技术出版社，2001：707.

［2］ 中华人民共和国卫生部.中药（新药）临床研究指导原则［S］.1997：99～100.

（梁瑞　范瑞强　林宝珠）

七、禤国维教授系统性红斑狼疮辨治观浅析

禤国维教授是广州中医药大学首席教授，国家级名老中医，博士后导师，从事中西医结合皮肤病临床、教学、科研工作40载，医术精湛，经验丰富，对系统性红斑狼疮等疾病的论治观点鲜明，获效良多。笔者现将禤教授的辨治观浅析如下。

1. 察病机，肾虚为本

在中医文献中无系统性红斑狼疮（SLE）病名的记载，其内涵分属于"红蝴蝶""湿热发斑""日晒疮""虚劳"等范畴。本病损害涉及多个器官、组织，临床表现复杂多端，病势缠绵，反复难愈。历代医家对其病机的认识及辨证分型均不尽相同，有血瘀论、热毒论、阴虚论等，治法颇多。

禤教授认为，本病发病或外感，或内伤，或饮食劳欲所诱，然诸多因素必本于机体正气亏虚，肾元不足。肾为先天之本，水火之宅，亦为一身阴阳之根本，肾虚不足，百病由是而生。《景岳全书·虚损》云："肾水亏，则肝失所滋而血燥生；肾水亏，则水不归源而脾痰起；肾水亏，则心肾不交而神色败；肾水亏，则盗伤肺气而喘嗽频；故曰：虚邪之至，害必归肾；五脏之伤，穷必归肾。"肾虚是本病发生的主要原因，尤以阴虚常见；肾虚时，五脏六腑皆不足，邪毒易侵犯各脏。血属阴，气属阳，阴阳不调，则血流不畅，故易造成气血失运而致经络阻滞，形成经脉滞涩，如复遇日光照射，邪毒化火，迫血妄行则发生红斑。或因久病失养，耗伤气阴，致使虚火内生、内燥出现。先天禀赋不足、肾阴虚损、热毒内炽是导致本病的主要原因。这与西医学认为本病是遗传因素与环境因素相互影响而发病的认识也是一致的。

因水亏火旺，津液不足，肤失濡养，腠理不密，再加日光曝晒，外邪侵袭，内外之邪相互搏结，或情志不舒或过度疲劳继而诱发本病。西医学研究发现，SLE起病后5年内几乎所有患者均有不同程度肾小球异常，导致狼疮性肾炎者高达40%～75%。亦常见心、肺、胸膜、皮肤、肌肉、血管、关节受损的病理表现。从中医角度来看，大多与损伤肾有关。

总之，肾之阴虚为其病本，肾阴衰惫，五脏受损，五脏之伤，又穷必归肾，如此循环反复，使病情复杂。

2. 辨虚实，病证结合

观之临床，本病虽以肾虚为本，但常见诸多毒瘀标实之象。人体是一个有机的整体，"阴平阳秘，精神乃治"，气血经络循行畅达，则脏腑、皮毛、筋骨、肌肉得以濡养，维持机体正常的生理功能。禤教授认为，本病多因禀赋不足，或七情内伤，或劳累过度，以致阴阳失衡、气血失和、经络受阻，风火寒湿之邪极易乘虚入侵；兼因腠理不密，日光暴晒，外受热毒，热毒入里，瘀阻脉络，而内伤脏腑，外阻肌肤。热毒炽盛，燔灼营血，可引起急性发作；

疾病后期又多阴损及阳，累及心、肝、脾、肾等脏，表现为上实下虚，上热下寒，水火不济，阴阳失调的复杂证候。毒瘀痹阻的标实之象，或多或少，或隐或现，或以为主，或以兼夹，本虚标实，变化多端，局部致皮肤、肌肉、关节受累，甚则心、肝、脾、肺、肾五脏六腑俱损。临床表现复杂，病情反复迁延，故临床辨证须明辨虚实主次，宜辨病与辨证相结合。首先运用西医学检验手段，对本病进行确诊，然后再运用中医四诊八纲进行辨证分型施治。针对病程不同阶段的具体情况投方用药，将中医辨证论治原则与临床实践紧密结合，方可取得满意疗效。

3. 补肾阴，标本兼治

本病虽病机复杂，但虚虚实实之中，肾阴亏虚而瘀毒内蕴是贯穿病程之主线，补肾滋阴为其治疗前提。本病最常见的临床症状有：颜面红斑、身热起伏、脱发、面赤潮红、头目眩晕、腰膝酸痛、劳则加重；女子月经不调，经色紫暗，或经来腹痛，甚则闭经；反复口舌生疮，肌肤瘀点、瘀斑，舌质暗红或有瘀点，苔黄，脉细数等。禤教授强调以补肾阴、解瘀毒，标本兼治的原则。方药常以六味地黄加生地黄、益母草等为基本方，并随证加减。方中生地黄味甘、微寒，气薄味厚，沉而降，归心、肝、肾经，具有滋阴清热、凉血补血之功。熟地黄味甘、性温，能补血滋阴、益精填髓，四物、六味以之为君，其性沉降静守，能平其躁动上升之虚火。益母草活血化瘀、调经、利水，常用于妇女经、产诸疾，近来亦用于肾脏疾病的治疗，对于利尿消肿、改善肾功能有效。应用六味地黄汤加味，以阴配阳。诸药配伍，补虚泻实，标本兼顾，补而不滞，泻而不虚，正所谓"疏其血气，令其调达，以致和平"。现代研究表明，六味地黄汤有提高机体免疫力的功效，使机体自我修复能力得以调动，从而逐步调整阴阳的失衡。当然 SLE 临床表现错综复杂，除肾虚瘀毒外，尚有毒热炽盛、脾肾阳虚、风湿热痹等其他证型，应辨证施以祛风散寒、温补脾肾、化饮利水、凉血解毒等法。

4. 重疗效，中西并举

禤教授认为，SLE 常累及多个脏器系统，临床症状复杂缠绵，病情重、发展快、预后差，有时会出现危症，临床应用西药的抢救措施是很有必要的。目前，激素和免疫抑制剂等是治疗 SLE 有效的方法，但需长期大剂量服用；雷公藤、火把花根片治疗 SLE 亦有确切疗效。以上药物长期服用均有一定的不良反应，有时甚至大于其治疗作用。辨证施治是中医治病的特点，可明显减少激素的不良反应，提高 SLE 患者的生存质量。因此，重视中西结合的治疗。

另外，根据病变脏腑、病程分期之不同，辨证施治亦有所变化。如狼疮性肾炎多以解毒、活血、通络立法，在辨证分型论治的基础上，加强的松、雷公藤片、双嘧达莫；心脏损害者，则主张以清热利水、养心安神为主，以生地黄、玄参、生薏苡仁等为基本方随证加减。在疾病初期和病情活动期出现高热、关节痛、斑疹等症状时，以激素治疗为主，保护重要脏器，同时使用清热解毒、凉血护阴的中药。病情控制后，由于炎症病变的破坏与消耗，机体抵抗力降低，加之大剂量应用激素，引起机体的代谢和内分泌紊乱，水、电解质平衡失调。此为毒热耗伤阴血，体内气血两伤，可出现神倦乏力、心烦不眠、五心烦热、低热缠绵、自汗盗汗、舌红少苔等症状，辨证为肾阴血阴亏耗、气阴两伤、阴阳失调。治宜扶正驱邪、养阴益气、调和阴阳。此时应以中药为主，调整机体阴阳气血及脏腑功能，增强免疫力。禤教授认为，急性期和活动期以中药与激素联合应用能发挥协同作用，病情稳定期或未服用激素的早期患者可单用中药或结合少量激素治疗。中西医结合既能减少激素的毒副作用，又能稳定病情、恢复体质，是治疗 SLE 的有效途径。

（吴元胜　范瑞强　黄咏菁）

八、禤国维治疗银屑病经验撷菁

吾师禤国维教授是我国名老中医专家，广州中医药大学首席教授。教授一生学验其丰，医德高尚，治学严谨，诲人不倦，桃李满天下。禤国维教授治疗银屑病，从燥毒瘀立论，提出"从血论治，诸法合用"的治疗大法。以养血润燥、解毒化瘀为主，坚持内外合治，标本兼顾，立足整体，全方位地采取多种给药途径和多种治疗手段，综合治疗，以达到临床最佳疗效。笔者有幸列入先生门墙，跟随先生应诊受教，屡有所获。现介绍于同道，以供参考。

（一）病因病机——从燥毒瘀立论

古代文献中对本病的病因病机多有记载，有从血热、血燥、血瘀、风邪等不同立论。而禤教授则强调从燥毒瘀立论。禤老认为本病发病多由内外合邪所致，血燥为本，瘀毒为标。因燥、寒为秋冬时令之邪，素体血燥之人当令之时，外受时令之邪气，内外合邪，血燥化风，邪助风势，使病情加重，而血瘀贯穿银屑病发病的全过程。在进行期，大部分患者表现为血燥化热，加之外感邪气，毒热壅滞于肌肤而发病。毒热炽盛，迫血妄行，血溢脉外而成瘀；在稳定期，由于毒热之邪积聚肌肤腠理，使肌肤不得充养，瘀毒不得外泄，致气血不畅，营卫失和，经络阻塞。故此期患者大多顽固难愈；在消退期，皮损颜色变浅，消退后留有色素沉着，此为气滞血瘀之象。

（二）治疗——从血论治，诸法合用

禤老认为本病是由血燥为本、瘀毒为标而发病，提出了"从血论治，诸法合用"的治疗大法。

1. 从血论治

所谓"从血论治"，即养血润燥、解毒化瘀。《素问》云："血气不和，百病乃变化而生。"《王旭高医案》亦有"治风先治血，血行风自灭"之论。临证中，禤老常选用一些具有养血润燥、解毒化瘀之功中药组成立方之本，如生地、当归、赤芍、川芎、丹参、紫草、莪术等。方中生地滋阴凉血、填精为主药，当归补血养阴、和营养血，赤芍清热凉血，川芎活血行滞，四物相合，补中有通，补而不滞，养血润燥，且能活血通络，故为君药，使营血恢复而周流无阻，肌肤得养而病自愈。丹参和血行血，紫草凉血解毒，莪术破血散结，上药共为臣药。禤老指出"从血论治"是治疗银屑病的关键，但临证不能忽视其他可能的证型，且风寒湿亦有可能成为本病发生的原因。故而，风甚时加入防风、桑叶、银花等祛风止痒；湿热时加入苦参、土茯苓、白鲜皮、徐长卿等清热利湿止痒；热象明显时，去川芎或当归，加水牛角、丹皮等凉血活血；女性冲任不调者加女贞子、益母草、菟丝子等调和冲任。

2. 内外合治

外治疗法为皮肤科的一大特色。故禤老提出在皮肤病的临床治疗过程中，一定要充分、正确、恰当运用好这一疗法，坚持内外合治，标本兼顾，立足整体，全方位地采取多种给药途径治疗，以达到临床最佳疗效。在银屑病的外治疗法中，禤老也常选用一些具有活血化瘀之功的中药制剂外用，如10%金粟兰酊，并配合其自制的具有祛风止痒之效的消炎止痒霜等外用。

3. 中西合璧

至目前，银屑病的具体发病原因尚不明确，但细菌和病毒等感染可诱发或加重该病；局部皮损的病理显示表皮细胞有角化不全和角化过度，真皮乳头毛细血管扭曲扩张等特点；外周血流变检查提示血黏度增高。血黏度的增高会引起血细胞泳动缓慢，致局部淤血和血栓形成，产生微循环障碍和局部皮肤营养供应缺乏而致病或加重病情。因而，褟老在辨证的基础上应用一些西医学已证实的具有改善微循环、降低血液黏度、消炎杀菌止痒、抑制细胞有丝分裂及调节机体免疫力作用的中药以取一箭双雕之功。现代药理学已证实，如立方之本的生地、当归、赤芍、川芎、丹参、紫草、莪术和外用药金粟兰对患者甲皱微血管形态、血流动态及血管周围状态均有明显改善；徐长卿、土茯苓、莪术、紫草亦具有杀菌消炎止痒作用。褟老常选用的石上柏、白花蛇舌草、半边莲、半枝莲、土茯苓、莪术、徐长卿等均具有一定的抑制细胞有丝分裂和调节免疫力之功，配合上药同用，临床疗效明显。

4. 情志和饮食调理

银屑病乃皮肤科顽症，其皮损往往影响美观，治疗困难，疗程长。其致病因素多，病情复杂。因此，褟老强调临床治疗应立足整体，采取多种治疗手段，综合治疗。包括局部治疗与内服药物整体治疗相结合、配合情志和饮食疗法。情志疗法对由精神因素引起、诱发的银屑病尤为重要，让患者解除思想顾虑，正确认识疾病，树立信心，密切配合医生，坚持治疗是治愈本病的关键。多数人认为银屑病患者应忌食牛肉、辣椒、葱蒜，甚至鸡蛋、牛奶等。然而，临床上银屑病病人常大量脱屑，容易形成低蛋白血症。该类患者仍强调忌口，易致蛋白摄入不足，从而不利于疾病的恢复。褟老建议患者应忌食烟酒和太过温性食物即可。平素注意劳逸结合。

作为教授的后学，我们决意以教授为人生中的良师、学业上的楷模，全面继承教授的学术和临床经验，从而能如教授般造福于病人、发展中医学。

（三）病案举例

案 患者，女，15 岁，学生。

初诊：2010 年 3 月 29 日

主诉：头部红斑、鳞屑伴瘙痒 3 月余，泛发全身 2 月。患者 3 个月前头部突然出现红斑，上覆多层白色鳞屑，大小不等，境界清晰，伴瘙痒。未予诊治。1月后皮疹渐发展至躯干、四肢，对称分布。遂就诊于当地医院诊为"银屑病"，予药物（具体不详）治疗，病情稍缓解，部分红斑颜色变暗，上覆鳞屑脱落，纳差眠可，大便稍干，小便调，舌淡苔薄白，脉细。查体：一般情况尚可。皮肤科检查：头部、躯干及四肢伸侧可见多个红斑、暗红斑，大小不等，境界清楚，部分红斑上覆银白色厚层鳞屑，刮除鳞屑，可见薄膜现象和点状出血，头部可见束状发，指（趾）甲未见异常。

诊断：银屑病（血虚风燥夹瘀）。治则：养血润燥、解毒化瘀。处方：生地 15g，当归 10g，赤芍 15g，川芎 6g，石上柏 15g，土茯苓 15g，乌梅 15g，紫草 15g，莪术 10g，甘草 10g。水煎服，日 1 剂。丹参针 2ml，双侧足三里穴位注射。外搽 10% 金粟兰酊、消炎止痒霜等巩固疗效。

二诊：上方半月后，皮疹颜色稍变淡，部分鳞屑脱落，仍有瘙痒不适，纳眠可，二便调，舌红苔薄，脉细数。在上方基础上加熟地 15g，水牛角 15g（先煎），丹皮 15g。

三诊：上方 3 周后，鳞屑基本脱落，且部分红斑已消退，舌红苔薄黄，脉滑。上方基础上减川芎，加泽泻 15g，蛇舌草 15g。继续观察。

（汪玉梅　林晓冰）

九、褖国维治疗皮肤病经验举隅

褖国维教授从事皮肤性病医、教、研工作 40 余载，中医理论知识扎实，临床经验丰富，灵活辨证，巧妙用药，往往手到病除。现将其运用经络理论辨证治疗皮肤疮疡病的经验整理成文，以飨同道。

1. 皮肤疮疡病与经络的关系

褖教授指出：经络之于人体，就像四通八达的城市交通一样，分主干、支干，直至人体最微小的组成部分；它们是运行全身气血、联络脏腑肢节、沟通内外上下的通路。十二皮部是经络系统的一个组成部分，是十二经脉功能活动反映于体表的部位，是经络的皮部分区，也是络脉之气散布之所在。皮部位于人体最外层，类似于机体的屏障，当机体卫外功能失常时，病邪可通过皮部－络脉－经脉－脏腑的途径传变，脏腑的病变也可以通过此途径反映到皮部，正如《内经》云"有诸内必形诸外"；而《素问·皮部论篇》亦曰"皮者脉之部也，邪客于皮则腠理开，开则邪入客于络脉，络满则注于经脉，经脉满则入舍于脏腑也""欲知皮部，以经脉为纪""凡十二经脉者，皮之部也"。皮肤通过经络与五脏六腑相通，五脏六腑通过经络将气血运行到全身各处，外达皮肤肌腠，以营养周身。根据皮部与经脉之间的对应关系及其分布规律，脏腑经络的病变亦能反映到相应的皮部。观察不同部位皮肤的色泽和形态的变化，如红斑、丘疹、结节、水疱、溃疡等可作为以外测内、经络脏腑辨证的依据及治疗用药的依据。

2.临证举隅

（1）从经络理论辨证治疗带状疱疹：带状疱疹相当于中医学蛇串疮范畴。禤教授认为蛇串疮多由肝经郁热化火，加之湿浊内蕴，化湿生热，而致湿热火毒蕴积肌肤而成肝经郁火可以上犯头面；亦可横逆犯肺；还可因肝气郁结，木不疏土，而致脾失健运，湿浊内生，化湿生热。治疗上应以清肝火为主，适当佐以它法，如发病初期，皮损位于头面部一侧者多辨证为肝阳上亢兼肝胆湿热证，治宜平肝阳、降肝火、利湿热，可用龙胆泻肝汤合建瓴汤加减；上胸背部及上臂内侧者，多辨证为肝火犯肺证，治宜清肝火、泻肺热，方用黛蛤散合黄芩泻白散加减；腰腹部者多辨证为肝经湿热兼湿热蕴脾证，治宜清利湿热，方用龙胆泻肝汤合胃苓汤加减。后期随着病变的发展，邪毒残留，迁延不愈，而致气滞血瘀，治宜活血化瘀、疏利肝气，方可用桃红四物汤、血府逐瘀汤等加减。配合入地金牛酊、复方青黛散、红升丹等药外敷。

案1 杨某，女，57岁。

因"右上胸部及上臂内侧起红斑、水疱3天"就诊，诊查见患者右侧上胸部及右上臂内侧前缘红斑、簇状水疱，颜色鲜红，累累如串珠，呈单侧带状分布，延及手腕鱼际，伴口干口苦、舌红、苔黄、脉弦数。既往体健，否认肝炎、结核病史。

西医诊断为带状疱疹，中医诊断为蛇串疮，证属肝火犯肺型。治以清肝火、泻肺热为法，方用：海蛤壳、夏枯草各12g，栀子10g，丹皮12g，黄芩10g，桑白皮12g，地骨皮、大青叶、板蓝根、蒲公英各15g，柴胡8g，水煎服，每日1剂，分2次服，共3剂。外敷入地金牛酊纱块，干后外搽呋坦乳膏，并配合针灸治疗，选取期门、阳陵泉、曲泉、行间、肺俞、太冲、内关等穴，采用捻转泻法，强刺激；皮损局部周围采用围针浅刺。口服抗病毒口服液（院内制剂）。

服药3天后患者病情明显好转。未见新发皮损，红斑颜色减退，部分水疱开始结痂。前方去夏枯草，海蛤壳、栀子均减为8g，加丹参12g，川芎

10g，余药同前，继服4剂；其余治疗同前。

4天后患者红斑消退，水疱基本结痂，疼痛明显减轻，未出现其他不适。前方去海蛤壳、栀子、黄芩，蒲公英减为10g，加赤芍、延胡索各10g，防风8g，继服4剂以巩固疗效。

（2）从皮损归经辨治斑秃：褟教授指出，斑秃俗称"鬼剃头""油风"，发为肾之华，肾气不足，肾阴亏虚，则发根不固而容易脱落，《诸病源候论》云："足少阴肾之经也，其华在发。冲任之脉。为十二经之海，谓之血海，其别络上唇口，若血盛则荣于须发，故须发美，若血气衰弱，经脉虚竭。不能荣润，故须发落。"明确指出脱发与经脉之气血盛衰有关，《外科正宗》亦云："油风乃血虚不能随气荣养肌肤，故毛发根空脱落成片。皮肤光亮，痒如虫行。此皆风热乘虚攻注而然。"肾为先天之本，肾气不足，则十二经之气亦不足，无力推动血液循环。而在经络循行之处停滞而成瘀。肌肤失养，不能荣养毛发，毛发根空虚而脱落。故肾气不足、肾阴亏虚是根本，局部经络气血不畅、瘀血停滞是其标。因此，根据斑秃居于何经进行灵活辨治。治疗上以滋补肾阴为主，佐以祛风化瘀为法。并配合引经药。滋补肾阴以二至丸合六味地黄丸为主，加蔓荆子、丹参、桑椹，并根据皮损位置加用引经药。如前额为阳明经所属，前额部位的皮损，宜加用阳明经药——白芷、葛根等引药直达病所。项背部为太阳经所属，项背部的皮损则应加用太阳经药——羌活、防风等以引药直达病所。头之两侧为少阳经所属，若皮损位于头之两侧，则应加用少阳经引经药如柴胡、川芎以疏肝利胆（肝与胆互为表里）。巅顶属肝经，宜加吴茱萸、藁本以引药直达病所。

案2　李某，男，32岁。

因"发现前额部一脱发区4天"而就诊。诊查见前额近发际处一约3cm×2cm椭圆形秃发斑，局部皮肤平滑光亮，无炎症，伴头皮微痒，舌质偏红，苔薄黄，脉弦细略数。

辨证为"阴血不足、风邪上扰"。治以滋阴祛风，佐以活血化瘀。方用：松针15g，蒲公英、丹参（后下）各20g，蔓荆子、女贞子、墨旱莲各15g，生地20g，桑椹15g，葛根12g，白蒺藜、茯苓、丹皮、泽泻各15g，生牡蛎（先煎）30g，甘草10g，水煎服，每日1剂。分2次服。局部配合梅花针叩击，以微出血为度，每天2次，并用丹参针穴位注射足三里，每周1次。半个月复诊1次，1月后见局部毛囊微张开，继续坚持上法治疗，白蒺藜减为10g，加川芎 10g。2 个月后局部见少量毛发长出，继续上法治疗。治疗 3 个月后局部已基本上长出了毛发。

（3）根据经络理论创截根移毒疗法治顽痒：褟教授在临床中善于总结前人的经验。广泛阅读古典医籍，他将中医传统挑治疗法结合自己的临床经验并加以改进，命名为"截根疗法"。用于治疗顽固性皮肤瘙痒症（如肛周瘙痒症、神经性皮炎、阴囊湿疹、阴囊瘙痒、女阴瘙痒等病）收到良好效果。截根穴位：肛周瘙痒取长强、大肠俞、腰俞、关元俞、承山。阴囊瘙痒和女阴瘙痒取三阴交、肾俞、关元、长强。每次可选用 2～3 个穴位，交替使用。操作方法：取俯卧位，选好穴位，按常规消毒皮肤，用 0.5% 普鲁卡因 0.1ml，于每一穴位注射一皮丘，用普通手术刀片在皮丘上切一横划口，长约 0.5cm，深度以微出血（划破表皮）为度。然后将缝合皮肤的三角弯针夹于持针器上。使针从划口刺入，挑起一些皮下白色纤维组织，提起来轻轻抖动几下，力度要适宜，然后将其拉断，一般 5～8 次即可。术后用 75% 酒精消毒，盖无菌敷料，胶布固定。每次截根 2～3 个穴位，间隔 5～7 天再行第 2 次截根治疗。经临床观察 186 例（肛门瘙痒 79 例，阴囊瘙痒 64 例，女阴瘙痒 43 例），截根组临床治愈率为 70.64%，有效率达 93.58%。与氯苯那敏加中药外洗对照组比较，差异有显著性（$P < 0.05$）。

案 3 张某，男，50 岁。

患肛周皮肤瘙痒 6 年余，经多家医院皮肤科、肛肠科用中西药内服、外用等治疗，病情有增无减，诊查见肛周皮肤变厚，苔藓样变，并见抓痕、皲裂。给予截根法治疗 2 次，瘙痒消失，皮肤基本恢复正常。跟踪随访 1 年，未见复发。

移毒疗法也是中医外科的一种传统治疗方法。《理瀹骈文》曰："内科有移深居浅法，由脏而出于腑是也。外科有移毒法。"传统移毒法主要用于毒疮治疗，即用移毒法将要害部位的毒疮循经移至四肢等非要害部位，使毒气发出而愈。褟教授将此疗法加以发挥用于治疗上述顽固性瘙痒性疾病，取得良好效果。

如治疗一女性顽固性腰骶部牛皮癣（神经性皮炎）患者，患病达 3 年余，剧痒难忍，曾经中西医多方治疗，效果不佳。给予移毒疗法：取五虎丹 0.3g，与少量米饭调匀，敷于承山穴（双），外贴太乙膏。敷后 3 小时左右，该处出现疼痛，当夜疼痛更剧，但原皮损处已不觉痒。3 天后，揭开太乙膏，见该处

传承与创新

已坏死，并有少量分泌物。以棉签拭干后，上少量红升丹，仍外贴太乙膏。1周后坏死组织脱落，骶部已无痒感。再经 10 天，伤口愈合。骶部皮肤亦恢复正常。随访 2 年，未见复发。对于这些疾病，口服抗过敏药物及激素外搽等治疗，一般疗效短暂，停药后多容易复发，且长期用药可致局部皮肤萎缩及色素沉着，与截根、移毒疗法相比。其疗效逊色许多。

3. 擅用引经药

禤教授说：一个好的中药处方就要看它能否体现出君、臣、佐、使的特点。而使药有两个含义：一是调和诸药，二是引诸药直达病所即引经药。在治疗上要根据经络理论，准确辨别皮损位于哪一经，如前额为阳明经所属，前额部位的皮损，宜加用阳明经药如白芷、葛根等以引药直达病所；项背部为太阳经所属，项背部的皮损则应加用太阳经药如羌活、防风等以引药直达病所；头之两侧为少阳经所属；若皮损位于头之两侧，则应加用少阳经引经药如柴胡、川芎以疏肝利胆（肝与胆互为表里）；位于人体上部的皮损应加一些轻清宣发之品，如防风、薄荷、桑叶等以助药宜达腠理；同样，位于人体下部的皮损亦应加一些引药下行的药，如牛膝、独活、芦根等。

（郑毅春　李红毅）

十、禤国维论中西医结合治疗系统性红斑狼疮的难点与对策

长期以来，我国医务工作者运用中医药及中西医结合的方法治疗系统性红斑狼疮（SLE）取得了一定的进展，也积累了许多经验。发扬中医特色，中西医结合治疗是我国在 SLE 防治领域的特点，如何充分地发挥中、西医治疗SLE 的各自优势，在病程的什么阶段，运用什么样的治疗手段，中、西医各自扮演什么样的角色，起什么样的作用？这是临床工作者在治疗 SLE 中经常遇到的现实问题，也是值得深入探讨的一个重要课题。禤国维教授从事中医、中西医结合皮肤性病临床、教学、科研工作 43 载，其学术思想活跃、观点鲜明，推崇中西医结合，取长补短，对 SLE 等皮科疑难疾病的辨治有许多独到之处，现将禤教授就目前 SLE 中西医结合临床实践中的一些难点问题及相关对策之观点辑要如下，以期达到抛砖引玉的目的。

1. 如何充分发挥中西医结合治疗 SLE 的优势和特色

实际上就目前临床情况而言，中药尚不能完全取代激素的治疗，目前大

部分学者均认可中西医结合是治疗 SLE 的较好方法，中西医结合治疗可以较好地消除患者的临床症状，减少西药的不良反应和并发症，减少激素和免疫抑制剂的用量和维持量；可提高临床疗效，改善预后，提高生存质量，恢复劳动力，延长寿命等。由于 SLE 自身的病理特点、累及多系统多脏器而复杂繁多的临床症状以及长期以来历史的原因，SLE 证的分型种类繁多，各医家多以自己经验辨证虽然文献报道中医治疗 SLE 的方法、手段以及各种药物众多，但自成体系，较为混乱；即使是名老中医、临床专家的宝贵经验，也缺乏系统归纳与优化，令初学者无所适从、临床医师难以借鉴和运用。如何充分发挥中西医结合治疗 SLE 的特色和优势是临床中有重要意义的现实问题。

结合历代医家经验，以及自己多年的临床体会，禤教授认为 SLE 在急性期多表现热毒亢盛，经治疗后又常表现为以正虚为主的迁延缓解，此时，如因日晒等原因再次感邪又可表现为急性发作而见热毒炽盛的症状，仍属本虚标实、虚实夹杂，所以对本病的治疗必须辨证地对待，急则治其标，缓则治其本，治本补虚勿忘祛邪，治标祛邪勿忘扶正。辨证与辨病相结合，对本病各个阶段的临床征象进行认真分析，针对主要矛盾进行中西医配合治疗，可取得相辅相成、互助互补的满意效果。在急性发作期，应该以皮质激素治疗为主，早期、足量、迅速给药，以控制病情，抑制变态反应，保护重要脏器，为继续治疗争取时机，同时采用清热解毒凉血护阴的中药，解除病人高热烦躁、神昏谵语、关节疼痛等毒热炽盛、气血两燔的症状，迅速使病人转危为安。这个阶段就是以激素为主，中药为辅，同时为激素的撤减打下基础，中药对临床症状的治疗及减少或改善激素的不良反应也是十分有益的。病情控制后，由于炎症病变的破坏与消耗，机体抵抗力降低，加之大剂量应用激素，引起机体代谢和内分泌紊乱、水和电解质平衡失调，甚至出现继发感染、出血、精神症状等不良反应。此时中医认为是毒热耗伤阴血，体内气血两伤，阴阳失调，产生一系列症状如神倦乏力、心烦不眠、五心烦热、低热缠绵、自汗盗汗、舌红少苔等症象，辨证为肾阴血阴双阴亏耗、气阴两伤、阴阳失调、气血瘀滞，治宜扶正祛邪、养阴益气、调和阴阳、活血通络。这时中药治疗就上升到主要地位，在中药主导治疗下，逐渐减少或停用激素，对稳定病情、减少并发症和恢复体质十分有益。SLE 常易累及多个脏器系统，临床症状复杂缠绵。辨病与辨证相结合，针对疾病病程阶段与受累脏器选方用药也是治疗本病一大方向。对于狼疮性肾炎，多以解毒、活血通络立法，对于心脏损害者，以养阴清热、蠲饮利水、养心安神为主，以肝脏损害为主者，如属于脾胃湿热者用胃苓汤合茵陈蒿汤加减，气滞血瘀者用逍遥散合桃红四物汤加减，肝肾阴虚型用增液汤合知柏地黄丸。

禤教授提出 SLE 作为异质性疾病西医也非常强调个体化治疗原则，SLE病情复杂，侵犯人体各个器官组织，病变的重点经常发生变动，为此治疗要个体化，但应有一定的规律和原则，这非常符合中医辨证施治的原则与精神。辨证施治有两个显著的特点，一是整体观念；二是动态观点。疾病是在发展中，同一疾病不同的阶段，病变的重点有所不同，要对不同的个体，不同的病变重点，采取不同的治疗方案，针对病程不同阶段的具体情况进行分期辨证，体现了中医辨证论治原则与临床实践的紧密结合，其提出总结出客观可行、相对成熟和规范的中西医结合疗法，并从基础、临床方面深入研究，将是我们进一步研究的重要课题。

2. 如何有效减轻激素毒副作用

近年来，SLE 新的临床试验不断开展，新药、新治疗手段层出不穷，但目前西医仍主要用皮质激素和免疫抑制剂等治疗，长期或大量应用激素，可引起皮质醇增多症、骨坏死、高脂血、糖尿病，并发和加重感染，以及肾上腺皮质功能减退和萎缩，有时药物不良反应对身体的伤害甚至超过了疾病对机体的损伤。医患两方常陷入了两难境地，无所适从。在 SLE 治疗中，激素的合理使用是亟待解决的棘手问题，目前中医药干预治疗与激素减撤的内在规律尚不十分明确，探讨并制定出客观、科学的激素减量方案显得尤为必要。

禤教授认为 SLE 患者症状较轻、病情较稳定时，可考虑单纯中药或以中药为主治疗。活动期患者在病情允许激素减量时，不宜骤然减撤，在减激素过程中一定要有辅助治疗手段，中医药在这方面是有作为的。可在辨证的基础上适当选用具有激素样作用及免疫抑制作用的中药，如补气药中有人参、黄芪、党参、甘草、四君子汤、补中益气汤、生脉散等；补阳药中有熟附子、肉桂、鹿茸、冬虫夏草、杜仲、补骨脂、菟丝子、淫羊藿、仙茅、肉苁蓉、何首乌、枸杞子，八味地黄丸等；另白花蛇舌草、穿心莲、柴胡、秦皮、秦艽、防己、五加皮、薏苡仁、蒲黄、延胡索、法半夏、桔梗、雷公藤及火把花根等均有类皮质激素样作用，可选用。长期激素治疗的患者，易感冒和反复感染，可选择具有良好抑杀菌作用的中药配合治疗；大量激素可引起兴奋、失眠，中药治法宜镇心安神，可予以酸枣仁汤或验方夜交藤汤（生地黄、生石膏、黄芩、忍冬藤、夜交藤、金雀根、甘草、藤草、炒枣仁、侧柏叶、知母、茯苓、柏子仁等）加减治疗；激素能诱发和加重胃、十二指肠溃疡，可予以和胃理气，辛开苦泄的方法治疗；具有免疫抑制剂样作用的中药、中成药如苦参、黄芩、穿心莲、蛇床子、山豆根、穿山龙、夏枯草、天花粉、雷公藤有关制剂、昆明山海棠片及火把根片等，临床均可酌情使用。禤教授认为目前对中医干预治疗的优势和作用环节的研究中，尚缺乏对中医干预治疗与减少激素用量和维持量的深入研究，缺乏合理的统计对比分析，尚需在对激素减撤的指征、时机、方案和疗效评价等方面进行一些较深入的临床及基础研究。

3. 如何有效处理狼疮性肾炎

狼疮性肾炎的证候复杂，引起肾脏的病理变化也是多种多样，危害极大，是 SLE 致死的主要原因之一，至今仍是本病治疗中的一个关键问题和难点。禤教授认为在急进期，或肾脏损害程度较重时，肾上腺皮质激素和免疫抑制剂的联合应用能够迅速控制症状，减轻病人痛苦，减轻狼疮活动对肾脏的损害。同时，可以运用中药来减轻激素和免疫抑制剂的毒副作用，为稳定症状发挥积极作用。对于轻度肾损害，主要通过中、西药物治疗，生活起居的调适，以防止或延缓肾功能进行性恶化，改善或缓解临床症状及防治严重并发症为目标，积极控制病变向中、重度发展。而对于中重度损害者，由于蛋白大量丢失，以及营养物质的全面不足，在采取相应治疗的同时，应注意维持水电解质的平衡，补充蛋白、维生素。狼疮性肾炎的患者由于抵抗力弱，很容易感冒和发生交叉感染，而感染往往使病情加重。临床治疗中选择不会加重肾脏负担，不会诱发病情复发的抗生素十分重要，中药在此时可充分发挥其优势，如当患者有感冒以及咽痛等症状时，及时使用具有抗链球菌作用的中药如金银花、连翘、夏枯草、大青叶、黄芩、黄连、鱼腥草、秦皮、丁香、厚朴、乌梅、大蒜等。当患者有尿路感染时，可选用具有抗大肠杆菌作用的中药如黄连、黄芩、黄柏、苦参、白头翁、秦皮、厚朴、木香、丁香、石榴皮、地榆、槐花、连翘、马齿苋、白芷等；既有补肾又有抗大肠杆菌作用的中药如山茱萸、金樱子、杜仲等，适合长期慢性尿路感染的患者，临床均可酌情选用。

4. 如何正确评估中西医结合治疗的疗效

虽然大量文献报道均提示中西结合治疗能有效地提高疗效、减少西药不良反应，成果令人鼓舞，但诸多方面有待正确评估。目前中医药治疗 SLE 疗效优势仍缺乏科学的量化评价指标，中医临床观察指标以中医证候、炎症、生化指标（ESR、尿蛋白等）为主，由于短时间内血沉、自身抗体等都不会有较大的变化，因而难以判断患者生活质量的变化情况，难以全面客观地观察到中医药在治疗 SLE 方面的疗效，也远不能反映出中西医结合治疗 SLE 的优势，直接影响了临床方案的衡量、确定和推广。随着医学模式和疾病谱的转变，医学界普遍认识到使用传统的生物学指标来评价慢性病的临床疗效，难以全面反映健康内涵。生存质量这一代表个体躯体、心理、社会功能状态的指标逐渐被作为评估临床疗效、疾病预后的重要指标之一。许多 SLE 患者长期以来遭受着皮肤、关节、肌肉损害、药物不良反应等所致的疼痛、残疾、工作丧失、经济负担、心理压力的折磨，这些毫无疑问影响到病人的生活质量，实际上目前在 SLE 治疗中人们已不满足于单纯地控制病情，而是越来越重视如何提高患者的生存质量，使患者能像正常人一样生活和工作。中医药治疗 SLE 的疗效评价，以往多依据中医症状改善，由于传统的中医术语缺乏精确的量值指标，缺少客观化和标准化，对有关情绪和心理状态的描述欠充分；缺少对患者社会性及相关因素的反映，难以用现代统计学方法进行科学分析，对患者各种症状和体征改善情况的评价内容实际上比较局限，也难以全面客观地反映中医药治疗 SLE 的效果。褚教授认为中医药治疗 SLE 的优势恰恰在于改善患者临床症状，减轻药物不良反应等方面，深入探讨中医学治疗特点与生存质量之间的关系，对于客观、全面地认识中医药的治疗价值，对提高中医药学在 SLE 综合治疗中的地位，完善目前的 SLE 中医药疗效评定标准具有积极意义。

SLE 的疾病活动性和脏器损伤程度是判断 SLE 病情、选择治疗方案、评价临床疗效和疾病预后的重要指标，目前已有一些客观且标准的评价 SLE 活动性的方法，如英国狼疮病协作组 BILAG 系统、美国哈佛大学医学院 SLAM 系统和美加 SLE 中心的 SLEDAI 系统等，而 SLEDAI 系统被认为是评价 SLE 活动性的金标准，美国 FDA 将 SLEDAI 作为 SLE 新药疗效评价的必备指标。褚教授提出我们可以充分地借鉴使用，通过引入国际有关 SLE 较成熟和公认的疗效评价指标，建立反映 SLE 中医药治疗优势和特色的多维疗效评价指标体系，有助于科学、客观地评价中西医结合治疗 SLE 的疗效，也有利于中医辨证论治经验的推广运用，又有利于新药的开发。

SLE 的病机变化多端，临床表现错综复杂，禤教授认为对此病的研究，中、西医都有很多结合点和共同点，是探讨现代中西医结合途径和思路的良好病种。中医药学源远流长，在 SLE 的防治实践中，积累了大量的临床经验，中医治疗仍应以辨证论治为基本原则，治疗上除遵循有关治疗原则外，要结合具体表现灵活运用，根据疾病的不同阶段，患者的虚实、表里不同，阴阳的偏盛偏衰，凸现中医对疾病个体化和整体性的治疗优势，充分发挥中医药在调理机体功能、平衡阴阳方面积极的作用。今后有必要全面、系统地综合历代中医、全国名老中医、临床专家诊治 SLE 的宝贵经验，并结合当前中、西医临床研究成果，总结出较为规范的 SLE 中西医结合临床方案，探索建立完善的中西医结合临床疗效评价体系。开展这方面的相关研究不仅是社会医疗的需要，也是中医药学术发展的需要，对中西医结合临床的学术发展和提高将具有积极的指导作用。

参考文献

［1］ 蒋明.风湿病学［M］.北京：科学技术出版社，1996：1037～1038.

［2］ 陈达灿，禤国维.中医临床诊治全书皮肤性病科专病［M］.北京：人民卫生出版社，2000：205.

［3］ 吴元胜，禤国维，范瑞强.中西医结合治疗系统性红斑狼疮的研究现状与展望［J］.现代中西医结合杂志，2003，12（8）：889.

［4］ 李学平，满孝勇.系统性红斑狼疮活动与损伤性指标的临床意义［J］.中华风湿病学杂志，2001，10（5）：321.

［5］ Urowitz MB, Gladman DD. Measures of disease activity and damage in systemic lupus erythematosus［J］. Bailliere'S Clin Rheumatol, 1998, 12: 405-413.

（吴元胜　指导：禤国维）

十一、禤国维教授治疗白癜风经验

白癜风是一种原发性的局限性或泛发性皮肤色素脱失性皮肤病。临床上诊断容易但治疗困难，影响美容，影响患者的生活质量。中医古代文献对此记载较早，《诸病源候论》曰"白癜者，面及颈项身体皮肉色变白，与肉色不同、亦不痒痛"，《圣济总录》曰"白癜风如雪色、毛发亦变"，《验方新编》指出"白癜风又名白驳风，多生头面，白如云片是也"。这些症状均与西医学的白癜风有相似之处。对此病的病因病机古代医家认为这类疾病一是风邪为患，具有发无定处、无明显痛苦、病程较长等性质。《诸病源候论》认为"白癜"，"此亦是风邪搏于皮肤、血气不和所生也"。如《证治准绳》指出"白驳"是"肺风流注皮肤之间，久而不去所致"；《普济方》认为"白癜风"是"肺脏壅热，风邪乘之，风热相并，传流营卫，壅滞肌肉，久不消散，故成此也"；《医学入门》认为"赤白癜乃肝风搏于皮肤，血气不和所生也"；《本草经疏》认为"白癜风"是肝脏血虚生风所致，"盖肝为风木之位，藏血之脏，血虚则发热，热甚则生风"；《寿世保元》提出"紫癜风、白癜风，乃因心火汗出及醉饱并浴后毛窍开时，乘风挥扇得之，扇风侵逆皮腠所致"。二是认为与气血有关。《外科正宗》认为白斑可因气滞血瘀而产生，"紫白癜风乃是一体而分二种也。紫因血滞、白因气滞，总因热体风湿所受，凝滞毛孔，气血不行所致"；清·王清任《医林改错》则明确提出"白癜风，血瘀于皮里"，并创制的"通窍活血汤"，主张用活血祛瘀治疗本病，为后世研究本病开拓了新途径。从以上可看出，古代医家认为皮肤色素减退性疾病涉及肺、肝、心三脏，与外风、内热、外湿、气、血有关，病机是气血不和或气血瘀滞，病位在皮肤和肌肉。1987年朱仁康主编的《中医外科学》，总结近代学者临床经验，根据白癜风病程长，伴家族史，斑内毛发变白等现象，提出"肝肾不足，皮毛腠理失养而发白斑"的观点。肤色的晦明存亡，既依赖于肝肾精血的濡养，又需要肾气的温煦和肝气的条达。白癜风"肝肾不足"的观点，继承了中医学传统理论的精华。现代治疗白癜风常采用和血祛风、疏肝解郁、活血化瘀、清利泄热，补益肝肾等方法。

禤国维教授认为其病饥有三：其一，如《医宗金鉴·白驳风》所云"由风邪蹲于皮肤，致令气血失和"。风湿之邪搏于肌肤，气血失畅，血不荣肤所致，常用白蒺藜、白芷、蝉蜕、浮萍、苍术等。其二，对于因情志损伤或因白癜风致情志抑郁，肝失调畅，气血失和，肌肤失养，常用鸡血藤、丹参、红花、赤芍、川芎等。其三，由于本病持续时间长，久病伤损，致肝肾亏虚，故常用女贞子、墨旱莲、首乌、补骨脂、蒺藜等。同时禤国维教授认为治疗疾病之宗在于阴阳平衡，因此在上述病机的认识上选用黑白配对的方药进行治疗，其用药有：菟丝子、白蒺藜、墨旱莲、白芍、玄参、浮萍、乌豆衣、白芷、生牡蛎、女贞子、补骨脂、丹皮、白术。达到祛风疏风除湿、理血和血、调补肝肾之功效，其治疗方法与欧阳恒的以黑制白的"紫铜消白片"（紫铜、紫背浮萍、紫河车、紫丹参、紫草等组成）迥异，但治疗效果一样。

西医学认为补骨脂、刺蒺藜、白芷等有上调酪氨酸酶活性，加速黑色素生成作用。补骨脂能提高皮肤对紫外线的敏感性，抑制表皮中巯基，增加酪氨酸酶活性刺激黑色素细胞恢复功能而再生色素。女贞子可明显提高机体免疫力，增强机体抗御外邪的能力，白鲜皮可使皮肤的黑色素和酪氨酸活性增加。结合文献报道，活血祛风及滋补肝肾中药有激活酪氨酸酶活性作用。诸药配伍，共奏疏肝祛风、通络养血、调和气血之功。

由上可知，禤国维教授治疗白癜风的经验在于"谨察阴阳所在而调之"，以黑白配对，达到阴阳平衡。正是平调阴阳，治病之宗所在。

（李红毅　禤国维）

十二、松针滋肾生发汤治疗斑秃的疗效

2004 年 8 月至 2006 年 10 月，笔者运用广州中医药大学首席教授、广东省名中医禤国维教授经验方松针滋肾生发汤加减治疗斑秃取得了较好的疗效，现总结报告如下。

1. 资料与方法

（1）一般资料：120 例斑秃患者均为广东省中医院皮肤科脱发专科患者，随机分为两组。观察组 60 例，男 32 例，女 28 例；年龄 18 ～ 63 岁，平均 34.5 岁；病程 5 日～ 6 年，平均 7.5 个月。对照组 60 例，男 29 例，女 31 例；年龄 20 ～ 59 岁，平均 32.6 岁；病程 14 日～ 7 年，平均 8.1 个月。两组患者在性别、年龄、病程、脱发面积等方面差异无显著性。

（2）病例选择：经临床确诊为斑秃，脱发面积 < 30% ，年龄 18 ～ 65 岁，病程不限。

（3）排除标准：凡脱发面积 > 30% 、普秃或全秃患者；患有其他任何头皮疾患如先天性脱发、假性斑秃及头癣等疾病所致的脱发；妊娠、哺乳期妇女以及患有糖尿病、高血压、胃溃疡等基础疾病的患者；年龄 < 18 岁或 > 65 岁；4 周内局部用过生发药物或其他局部治疗者；12 周内系统使用过皮质类固醇或免疫抑制剂或其他具有生发作用的药物治疗者。

（4）淘汰标准：在受试期间合并使用其他治疗秃发药物者；未按规定服药者。

（5）治疗方法：观察组口服松针滋肾生发汤。处方组成：松针 20g、熟地

15g、茯苓 15g、准山 15g、山萸肉 15g、丹皮 10g、泽泻 10g、女贞子 15g、墨旱莲 15g、菟丝子 15g、薄盖灵芝 10g、首乌 15g、白蒺藜 15g、北芪 15g、牡蛎 30g（先煎）、甘草 5g。1 剂 / 日，水煎 2 次，早晚分服。辨证加减：气血亏虚者加党参、当归、鸡血藤等；脾虚者加白术、陈皮、砂仁等；气滞血瘀加郁金、田七等；肾阳虚者加肉苁蓉、淫羊藿、鹿角胶、紫河车等；失眠多梦加珍珠母、熟枣仁、夜交藤。对照组予六味地黄丸浓缩丸 8 丸，3 次 / 天。治疗 3 个月为 1 个疗程。

（6）观察方法及指标：在治疗开始前、治疗后第 4、8、12 周分别用数码相机摄取斑秃部位照片，用计算机图像处理系统，对数码照片进行脱发面积的精确测定，记录和分析脱发面积的变化、毛发生长状况；同时记录毛发再生（最早出现毳毛或终毛）时间。全部患者分别于治疗前、治疗后测血压、心率，查血尿常规、肝肾功能、心电图。详细观察和记录用药期间出现的不良反应。

（7）疗效标准痊愈：为皮损处全部有新发生长或有终发生长，分布、密度、毛发粗细、色泽类似于正常头发，拉发试验阴性，达到美容效果；显效：为新发生长覆盖区域＞ 50%秃发区，且有较多毳毛变成终毛，可见稀疏终毛，较黑、长、粗壮，拉发试验阴性；有效：为新发生长＞ 10%，包括细、短、色淡的毳毛生长，但生长缓慢，未完全恢复，色泽淡呈棕色，拉发试验阴性或阳性；无效：为 1 个疗程结束后无毛发生长或新生长毛发 10% 以下，或继续脱发。有效率为痊愈加显效之和。

（8）统计学方法：两组间脱发面积、斑秃部位毛发再生的时间比较采用 u 检验；两组间疗效比较采用 X_2 检验。

2. 结果

（1）两组斑秃患者毛发再生时间比较观察组与对照组毛发再生时间分别为 9 ～ 26 日，16 ～ 33 日，观察组毛发再生时间显著早于对照组（u=3.76，$P < 0.01$）。

（2）两组斑秃患者治疗前后脱发面积比较治疗前观察组和对照组两组脱发面积分别为 8.2 ～ 15.6cm²，7.9 ～ 15.9cm²，差异无显著性（u=0.228，$P > 0.05$）；疗程结束后观察组和对照组脱发面积分别为 0 ～ 8.1cm²，0 ～ 14.8cm²，观察组显著小于对照组（u=6.57，$P < 0.01$）。

（3）两组斑秃患者总体临床疗效比较见表 4。观察组治愈率、有效率显著优于对照组，差异有显著性（P < 0.05）。

表 4　两组临床疗效比较例（%）

组别	例数	痊愈	显效	有效	无效	有效率（%）
观察组	60	43（71.7）	12（20.0）	5（8.3）	0（0.0）	91.7*
对照组	60	19（30.3）	22（38.7）	14（23.3）	5（8.3）	68.5

* 与对照组比较 P < 0.05

（4）不良反应发生情况：治疗期间观察组有 3 例、对照组有 2 例出现轻度胃部不适，仍能坚持完成全程治疗，无系统不良反应发生。

3. 讨论

斑秃是以突发性的非瘢痕性的毛发脱落为特征，常表现为斑片状头发脱落，小部分可发展为头发完全脱落（全秃）或除全秃外体毛亦脱落（普秃）。本病可发生于任何年龄，尤其好发于儿童及青少年，国内有调查发现斑秃患者占门诊量的 0.9%。斑秃属于中医学的"油风"范畴，"肾主骨，其华在发，肝藏血，发为血之余"，肾藏精，肝藏血，精血互生，肝肾同源。当肝肾得养，精足血旺，毛发则生长旺盛；反之，如果肝不藏血，肾精耗伤，则毛发失其滋养，故发枯脱落。可见肝肾不足是本病发病的中心环节，滋补肝肾之法治疗斑秃实为治病求本之策。

本临床研究显示对照组六味地黄浓缩丸治疗斑秃有一定的疗效，说明滋补肝肾确是治疗斑秃的主要治则，而观察组采用松针滋肾生发汤加减治疗各型斑秃起效更快，治愈率、有效率显著高于对照组的六味地黄丸组，治疗期间无明显不良反应发生，患者耐受性及依从性好，疗效高。

松针滋肾生发汤是禤国维教授治疗各型斑秃的验方。其处方组成为：松针、地黄、茯苓、准山、山萸肉、丹皮、泽泻、女贞子、墨旱莲、菟丝子、薄盖灵芝、首乌、白蒺藜、北芪、牡蛎、甘草。本方以松针、六味地黄汤为君药。六味地黄丸由北宋名医钱乙从《金匮要略》之肾气丸中减去桂枝、附子而成，后世不少医家将本方改为汤剂，称之为"六味地黄汤"。禤国维教授补肾习以六味地黄汤加减，谓此方为滋阴补肾之圣方，方中所用熟地、山萸肉、山药分别主入肾、肝、脾三经，有三阴并补之功，主要是借脏腑相生的关系以加强滋补肾阴之力。此方三补三泻，补而不燥、滋而不腻。松针是禤教授治疗脱发病的经验用药，《本草纲目》记载"松针，气味苦、温、无毒，久服令人不老，轻身益气，主治风湿疮，生毛发，安五脏，守中，不饥延年"。现代研究表明松针富含原花青素，具有抗氧化、清除自由基活性、免疫调节及促毛发生长等多种生物学功效。二至丸（女贞子、墨旱莲）、菟丝子、首乌等为臣，协同六味地黄汤以补肝肾。北芪补气，合茯苓、怀山药健脾胃，薄盖灵芝安神补虚、牡蛎滋阴潜阳、蒺藜祛风活血疏肝共为佐。甘草调和诸药为使。"善补阴者，必于阳中求阴，则阴得阳升，而源泉不竭"。本方在大队滋阴中药中加入菟丝子补肾阳，补而不燥，又有北芪补气，全方具阳中求阴之妙，用药动静结合，滋补肝肾为主，兼补脾胃，先后天之本同补，切中斑秃发病的中心环节。现代中药药理研究表明上述滋补肝肾中药及北芪、薄盖灵芝均具有双向免疫调节作用，还可促进毛发生长的功能；北芪、首乌、女贞子等中药有效成分体外实验均具有促毛乳头细胞增生、促毛生长的功用。因此松针滋肾生发汤无论在理论上及临床疗效方面，均不失为治疗斑秃理想的验方，具有较高的临床推广价值。

参考文献

［1］ YANG S, YANG J, LIU J B, et a1. The genetic epidemiology of alopecia areatain China［J］. Br J Dermatol, 2004, 151: 16 ～ 23.

［2］ 李时珍 . 本草纲目［M］. 北京：人民卫生出版社，2000：1921.

［3］ 劳业兴，张冰若，苏薇薇 . 松针化学成分及药理研究进展［J］. 中药材, 2003, 26（9）：681-683.

［4］ TAKAHASHIT, KAMIMURAA, YOKOOY, et a1.Thefirst elin-ical trial of erocyanidinB-2 to investingate its potential as a hairgrowing agent［J］. Phytother Res, 2001, 15（4）：331-336.

［5］ TAKAHASHI T, KAMIYA T, HASEGAWA A, et a1. Proeyanidin oligomers selectively and intensively promote prolixferatien of mouse hair epithelial cells in vitro an d activate hair follicle growth in vivo［J］. J Invest Dermatol, 1999, 112（3）：310-316.

［6］ KAMIMURA A, TAKAHASHI T. Procyanidin B-2, extracted from apples, promotes hair ga-ah: a］aboratory study［J］. Br J Dermatol, 2002, 146（1）：41-51.

［7］ 范卫新，朱文元 . 55种中药对小鼠触须毛囊体外培养生物学特性的研究［J］. 临床皮肤科杂志, 2001, 30（2）：81 ～ 83.

［8］ 张共洪，范卫新 . 何首乌、女贞子等中药煎剂对体外培养的猪毛囊毛发生长的影响［J］. 中华皮肤科杂志, 2005, 38（2）：102 ～ 104.

（朱培成）

十三、补肾法为主治疗结缔组织疾病

禤国维教授对中医外科尤其是皮肤性病科的疑难杂症有深入的研究。笔者曾随禤老侍诊，用补肾法治疗多例结缔组织疾病，获得满意疗效。兹举验案2则如下。

案1　硬皮病

王某，女，56岁。

初诊：1997年9月17日

主诉：大腿内侧皮肤色深、发硬，伴关节痛2年。患者2年前大腿部起片状水肿性红斑，渐变硬，皮肤颜色逐渐加深，曾在某院做病理切片，诊为硬皮病，经激素、局部封闭、外用"激素软膏"等治疗，见效甚微，遂来我院诊治。现常感倦怠乏力，腰膝酸软，手足时出冷汗。检查：面色白，精神疲惫，右大腿内侧近腹股沟部可见7cm×2.5cm条状皮损，边缘尚清楚，皮纹消失，触之较硬，整块皮损呈萎缩状，低于周边皮肤，且凹陷程度由边缘向中心部渐加深，表面色素加深。呈深褐色，周缘色较浅，双侧膝关节稍肿大，双手近端指间关节稍红肿，活动差。舌质淡、苔白，脉细弱，两尺尤甚。西医诊为局限性硬皮病，中医诊为皮痹。辨证属脾肾阳虚。治以补肾温阳，补脾通滞。用金匮肾气丸加减。处方：熟地黄、山药、茯苓、太子参各15g，山茱萸、阿胶（蒸兑）各6g，牡丹皮、泽泻、鹿角霜各12g，熟附子、当归、甘草各10g，肉桂（后下）3g。水煎服，每天1剂，复渣再煎，分2次服。服上方1月后局部皮损色转淡红，变软，关节疼痛减轻，无疲乏，但梦多汗出，遂去泽泻、太子参，加浮小麦15g，糯稻根20g，生牡蛎30g。再服半月。皮损触之柔软，开始恢复弹性，接近正常肤色，并有皮纹出现，余症基本消失，获得明显效果。追踪半年，未见复发。

按：硬皮病是以患处皮肤硬化为特征的结缔组织疾病，属中医文献所述痹证范畴。中医认为本病主要由于脾肾阳虚，气血不足，卫外不固，腠理疏松。外界寒邪乘隙而入，阻于皮肤肌肉之间，营卫不和，气血凝滞，经络阻塞不通而致。本例表现为脾肾阳虚，故以补肾温阳、健脾通滞为法，用金匮肾气丸加味方中肉桂、附子、鹿角霜温补肾阳，益火之原以消阴翳，同时配以入肝、肾之熟地黄、阿胶滋阴补血；加入当归补血活血，太子参益气养阴，山茱萸补益肝肾；茯苓、泽泻健脾渗湿、宣泄肾浊；山药补脾胃益肝肾；牡丹皮活血散瘀，清泄肝火；甘草调和诸药。诸药配合使肾阳得治，脾虚得补，皮寒得除，气血得通。褟老用此方治疗数例硬皮病，均获佳效。

案2 系统性红斑狼疮

李某，42岁。

初诊：1998年3月15日

3年前面颊出现红色斑片，曾做病理切片后确诊为系统性红斑狼疮，每天口服泼尼松40 mg，病情稍有缓解，要求中医诊治。诊见：时有低热（体温37.5℃），心烦乏力，手足心热，视物不清，脱发；检查：面色暗红，神疲，颜面部可见边界不清的浸润红斑，双侧近、远端指关节均肿胀，指尖瘦削，关节处可见火山口样小溃疡，舌红、无苔，脉细数。化验：ANA 1∶640，尿蛋白（++）、有管型，ESR 66 mm/h，血红蛋白63g/L。证属肝肾阴虚，治当滋阴补肾。用知柏地黄丸加味。处方：熟地黄、山药、茯苓、黄柏、牡丹皮、崩大碗、墨旱莲各15 g，泽泻、知母、徐长卿各12 g，山茱萸9g，鸡血藤30 g，甘草10 g。每天1剂，水煎服，复渣再煎，分2次服。同时服泼尼松20mg和适量火把花根片。服上方1月，症状明显减轻，低热消退，自觉精神转佳，手指关节处溃疡控制，已有愈合趋势，去崩大碗、徐长卿，加女贞子、菟丝子各15 g，白术10 g继续治疗，并逐渐减激素至10mg。半月后病情明显好转，ANA 1∶80，血红蛋白97 g/L，ESR 11mm/h，不适症状基本消失。嘱口服泼尼松5mg/d，继续服中药1月，随访半年未见复发。

按：中医对红斑狼疮无明确记载，根据其临床表现多归属于红蝴蝶、鬼脸疮等范畴。本例久病不愈，反复发作，耗液伤阴，属肝肾阴虚，故以滋阴补肝肾之法，用知柏地黄丸加减方中六味地黄丸滋阴补肾，肾阴得充，上济于心，虚火得降；知母、黄柏共助降火；崩大碗清热解毒、止痛疗疮助溃疡愈合；徐长卿祛风解毒、活血止痛，助面部皮疹及四肢关节痛消退；墨旱莲、女贞子、菟丝子益肾；白术健脾；鸡血藤活血通络；甘草补脾益气助诸药，恢复一身之功能。

体会

不少结缔组织疾病，诸如系统性红斑狼疮、硬皮病、皮肌炎等久病缠绵不愈，反复发作，耗液伤阴，百脉空虚，神衰气疲，而致脏腑阴阳失调，每见肾阳虚或肾阴不足之证，如能正确地运用补肾之法，往往使沉疴得愈。西医学也证明，红斑狼疮等疾病可有各种标志抗体滴度明显升高，补体明显降低，T 淋巴细胞亚群 T_3、T_4 降低，而 T_8 偏高，全血细胞减少，免疫异常。肾的本质研究在结缔组织疾病中的应用取得很大进展，而以六味地黄丸为代表的补肾方剂，可明显降低循环免疫复合物，改善 T 淋巴细胞亚群的异常状态，改善机体免疫功能。对这类自身免疫疾病（或自身免疫近缘病），即传统概念而言的"难治之症"或"不治之症"，补肾法的应用很有前途。

治疗中要注意细致观察疾病的变化，既要了解中医对疾病的辨证要点，又要掌握西医学对疾病的认识和中药的现代研究，抓住主要矛盾，有机地发挥中西医各自的长处。如治疗系统性红斑狼疮不能断然让患者停用皮质类固醇激素，宜在配合中药治疗下逐渐减少或停用激素。对于疗效的判定，我们也应克服以前的无客观指标衡量的弊端，结合临床表现、辅助检查、激素用量、体力恢复情况来综合评定。

结缔组织疾病往往征象复杂，但虚是该病之本，机体阴阳失调，气血失和造成的机体功能与代谢失调，体质虚弱，抵抗力下降，则是发病的根本原因。那些久病缠绵不愈者，应始终注重扶正重于祛邪的指导思想，以调和阴阳、补益气血为其本，活血散瘀、清热解毒等为其标。

某些结缔组织疾病，西医治疗仍以皮质激素为主，长期大剂量用药常发生严重的毒副反应和并发症，有的学者甚至主张要终身服用激素，势必给患者带来较多医源性问题。而中药的使用，其目的也在于减少激素和免疫抑制剂的用量和维持量，减轻西药引起的不良反应和并发症，提高临床疗效；同时可依靠辨证论治的优势，治疗复杂的神经、内分泌、血管等多系统临床症状，如心烦热、全身乏力、腰膝酸软、头昏耳鸣等单纯西药几乎无法解决的症状。所以中药的使用其实也贵在早期、坚持、足量（即要服用较长时间的汤药）。

（陈达灿　陆原　卢传坚）

十四、从肝论治精神因素引发的斑秃

笔者从肝论治精神因素引发的斑秃 46 例，获得良好疗效。现报告如下。

1. 临床资料

46 例患者均来自门诊，其中男 27 例，女 19 例；年龄最大者 56 岁，最小者 15 岁；病程最长者半年，最短者 2 周；斑片型 39 例，全秃型 5 例，普秃型 2 例；均有因精神因素诱发或加重斑秃的病史。

2. 治疗方法

疏肝生发汤组成：柴胡、郁金、山茱萸各 12g，当归、素馨花、香附各 9g，川芎 6g，制何首乌、枸杞子、女贞子各 20g，黄精、白芍、桑寄生、酸枣仁各 15g，炙甘草 6g。水煎服，每日 1 剂。

治疗期间配合心理疏导疗法：劝慰病人保持心情舒畅，避免情志刺激，解除精神负担。必要时采取心理暗示疗法，向病员作耐心的思想工作，坚定治病信心，同时寻找发病诱因。

1 个月为 1 个疗程，连续治疗 3 个疗程判定疗效。

3. 治疗结果

参照中国中西医结合学会皮肤性病学会 1991 年制订的《5 种皮肤病的中西医结合诊断与疗效判定标准（草案）》[1]。

痊愈（头发全部长出，分布密度及色泽均正常，拉发试验阴性）13 例；显效（头发新生 70%，密度、粗细及色泽接近正常）16 例；有效（头发新生 30% 以上，有毳毛及白发长出，毛发停止脱落）11 例；无效（治疗 1 个月以上，新发生长不足 30% 或继续脱落者）6 例。总有效率为 86.9%。

4. 讨论

西医学认为，机体免疫功能紊乱是引发斑秃的主要原因，同时与精神神经因素、血管舒缩功能等有关[2]。有研究表明，100% 的患者存在有不同程度的睡眠障碍，20% 的病人有焦虑症状出现，42% 的病人有抑郁症状出现[3]。有的发病前长期焦虑、忧愁或悲伤，有的精神紧张或情绪不安时发病，也有的在突然惊恐或悲痛后迅速出现斑秃。研究发现，患者有较突出的个性特征，41% 以上的患者属内向和不稳定性格，其发病机制可能与患者精神紧张，导致自主神经功能紊乱，交感神经紧张性增高，毛细血管持续性收缩，造成毛根部血液循环障碍，毛根种子层的细胞功能减退有关[4]。

中医学认为，肝主疏泄，调畅气机和情志，七情内伤、情志抑郁、劳伤心脾，皆可影响肝之疏泄；肝气郁结，气血运行不畅可致气滞血瘀，毛发因失去营养而脱落；肝郁乘脾，致肝脾俱虚，气血生化不足，可致气血两虚，发失营养而脱落；肝藏血，具调节十二经循环血量的作用，肝血充足，疏泄和达，则运行于十二经中的气血无论是在人体安静、激动、思虑状态下，都可保持生理需求量，荣养其发[5]，反之，肝血不足，疏泄不达，则肾精亦亏，精血衰少，精血不能上荣于头，发失濡养而脱落。这些观点不仅与西医所说的精神因素可致脱发的观点相一致，同时亦为精神因素引发斑秃从肝论治提供了理论依据。

总之，精神因素引发斑秃的主要病机在于肝郁气滞、精血亏虚、发失濡养。治当疏肝解郁、理气活血、补肾填精、养血生发。笔者自拟的疏肝生发汤中，柴胡、素馨花、香附疏肝解郁；当归、白芍、川芎柔肝活血，通经络、开毛窍；制何首乌、女贞子、黄精、山茱萸、枸杞子、桑寄生养肝补肾、填精养血生发，有精血互生之妙；酸枣仁、郁金养心安神、除烦解郁。全方合用，功专力宏，用治情志因素诱发的斑秃，能获得较好的疗效。

参考文献

[1] 中国中西医结合学会皮肤性病学会 .5 种皮肤病的中西医结合诊断与疗效判断标准（草案）[J].中国中西医结合杂志，1992，12（1）：56.

[2] 杨国亮，王侠生 . 现代皮肤病学 [M].上海：上海医科大学出版社，1998：761.

[3] 雷鹏程，童黎晖，简华慧，等.斑秃、早秃患者心理健康水平初步探讨 [J].中国皮肤性病学杂志，1999，13（6）：341.

[4] 陈达灿，禤国维 . 专科专病中医治疗全书·皮肤病分册 [M].北京：人民卫生出版社，2000：159.

[5] 孟令军 . 脱发从肝论治的机制 [J].江苏中医，1999，20（3）：7.

（胡东流　陈达灿　禤国维）

十五、中药消痤灵治疗痤疮的多中心随机对照研究

痤疮是主要发生于颜面部位有损美容的常见皮肤病。为了寻找治疗痤疮的有效中药新制剂，最近我们用中药消痤灵多中心随机对照治疗痤疮 163 例，现将结果报告如下。

1.一般资料

（1）本组 163 例痤疮患者均为皮肤科门诊病人，用查随机表法将他们随机分入治疗组（123 例）和对照组（40 例）。

（2）治疗组男 27 例，女 96 例；年龄最小 13 岁，最大 42 岁，其中 < 18 岁 18 例，18 ～ 35 岁 88 例，> 35 岁 11 例；病程最短 7 天，最长 25 年，其中病程 < 1 月 20 例，1 ～ 3 月 28 例，> 3 月 69 例；已婚 27 例，未婚 94 例；体型瘦 38 例，中等 79 例，肥胖 6 例；皮肤性质属油性 75 例，中性 32 例，

干性 6 例；女性月经前皮疹加重 77 例；皮疹类型属丘疹脓疱型 102 例，结节型 9 例，混合型 12 例。

（3）对照组男 8 例，女 32 例；年龄最小 14 岁，最大 40 岁，其中 < 18 岁 3 例，18～35 岁 36 例，> 35 岁 1 例；病程最短 5 天，最长 20 年，其中 < 1 月 4 例，1～3 月 9 例，> 3 月 27 例；已婚 8 例，未婚 32 例；体型瘦 9 例，中等 28 例，肥胖 3 例；皮肤性质属油性 31 例，中性 8 例，干性 1 例；月经前皮疹加重 7 例；皮疹类型丘疹脓疱型 33 例，结节型 3 例，混合型 4 例。

2. 观察药物

中药消痤灵制剂分为消痤灵 A（口服液）和消痤灵 B（外用酊剂）两种剂型。消痤灵 A 含生药 60%，主要药物有女贞子、墨旱莲、知母、黄柏、茯苓、泽泻、丹参、蒲公英、鱼腥草、白花蛇舌草、山楂、甘草等；消痤灵 B 含生药 22%，主要药物有丹参、连翘、穿心莲、白芷、北芪、甘草等。

3. 观察方法

（1）诊断标准：参照中国人民解放军总后卫生部编，人民军医出版社 1987 年版《临床疾病诊断依据治愈好转标准》第 562 页中的有关内容：面部有炎性或非炎症性丘疹、粉刺，或伴有脓疱、结节、囊肿、疤痕、色素沉着。

（2）纳入标准：符合上述诊断标准，就诊前 2 周没有使用过治疗痤疮药物，可以追踪观察的病人纳入观察。

（3）排除标准：服用皮质激素等药物引起的痤疮、职业性痤疮、孕妇及哺乳期妇女，有全身严重疾病及面部皮肤过敏疾病的病人不纳入临床观察。

（4）处理措施：治疗组病人给予消痤灵 A 口服，每次 2 支（20ml），每天 3 次，同时外搽消痤灵 B 外用酊，每天 3 次。对照组病人给予四环素片口服，每次 0.25g，每天 3 次，同时外搽 2% 氯霉素酒精（氯霉素片 2g 加入 75% 酒精 100ml），每天 3 次。两组病人均以 28 天为 1 疗程。

（5）观察指标：治疗前仔细分类清点和记录病人面部痤疮皮损的数目。用积分法给皮疹打分：丘疹、粉刺每粒记 1 分，脓疱每个记 2 分。结节直径 ≤ 0.5cm 每个记 3 分，> 0.5cm ≤ 1cm 每个记 5 分，> 1cm 每个记 7 分。囊肿直径 ≤ 1cm 每个记 8 分，> 1cm ≤ 1.5cm 每个记 10 分，> 1.5cm 每个记 12 分分别在治疗后 7、14、21、28 天复诊观察记数旧皮疹数目有无减少，有无新出皮疹，有无皮肤刺激过敏不良反应。

（6）实验室观察：选择治疗组的部分病人进行治疗前和治疗后性激素血清睾酮、免疫功能Ig抗体和全血黏度、甲皱微循环的检查。

（7）疗效判定：一疗程结束时，采用医生评价和病人自评相结合的方法判定疗效医生评价：疗效标准分四级：痊愈：皮疹积分下降≥95%，无新出皮疹。显效：皮疹积分下降≥70%。有效：皮疹积分下降≥30%。无效：皮疹积分下降<30%。病人自评：由病人对自己的治疗效果进行总体上评价；疗效分四级：好、较好、一般、差。

4.结果

（1）医生评价：治疗组123例的显效痊愈率为52.8%，总有效率为90.2%；西药治疗对照组39例（失访1例）的显效痊愈率为20.5%，总有效率为61.5%，经统计学卡方检验，两组总有效率的差异有非常显著意义（P<0.01）。治疗组在治疗过程中没有发现明显的皮肤刺激过敏和其他不良毒副反应（表5）。

（2）病人自评：治疗组和对照组分别是：好34人，5人；较好43人，5人；一般39人，17人；差7人，12人。

（3）实验室观察：血清睾酮检测治疗前50例（男12例，女38例）全部在正常值范围，其中7例做了治疗后对照，结果为男女各1例升高，1例（女）下降，4例（女）无变化。Ig检测32例，治疗前结果为IgG升高18例，IgM升高2例，IgA下降2例。全血黏度检测治疗前12例中有10例高于正常值，治疗后5例回复至正常值，2例升高，甲皱微循环检测治疗前12例全部显示轻度至中度异常。

表5　中药消痤灵治疗痤疮疗效结果

组别	总例数	痊愈	显效	有效	无效	总有效（%）
治疗组	123	24	41	46	12	111（90.2）
对照组	39	6	3	16	15	24（61.5）

5.讨论

痤疮，中医称"肺风粉刺"，传统认为该病是由于肺胃血热上熏头面所致，如《外科正宗》曰"粉刺属肺……总皆血热郁滞不散所致"，《医宗金鉴》曰"此证由肺经血热而成"。目前临床上主要应用清肺热、泻胃火、凉血解毒的中药进行治疗。我们在多年临床治疗痤疮患者的过程中体会到，痤疮的发病除了跟肺、胃有关外，与肾亦有十分密切的联系。肾阴不足，肾之阴阳失调，导致相火妄动，或冲任不调，或肺胃血热郁滞是痤疮发病的主要原因。其病是病在内，发于外。治宜内外合治，标本兼顾。基于上述对痤疮发病原因的新认识，我们曾经选择具有滋肾育阴泻火，清肺凉血解毒的中药制成消痤灵合剂和消痤灵外用酊，进行初步的临床疗效观察，结果取得了较好的疗效。本文在前述观察的基础上改进了剂型。将消痤灵 A 合剂改为口服液，并进行多中心的随机对照研究，结果再次证实消痤灵制剂对痤疮有较好的疗效。消痤灵 A 方中女贞子、墨旱莲、知母、黄柏滋肾育阴泻火，用为君药；鱼腥草、蒲公英、白花蛇舌草、甘草清肺解毒，用为臣药；丹参凉血活血解毒；茯苓、泽泻、山楂清热育阴消滞，共为佐药。消痤灵 B 主要由连翘、丹参、白芷组成，外搽局部具有清热解毒散结、活血消肿除痤的作用。

西医学研究已知痤疮是一种毛囊、皮脂腺的慢性炎症，发病主要跟性腺内分泌功能失调、皮脂分泌过多、毛囊内微生物感染、全血黏度增高等因素有关。消痤灵主要由滋肾育阴、清热解毒、凉血活血三类药物组成，从现代药理学角度分析，滋肾育阴的中药有调节人体性腺内分泌功能的作用；清热解毒和凉血活血的中药有抑菌消炎和改善血循环功能的作用。本研究也对小部分治疗组病人进行了治疗前后性激素血清睾酮和全血黏度水平的检测，结果血清睾酮改变不大，但 10 例治疗前全血黏度增高的病人有 5 例治疗后全血黏度值回复到正常范围。初步显示消痤灵 A 对痤疮病人的全血黏度增高状况有改善作用。但由于血清睾酮和全血黏度前后对照的样本量过少，所以没能进行统计学的分析处理，这是不足之处，今后拟在这方面做进一步的研究。最近，我们还进行了消痤灵的有关药效学和毒理学研究，结果证实消痤灵 B 对痤疮丙酸杆菌、金黄色葡萄球菌、白色葡萄球菌和大肠杆菌有良好的抑制作用，消痤灵 A 对急性毒性试验的动物无毒副作用。综上所述，本研究结果显示消痤灵是具有滋肾育阴泻火、清肺凉血解毒功效，用于治疗痤疮的安全有效的中药新制剂。

参考文献

[1] 黄华君，禤国维.痤疮中医治疗概况［J］.新中医，1992，(4)：52.

[2] 刘贵仁.加味枇杷清肺饮治疗痤疮129例［J］.中国医药学报，1991，6 (6)：33.

[3] 禤国维，范瑞强.中药消痤灵治疗痤疮疗效的初步观察［J］.广州中医学院学报，1993，(9)：65.

国医大师 禤国维

［4］ 赵辨.临床皮肤病学（第2版）［M］.南京：江苏科技出版社，1989：838.

［5］ 杨雪琴，等.痤疮患者血清睾酮雌二醇水平研究［J］.中华皮肤科杂志,1989,22(1):6.

［6］ 刘承煌、陶冶娣.寻常痤疮患者血液流变学的观察［J］.临床皮肤科杂志,1990,（4）：215.

（禤国维　范瑞强　尹玉贞　池凤好　黄咏菁　陈达灿　廖传德　林宝珠）

医家小传——成才之路

禤国维，广东佛山三水人，教授，主任医师，广州中医药大学首席教授，博士生导师，是我国中医皮肤科最早招收博士研究生和博士后研究人员的导师，国家级名中医，享受国家特殊津贴的有突出贡献的中医药专家，是人事部、卫生部及国家中医药管理局确定的第二批、第三批、第五批全国老中医药专家学术继承指导老师，1984～1998 年任广东省中医院副院长。一直从事中医、中西医结合外科、皮肤科医疗、教学、科研工作。培养硕士研究生 20 多名、博士研究生 17 名，指导博士后 2 名。现任世界中医药联合会皮肤病专业委员会名誉会长、广东省中医院皮肤病性病研究所所长，广州中医药大学学位委员会委员，广州中医药大学学报顾问，中华中医药学会皮肤科委员会顾问，中国中西医结合学会皮肤性病专业委员会顾问、广东省中医药学会终身理事、广东省中医药学会皮肤科专业委员会名誉主任委员、广东省中医药学会外科专业委员会名誉主任委员、广东省中西医结合学会皮肤性病专业委员会顾问，广东省中医药专家委员会委员、广州市中医药专家委员会委员。

经过对禤国维教授的成才经历进行的深入研究，发现他身上具备很多能成就名医的特质，如聪敏好学的天赋、坚韧不拔的性格、持之以恒的毅力、淡泊名利的品质等等，这些是多数名医都具有的特质。而以下几点，独具特点，试分析如下。

一、幼受熏陶，少立宏愿——中医大环境是造就名医的摇篮

禤国维出生于 1937 年，从小生活在广州龙津东路，在很长一段时间内那里是广州中医聚居的地方。楼上楼下、街坊邻里中有很多中医，具有厚重的传统文化和浓郁的中医药氛围。他从小时亲见不少身患疾苦的病人在中医的调治下恢复健康，更见到不少重症如高热、昏厥、臌胀等疾病，经名医妙手

回春、力挽狂澜而挽救了生命。这些在他幼小的心灵里烙上很深的印记，对中医非常钦佩。禤教授就在这样的环境里耳濡目染，对中医怀有一份特殊的感情。

1951～1957年，禤国维教授一直在广州非常有名的广雅中学学习，毕业时就立下宏愿要到大学学习中医。1957年参加高考，那时候的大学录取比例比现在低得多了，而他喜欢的广州中医学院在那一年更是破纪录地只招65人。复习备考时，他不断地鞭策自己：中医是古老学科，倘若顺利考入大学，就能用现代知识去解读中医、发现中医，这样的话一定会学有所用、有所作为。同时，他也觉得自己的性格相对内向一点，做医生应该比较适合。经过一番彻骨寒，禤国维教授终于成为广州中医学院1957级学生。"仗起死回生之能，有拯人膏肓之力"成为心中宏愿，禤教授在中医药学习的道路上迈出了第一步。

可见，没有当时中医的大环境对禤老的深刻影响，他不会在幼时即培养出对中医的特殊感情，也不会在少年时就立下"为往圣继绝学"，以中医拯救苍生的宏大目标。现在，中医的大环境并不乐观，在以西医为主流医学的今天，很多幼年、少年学子很难通过有效的渠道了解到中医的基本知识，很难受到中医大环境的耳濡目染、潜移默化。所以很少产生能在少年即立下为中医事业奋斗终生的学子。国家现在大力加强对中医的科普宣教，即是志在营造中医大环境，让老百姓更多地了解中医、认识中医、感受中医，希冀孕育出新一辈热爱中医的幼苗。

二、博而后专，夯实基础——坚实的基础是名医必备的条件

禤国维教授毕业后分配湖南中医学院第一附属医院，主要从事中医外科皮肤科教学、科研、临床工作。其实，刚毕业时禤国维教授觉得自己更适合内科工作，但是组织上既已安排，应该服从大局。在工作期间，他一方面一丝不苟地干好临床工作，一方面抓紧时间进行自学，精读中医四大经典以及《千金》《外台》、金元四大家、明清各期著作等，打下了坚实的中医理论基础。同时，因为从事中医外科，禤教授从《刘涓子鬼遗方》到《外科正宗》《外科证治全生集》《外科理例》《疡科心得集》等诸多中医外科著作都精读泛览，同时参阅西医教材。因为有了夯实的中医理论和中西医的比较研究，在临床实践中禤国维教授发现用中医诊疗皮肤病有很大优势，于是就投入了相当一

部分精力在这一方面进行更深发掘。为以后的工作奠定了坚实基础。

可见，禤教授虽然从事中医外科，后来从事中医皮肤科临床，但一直坚持先博后专，由博返专，先广泛博览中医经典，该精读的一定精读，该背诵的一定背诵。直到现在，四大经典的很多句子禤教授仍然能够脱口成诵，记忆深刻，完全得益于年轻时打下的坚实底子。坚实的中医理论基础为禤教授日后的专科临床工作提供了深厚肥沃的土壤，成就一代名医。

三、继承创新，卓尔不群——理论创新并获得实践的检验是名医成功的标志

1. 倡导"平调阴阳，治病之宗"的学术思想

在长期的临床实践中，禤教授根据周易的阴阳理论，结合中医阴阳平衡的理论，提出"阴阳之要、古今脉承，平调阴阳、治病之宗"的皮肤科疑难疾病治疗思想。禤国维教授认为中医不是用阴阳来兜圈子的，而是可根据阴阳的理论来解决某些临床上的问题，治疗疾病，维持正常生理活动，就要"谨察阴阳所在而调之，以平为期"这种调节原理可以看作是控制论的负反馈调节。阴阳学说正是控制调节人体黑箱平衡的方法，可运用在诊断、辨证及治疗用药上，平调阴阳，是治病之宗。阴阳平衡中禤老十分重视肾的阴阳，他认为补肾法是治疗疑难皮肤病的重要方法，许多皮肤病，尤其是一些难治性、顽固性皮肤病与肾的关系更加密切，大多为肾阴虚或肾阳虚，如能恰当运用补肾法，往往可使沉疴得愈。他以名方六味地黄汤为底组成的系列验方，是其临床应用最多、疗效最好的治法之一。他认为中医优势在于调整阴阳的中药不破坏人体正常平衡，具有双向调节作用，故只要辨证用药得当，就不会出现温阳而害阴、补阴则损阳之现象，即避免出现西药要么增强，要么抑制，难以两全的尴尬。对于一些结缔组织疾病、免疫性疾病，由于不适当滥用肾上腺皮质激素及免疫抑制剂，使许多接受过这些药物治疗的患者出现免疫功能、代谢功能及自主神经功能的变化和紊乱，从中医辨证分析来看，多属阴阳失调，采用补益脾、肺、肾，调和阴阳的治疗方法可奏效。禤教授在治疗系统性红斑狼疮（SLE）的过程中提出认为阴虚火旺、虚火上炎是贯穿 SLE 全过程的主要病机，根据这一理论，研制了滋阴清热狼疮胶囊（狼疮 2 号）、清热解毒狼疮胶囊（狼疮 1 号）、健脾益肾狼疮胶囊（狼疮 3 号）系列制剂，临床上配合皮质类固醇激素治疗 SLE，疗效确切，总有效率达 91.6%。近年来，

围绕狼疮 2 号治疗 SLE 的系列研究获得了 2 项国家自然科学基金，1 项国家中医药管理局基金，3 项省级课题基金的支持。他应用此法治疗系统性红斑狼疮、硬皮病、皮肌炎、干燥综合征等常见皮科疑难疾病，适应证广，变化灵活，疗效明显，具有很高的挖掘整理、继承总结的价值。

2. 提出"解毒驱邪，以和为贵"的治则

禤国维教授从传统中医毒邪病机入手，创立新说，提出"解毒驱邪，以和为贵"的理论，强调将中医解毒驱邪法与补肾法代表的内治法相互结合，形成了独具特色的"和法"，对中医皮肤病学解毒驱邪法进行了创新，从而丰富了中医皮肤病学的学术思想。

3. 重视外治，结合新知，完善了中医皮肤外治法体系

禤教授认为外治法是进一步提高中医药临床疗效的重要途径。他一方面系统整理挖掘了中医各类外治法，运用于皮肤病领域的治疗，另一方面积极吸收现代科技成果，将药物"透皮吸收"等新技术，运用到皮肤病的外治法研究当中，从而丰富了中医皮肤病外治法的治疗体系和手段。将中医皮肤病的外治法概括为药物外治十八法、针灸十五法和其他疗法三大类，全面系统地归纳总结了中医皮肤病外治法，形成了专著，填补了皮肤病外治法的空白。

四、善于学习，与时俱进——名医成才必须具备的品质

在中医学几千年的历史长河中，涌现出众多的中医名家和学术流派。皮肤病虽是临床常见病，但以往历代均无专著，亦无专门的皮肤科，新中国成立后才逐步从外科中分出。对其病因病机、治法的研究才渐渐深入。禤教授善于学习，吸取各家之长，在临床实践中创立了补肾等学术观点，对中医治法在皮肤科领域的应用卓有建树。但从不排斥西医学，提倡中西结合，学习和吸取现代科学和西医学的新知识、新技术。不断总结提高，开拓创新，与时俱进，以此丰富和发展中医的理论和治疗方法，在几十年的潜心研究和发展中，形成了独特的学术思路。逐步形成了岭南特色的皮肤病学新流派。如在 SLE 证的临床研究中，他认为证的产生归根是由于个体的差异，基因组认为不同的个体具有不同的 DNA 序列，这种 DNA 序列的多态性决定了个体的差异，这与中医的证不谋而合，所以研究 SLE 证可从基因组学的角度出发，通过基因测序，来找出基因的定位，研究基因所表达的蛋白质的功能，完善

证的研究。他还认为随着现代经济的迅猛发展，环保设施未能及时跟上，化肥、农药、动植物生长素的大量运用，出现了空气、水源环境等的污染，人们工作、生活节奏的加快，新的致病微生物的出现等等，都使传统的病因病机更加复杂或发生新的变化。中医学也要与时俱进，不断发展，走现代化之路。20世纪80年代以来，性病在我国死灰复燃，广东地区性病的发病率在全国一直处于前列，禤国维教授不断总结，逐步摸索出补肾为主，小量解毒法来治疗难治性病，取得了很好的疗效，先后承担了广东省和国家卫生部用中医药治疗性病的研究课题。他依据岭南的地域、气候特点，时代经济的发展和自然环境的变化，建立了特点鲜明的脱发、痤疮、性病、SLE专科，深受患者的欢迎。他在长期中西医结合的临床实践中，十分重视中医辨证与西医辨病相结合，中医辨证与西医的病理、药理相结合论治，先用西医学手段和方法明确是什么疾病，然后按中医辨证分型论治，如此，既能掌握疾病的内在规律、严重程度和预后，又能选择适当的治疗时机和方法，两者结合，更为完善。以慢性荨麻疹为例，西医认为过敏是本病的主要问题，但变应原往往难以找到，抗过敏、加强免疫抑制是治疗的重要环节，而中医采取辨证论治的整体观是提高疗效的关键，在治疗中选用符合辨证需要又有抗过敏作用的药物来组方，常常取得明显的疗效。禤教授通过长期的临床实践及对现代药理的研究，总结归纳出某些中药在辨证精当、大法既明之前提下适当配伍运用，组成药对，有消其不良反应专取所长，又有相互作用而产生特殊的疗效。如麻黄与牡蛎治风寒型慢性荨麻疹，麻黄辛温，具有疏散风寒、宣肺之效，又可疏风止痒，散邪透疹。牡蛎咸寒，质地重坠，具有重镇安神、平肝潜阳、收敛固涩、制酸止痛之功用。二药伍用共奏散风解表，敛阴止痒之效，牡蛎之敛又可防麻黄宣透太过。现代药理研究显示：麻黄具有抗过敏作用，其水提物和醇提物可抑制嗜酸性粒细胞及肥大细胞释放组胺等过敏介质。牡蛎为高钙物质，其水煎剂中含 Ca^{2+}，而 Ca^{2+} 有抗过敏止痒的作用。二药同用具有协同效应。又如松针和薄盖灵芝治疗脱发，禤教授翻阅《本草纲目》和《太平圣惠方》等书发现"久服松针，令人不老，轻身益气，不饥延年"的记载，查阅现代文献，发现现代研究亦证明松针水提取液具有抗基因突变及抗DNA损伤的作用，并能提高小鼠红细胞超氧化物歧化酶（SOD）活性，还能抑制小鼠脑组织的B型单胺氧化酶（MAO-B）活性；薄盖灵芝可增强单核吞噬细胞的功能，减轻各种炎性介质的释放，两者可减轻毛囊破坏，促进毛发生长。

在临床上禤教授运用此两味药治疗斑秃、重症斑秃获得良好的效果。他一直积极研究和探索传统中医学的优势所在，致力于在皮肤病的整体或某个环节，某个侧面充分发挥中医的优势，提高中医的临床疗效，使中医与西医学交相辉映，不断探索着中医现代化之路。

五、科研著述、总结提高——名医成才的主要途径

禤国维教授通过长期的理论学习和临床实践，不断累积理论知识和诊疗经验，在皮肤病治疗上效果明显，而且进行研究论证，以指导临床，先后主持《中药疣毒净治疗尖锐湿疣的临床与实验研究》《尿路清治疗 Uu 感染之男性尿道炎与女性阴道宫颈炎的临床与实验研究》《中药抗病毒胶囊治疗生殖器疱疹的临床与实验研究》《中药 AF-1 内服治疗外生殖器念珠菌病的临床与实验研究》《难治性性病的系列研究》等课题，出版《中医外科学》《皮肤性病科疾病中医临床诊治》《常见皮肤病性病现代治疗学》《中医皮肤病临床精粹》《中西医结合临床皮肤性病学》《中西医结合治疗皮肤病性病》《中医皮肤性病科治法锦囊》《皮肤性病科专病中医临床诊治》《Acne & Alopecia》《Chloasma & Vitiligo》《Urticaria》《Eczema & Atopic Dermatitis》《Scleroderma &Dermatomyositis》等著作，在皮肤科同仁中引起广大回响。他治学严谨，继承先贤理法，吸取现代新知，尊古而不泥古。长期致力于皮肤病的临床实践，临证疗效、广受赞誉。他对中医补肾法的理论深入研究，应用补肾法治疗疑难皮肤病，取得满意疗效，并撰写《补肾法治疗疑难皮肤病》等文发表于《新中医》等杂志。在中医外治的研究与运用，也取得了成效。其中《神功沐浴酒的研制》已通过广东省科委主持的专家鉴定，认为达到国内先进水平，并总结了《截根疗法治疗顽固性肛周瘙痒病》《中药吹烘疗法治疗湿疹》等一系列论文，在省级以上医学杂志发表。部分文章还在全国性学术会议上大会交流并获奖。他通过多年的临床观察分析，认为痤疮（粉刺）的产生主要是肾阴不足、冲任失调、相火妄动，采用滋肾育阴、清热解毒、凉血活血之法进行治疗，取得满意的疗效。主持《中药消痤灵治疗寻常痤疮的临床与实验研究》（广东省科委科学基金中标课题）于 1995 年底通过专家鉴定，认为达到国内同类研究的先进水平，获广东省中医药科技进步三等奖。20 世纪 80 年代以来，性病在我国死者复燃，广东地区性病的发病率在全国一直属于前列，为了探讨和发挥中医药在治疗性病的作用，近年来他先后承担了国家卫生部、

广东省科委等有关中医药治疗性病的课题多个，其中《中药疣毒净治疗尖锐湿疣的临床与研究》等分别获国家中医药科技进步三等奖、广东省中医药科技进步一等奖、广州中医药科技进步一等奖等。对皮肤外科的急症处理，性病的治疗研究，脱发病的治疗研究，色素性皮肤病的治疗研究等也有丰富的心得。

褟国维教授先后在省级以上医学杂志发表了《皮肤病证见解》等 140 多篇论文，于人民卫生出版社、广东科技出版社等主编出版了《皮肤性病中医治疗全书》《皮肤性病科专病中医临床诊治》《中西医结合治疗皮肤病性病》等 13 部；副主编《中医外科学》《现代疑难病中医治疗精萃》，参与编写《常见皮肤病性病现代治疗》等多本专著及有关教学资料。近年来，先后主持《中药疣毒净治疗尖锐湿疣的临床与实验研究》等 5 个部、省级科研课题，4 个课题已通过专家鉴定，认为达到国内领先水平或先进水平。主持"中药消痤灵治疗寻常痤疮的临床与实验研究" 1996 年获广东省中医药科技进步奖三等奖。《中药疣毒净治疗尖锐湿疣的临床与实验研究》于 1999 ～ 2000 年先后获广州中医药大学科技进步一等奖，广东省中医药科技进步一等奖，国家中医药科技进步三等奖。《皮肤性病中医治疗全书》于 2001 年，获广州中医药大学基础研究二等奖（排名第一）。《尿路清治疗 Uu 感染之男性尿道炎与女性阴道宫颈炎的临床与实验研究》于 2001 年获广州中医药大学科技进步二等奖，省科技厅三等奖（排名第二）。《中药抗病毒胶囊治疗生殖器疱疹的临床与实验研究》于 2002 年获广州中医药大学科技进步二等奖（排名第二）。

六、大医精诚，仁心仁术——名医成才的最高境界

长期的临床工作中，褟国维教授心里永远放着病人。如果病人治疗效果不好，褟教授会彻夜难眠，查找专业书籍，寻求最佳的治疗方案。褟教授经常告诫弟子"医者必具仁道、仁义、仁人之心"，这其实也是褟国维教授的自勉：医生是高尚的职业，要做好一个医生，首先就必须有高尚的医德医风，要有乐于奉献的精神，其后才是你的医术如何；做医生，心中装着的永远是病人。

他从 1963 年开始一直在中医高等院校担任中医外科学、皮肤性病学的课堂教学，临床带教及研究生的培养工作。他不但有丰富的临床经验，较强的科研能力，而且还有较高的教学水平。他先后招收硕士研究生 15 人，博士研

究生 13 名人，博士后 3 名，学术继承人 9 人。在他担任广州中医药大学第二临床医学院副院长期间，为第二临床医学院的教学建设做了大量的工作，为培养高质量、高层次的中医人才做出了很大的贡献。1986 年广州中医学院开始"院系合一"，褟教授在学校党委和医院党委的领导下亲自带领系办公室同志认真组建办公室、教研室，建立各项教学制度、教学常规、添置教学设备、教师培训、学生管理等等，如今已由系建院，成为管理 1300 多名从博士后、博士、硕士、二学位、七年制、本科到专科各层次初具规模的广州中医药大学第二临床医学院。他认真贯彻上级教改精神，在学校率先实行学分制，他主持的教改课题获广州中医药大学教学成果一等奖。在他带领下的业务科室皮肤科有一人评为南粤教坛新秀，一人现任医院院长，一人现任医院副院长，两人被评为医院拔尖人。正是这样的高尚医德，仁心仁术，褟教授先后获"全国优秀教师""广东省高校师德标兵""广东省南粤教书育人优秀教师""广东省白求恩式先进工作者"、广州中医药大学首届"新南方教学奖"优秀教师，2006 年获"和谐中国十佳健康卫士"等称号。

综上所述，中医大环境中潜移默化的熏陶，自小立下成为一代大医的济世宏愿；发奋学习，苦读经典，广泛涉猎，打下坚实深厚的中医基础；继承创新，提出突破性的新理论、新观点，提高临床疗效；善于学习，与时俱进，不排斥西医学，倡导中西医结合；大医精诚，仁心仁术，等等：是褟教授能成为一代名医的几个关键因素。其中，有的是外界因素的影响，即外因，如自小的中医环境熏陶。但更多的是内在因素，即内因的推动力。正是其身上所具有的优秀的内在特质与外因结合，促使了褟教授的成才与成功。

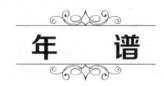

年　谱

1937 年 11 月 27 日　在广州市出生

1945 年 9 月～1951 年 8 月　广州市荔湾区洞神坊小学学习

1951 年 9 月～1957 年 8 月　广州市广雅中学学习（初中，高中）

1957 年 9 月～1963 年 8 月　广州中医学院（医疗本科）学习

1963 年 8 月～1976 年 7 月　湖南中医学院第一附属医院工作住院医师

1968 年 1 月 8 日　与彭熙结婚

1976 年 6 月～至今　广东省中医院工作

1976 年 7 月～1979 年 1 月　广东省中医院住院医师，助教

1979 年 1 月～1983 年 1 月　广东省中医院主治医师，讲师

1983 年 1 月～1986 年 11 月　广东省中医院皮肤科副教授、副主任医师

1991 年 12 月～至今　广东省中医院皮肤科教授、主任医师

1984 年～1998 年　广东省中医院副院长，广州中医药大学第二临床医
学院副院长

1993 年　被评为广东省名中医

1993 年　因突出贡献享受国家发给政府特殊津贴

1998 年　广州中医药大学首席教授

1998 年　广州中医药大学"新南方教学奖"优秀教师

1999 年　广东省"南粤教书育人优秀教师"

1999 年　广东省"白求恩式先进工作者"称号

2001 年　全国优秀教师

2001 年　广州中医药大学首席教授

2002 年　广东省高等学校师德标兵

2006 年　广州中医药大学"三有一好"优秀共产党员称号

2006 年　"医患携手 共赢健康"活动中，被评为先进个人

2006 年　中华中医药学会首届中医药传承特别贡献奖

2006 年　获健康报社、中华医学会、中华预防医学会、中华护理学会等9 个单位联合颁发的"和谐中国十佳健康卫士"荣誉称号

2007 年　广东省中医药科学院学术委员会委员

2007 年　获中医药管理局"全国老中医药专家学术经验继承工作优秀指导老师"

2008 年　获广州中医药大学"第三批全国老中医药专家学术经验继承工作优秀指导老师"

2009 年　当选世界中医药联合会第一届皮肤科专业委员会长

2009 年　被广东省人民政府批准为享受广东省名中医一次性工作津贴专家

2010 年　被广州中医药大学评为优秀博士后合作教授

2013 年　被中国医师协会、医师报社推选为当代大医精诚代表

2013 年　荣获广东省中医院建院八十周年杰出贡献奖

2013 年　当选世界中医药联合会皮肤科专业委员荣誉会长

2014 年　被评为"第二届"国医大师

2014 年　获得"羊城十大名医"荣誉称号